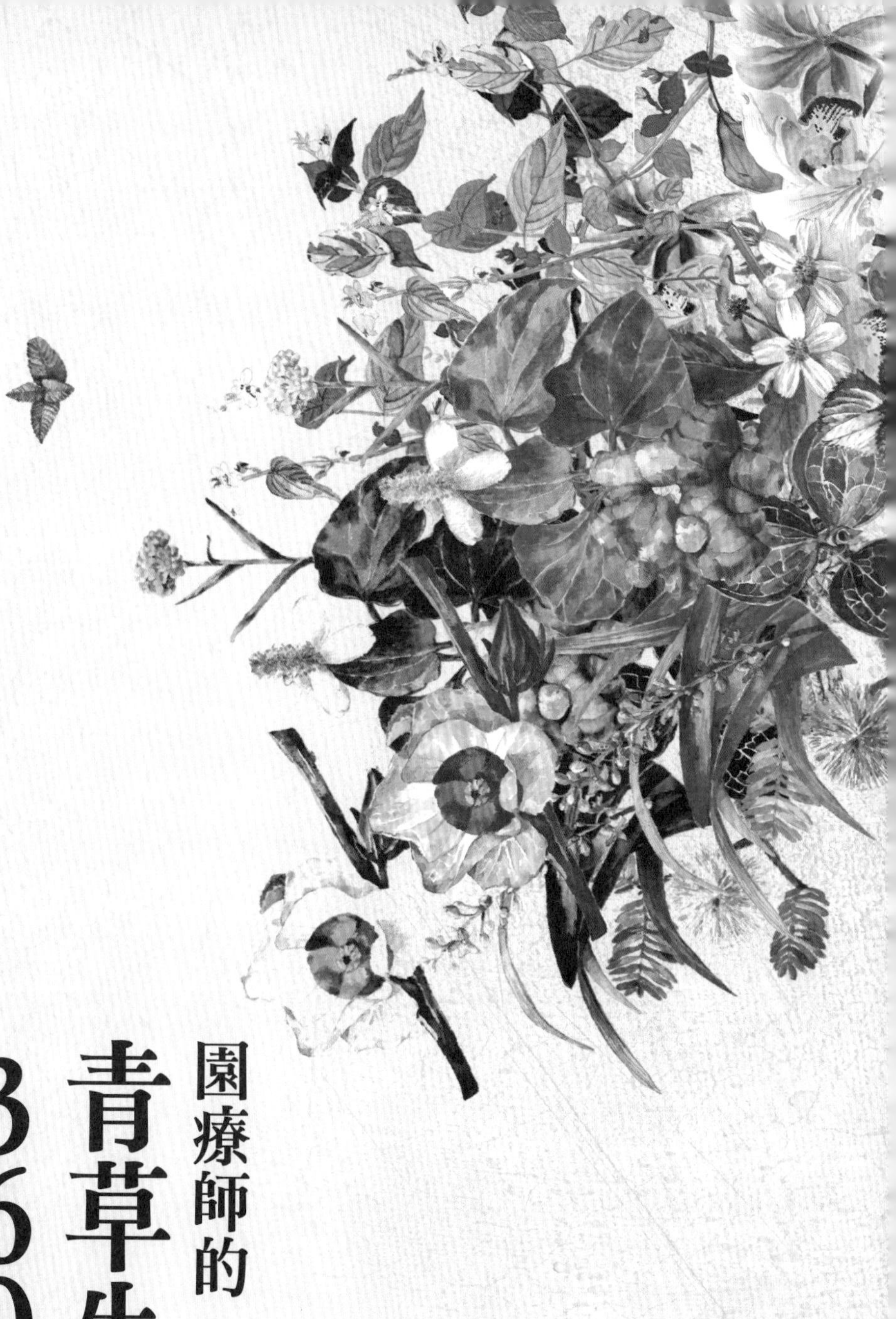

園療師的青草生活360度

把青草全方位帶進生活

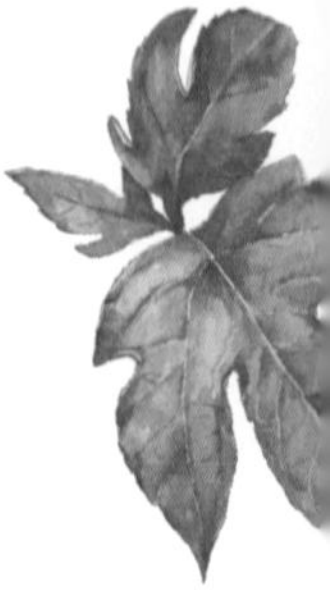

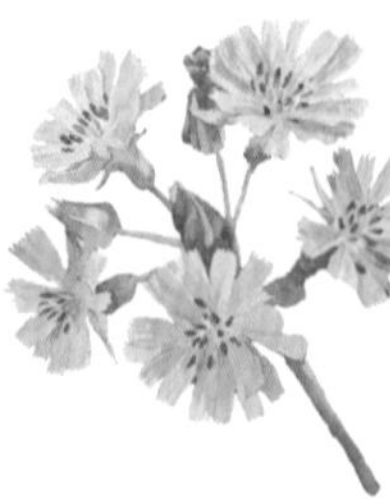

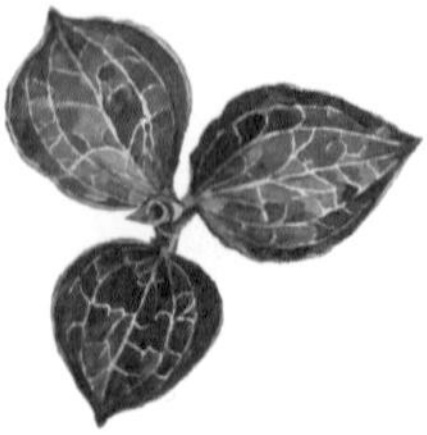

黃盛璘
（大黃老師）

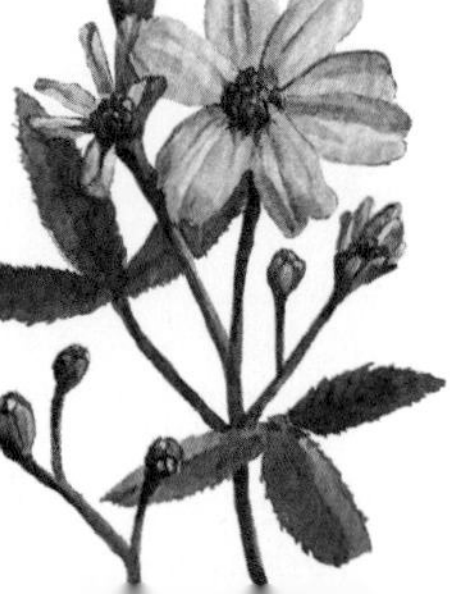

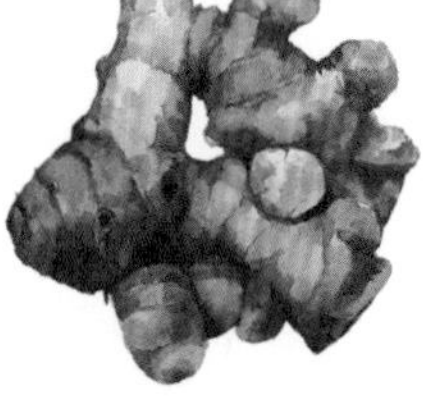

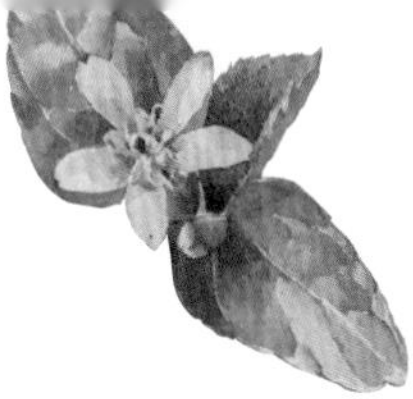

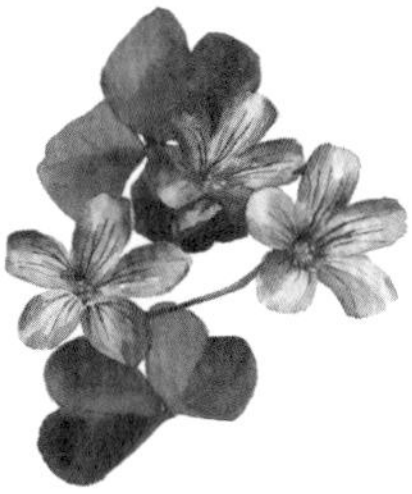

黃盛瑩

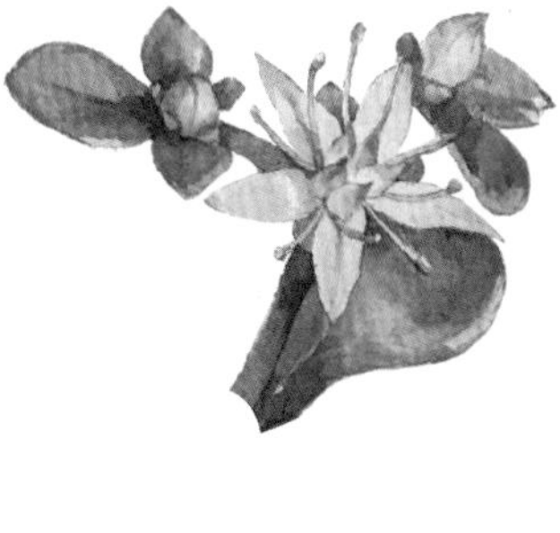

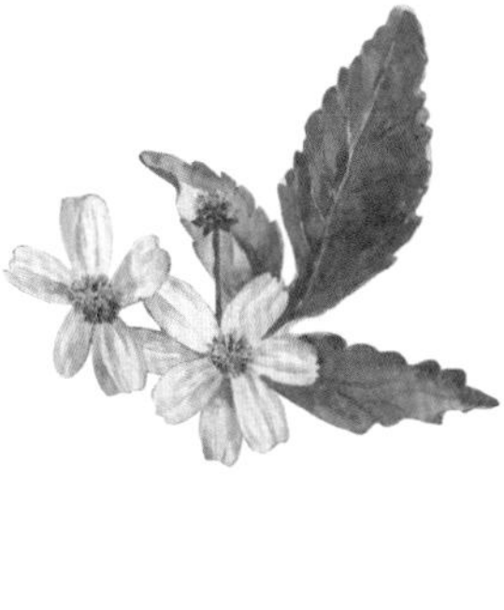

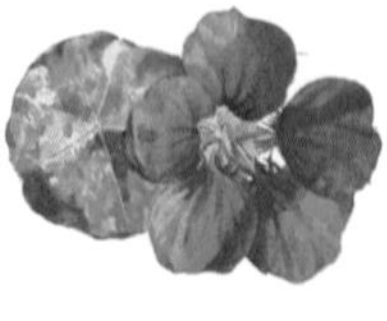

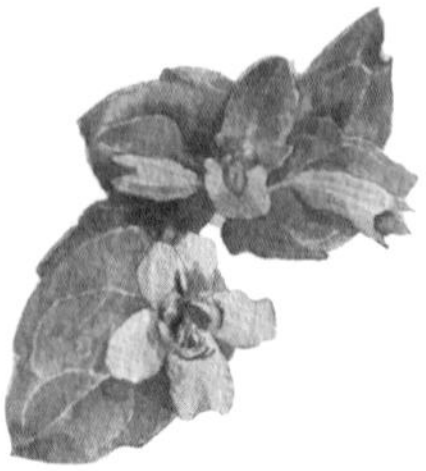

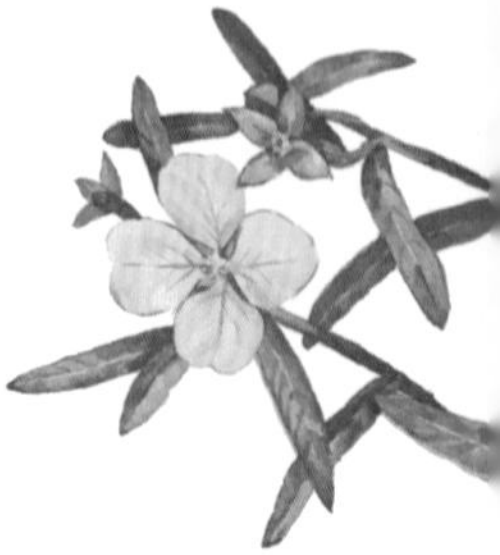

劉雨青

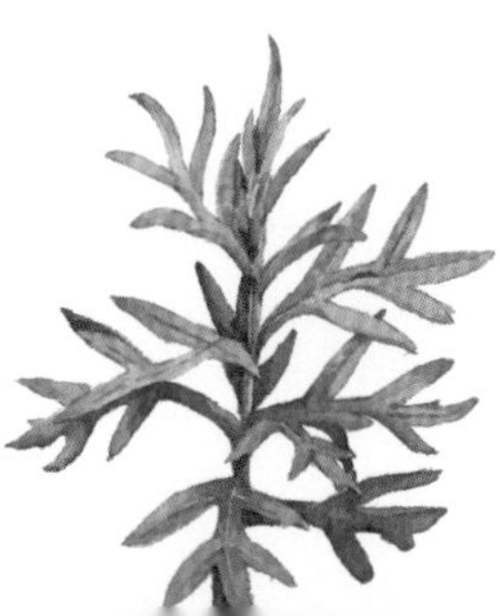

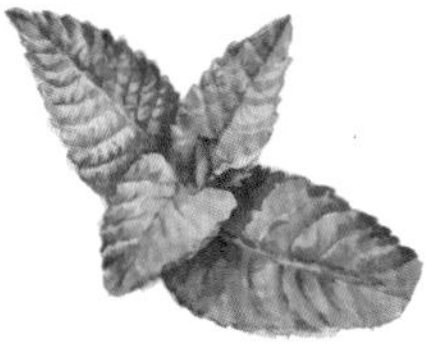
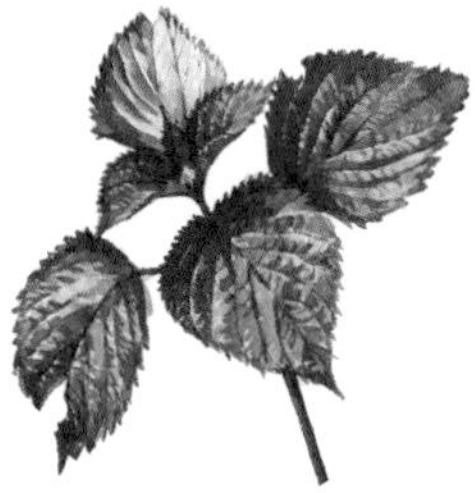
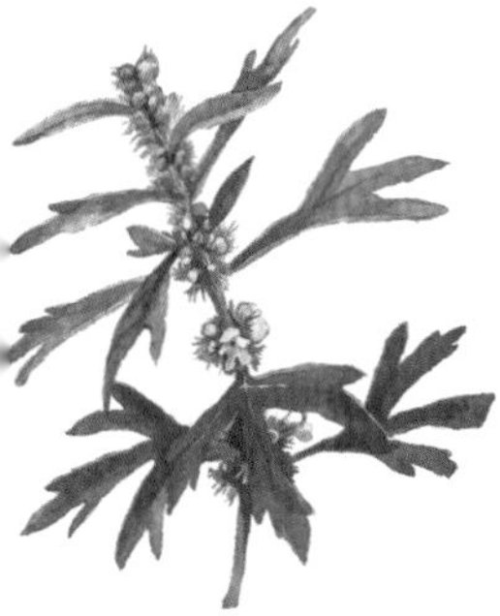

張博然

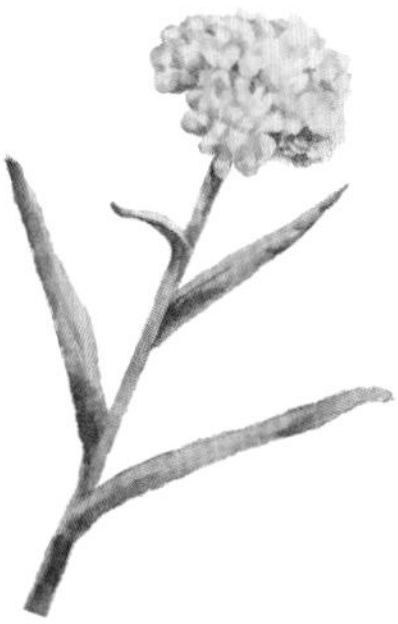
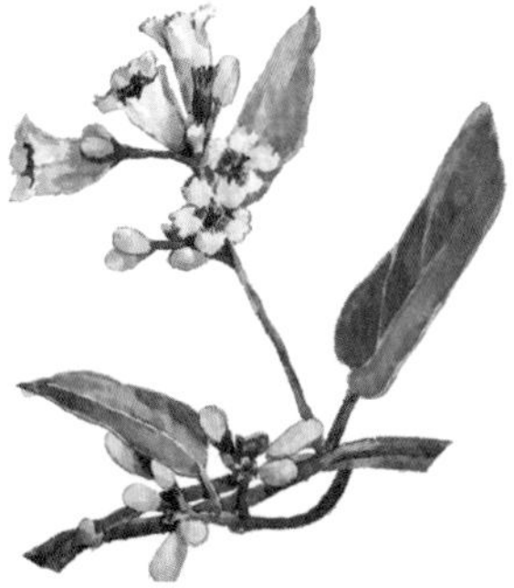

推薦文

透過園藝療法與青草進行一場生活互動

尤次雄（臺灣香草家族學會榮譽理事長&香草植物研究家）

很高興能在黃盛璘老師的邀請下，為這本具有豐富植物的生活運用書來寫推薦序。我從事香草植物的栽種與推廣已經二十五年，深知無論是青草的世界、或是香草的世界，很多都是可以運用在我們的日常生活各個層面。在本書中，四位園藝治療的先進，以最寶貴的實作經驗，配合生動的每一篇故事，告訴我們，人類與大自然植物的最深層互動。相信大家在閱讀過後，一定會跟我一樣，得到更多的啟發，並療癒我們的身心。

形塑了一個自然的生活樣貌

朱美虹（穀東俱樂部・慢島生活公司共同創辦人）

我認識的盛璘一直都有用不完的精力、學習動能強大、對有興趣的議題充滿了好奇心，而且是個大行動派人士。

我看見了盛璘在自我實現的創造過程中，讓社會看見了一個和諧、平衡的生活方式，盛璘訴說的不只是花草樹木的故事，而是在過一個她本來就一直在描繪的理想世界，藉由園藝治療師的顯化，變成了一本書，也是形塑了一個自然的生活樣貌，讓現代社會的人嚮往的自在生活。

見青就是藥

陳坤燦（園藝專家）

標題這句臺語俗諺不只有字面上那樣。地球上三十八萬餘種已被命名的植物，除了神農嘗百草與歷代醫者記載於《本草》書之外，還有許許多多的植物陸續被人們發掘利用。不只是各種治療疾患、保健身體而已，更可能是心藥，用來療癒我們的心靈。

小時候阿公帶著爬猴山岳、筆架山時，好像都會順手採藤摘葉，似懂非懂聽著他講用來壯筋骨、治腰子云云。長大念園藝後開始閱讀大量植物書籍，也包括本土青草藥的書籍，書中的路邊野草、田間雜木怎都是藥？現在則看到更有趣的現象，產於外國的植物在資料中不見記載有什麼作用，在創意十足的臺灣人開發之下，各個也都變成良藥或食材，真是應了刻在臺灣人骨子裡的這句話！

四位資深且經驗豐富的園藝治療師，在植物環繞的場域中，配合天地節氣，使用各種植物來吃、來玩、來種，來收穫。在這些過程中，將植物應用得淋漓盡致，每次看到他她們的報導貼文，都十分期盼成為其中的一分子。有幸於日前升級當祖父，看到書中可愛的羅望子大把抓著花瓣品嘗，我也想讓孫女日後在自家的植物園內，任其自然地盡饗各種植物與泥土的味道，從小就與植物對話、生活於自然中小孩，未來會成長成什麼樣子呢？

彷彿花下綿密的地下根系

陳俊霖（亞東紀念醫院心理健康中心主任）

當年盛璘把園藝治療帶回臺灣，亞東醫院有幸聘請她前來帶領方案，看著她尋找本土的植物種類與文化元素，開創園療在各種族群的運用，轉眼十五年，園藝治療在臺灣開得花團錦簇。而盛璘、盛瑩、雨青、博然幾位園療夥伴們，持續讓這團花的根越長越深。不同於之前有如花朵圖鑑的園療教案書，本書則匯整點點滴滴如何與植物、與園圃、與天人互惠融為一體的生活方式，彷彿花下綿密的地下根系，扎實地鑲嵌到四時節令與每一天的生活中。

植物與天使

張嘉芳（樂山教養院院長）

在「天人物我」的靈性照顧理論中談到，身為一個人，其靈性能否達到安適自在，可以用個人與神（天）的關係、與他人（人）的關係、與大環境（物）之間，以及與自己（我）的關係是否良善正向等四個面向來檢視。而其中，如何增進與土地之間的關係，過去常常不易具象地描述，往往只粗淺地停留在做環保、不傷害環境的層次。

在接觸了園藝治療師們後，透過他們的專業與努力，不單單更廣泛地強化人與土地之間各種可能的連結，更進一步學習到，人，之於土地，不單單只是有保護的責任，也應為著長期得到的滋養，獻上敬意與禮讚，甚至深化到每一天的生活之中。而植物，是進入其中重要且不可或缺的鑰匙。

植物之於土地；一如上帝透過心智障礙的天使們，教會我們學習善用五感，學習回歸單純，以趨近靈性中那純真美善的境界。

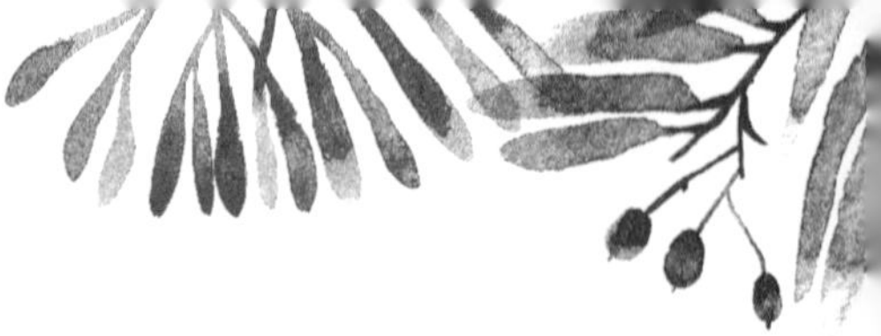

你也可以是青草生活家

爲什麼要「青草生活360度——將青草全方位帶進生活」

文／黃盛璘

先來談談園藝治療師的工作吧。

累計了十七、八年的園藝治療師經驗，我給自己的工作下了定義：我，園藝治療師，就是搭起植物與人之間的那座橋梁。我的工作是，找出生命力強、具有五感刺激、和生活節慶有聯結等的植物，了解它們的屬性和特性後，設計出有趣的活動，藉由活動搭起這座橋梁，把植物送到需要人的手上，進到他的生活領域裡，藉由照顧的過程中創造生命聯結，當他照顧好植物之後，就換植物來照顧他了。這是我的主要工作之一。

簡單說，園藝治療師就是透過植物的生命力和帶出來的五感刺激，來調整人的身、心、靈。

這幾年依著自己的理念，帶過無數個療程，帶著帶著，常會想著學員：療程過後，你們都好嗎？植物都安好嗎？尤其在疫情最嚴竣時，所有機構、醫院和學校都封閉，大家無法走入戶外大自然。於是越來越覺得，該更徹底幫所有人建立自己的青草花園，把青草帶入生活，在家裡也能享用青草全方位的生活照顧。

於是有了這本書《園療師的青草生活360度：將青草全方位帶進生活》的構想，並邀了其他三位園藝治療師：黃盛瑩、劉雨青、張博然一起分享；我自己從四季建構起青草生活的儀式感，讓青草循著節氣變化照護我們；黃盛瑩專注於植物對情志的啟發，青草讓許多人托出隱藏在內心最深處的情感，其中有許多奇妙且動人的故事；劉雨青建構一方小小的可食廚房花園，從自己的小產地到餐桌，食農教育從家出發；張博然透過青草生活甦醒了各個特殊族群的感官，讓他們感受到生命的歡暢欣悅。透過這四方面的實際經驗分享與書寫，希望架構出一個全方位的青草生活方式，提供大家參考。期待每個人都能構築出自己的青草生活，把青草帶進生活，並讓青草來照顧。每個人都可以是360度全方位的「青草生活家」！

這是一場身、心、靈的完全投入、沉浸，全面性的體驗，讓青草的魔力滿布在生活的所有層面中。

我的青草四願：

一願，圍繞在我身邊的青草朋友們，祝福我在這世上的這一天。

二願，青草為每個生命帶來喜悅與寧靜。

三願，青草生活為世人帶來和諧、療癒痛苦、撫平憤怒。

四願，我們一起在這條路上，共同創造愉悅與平衡。

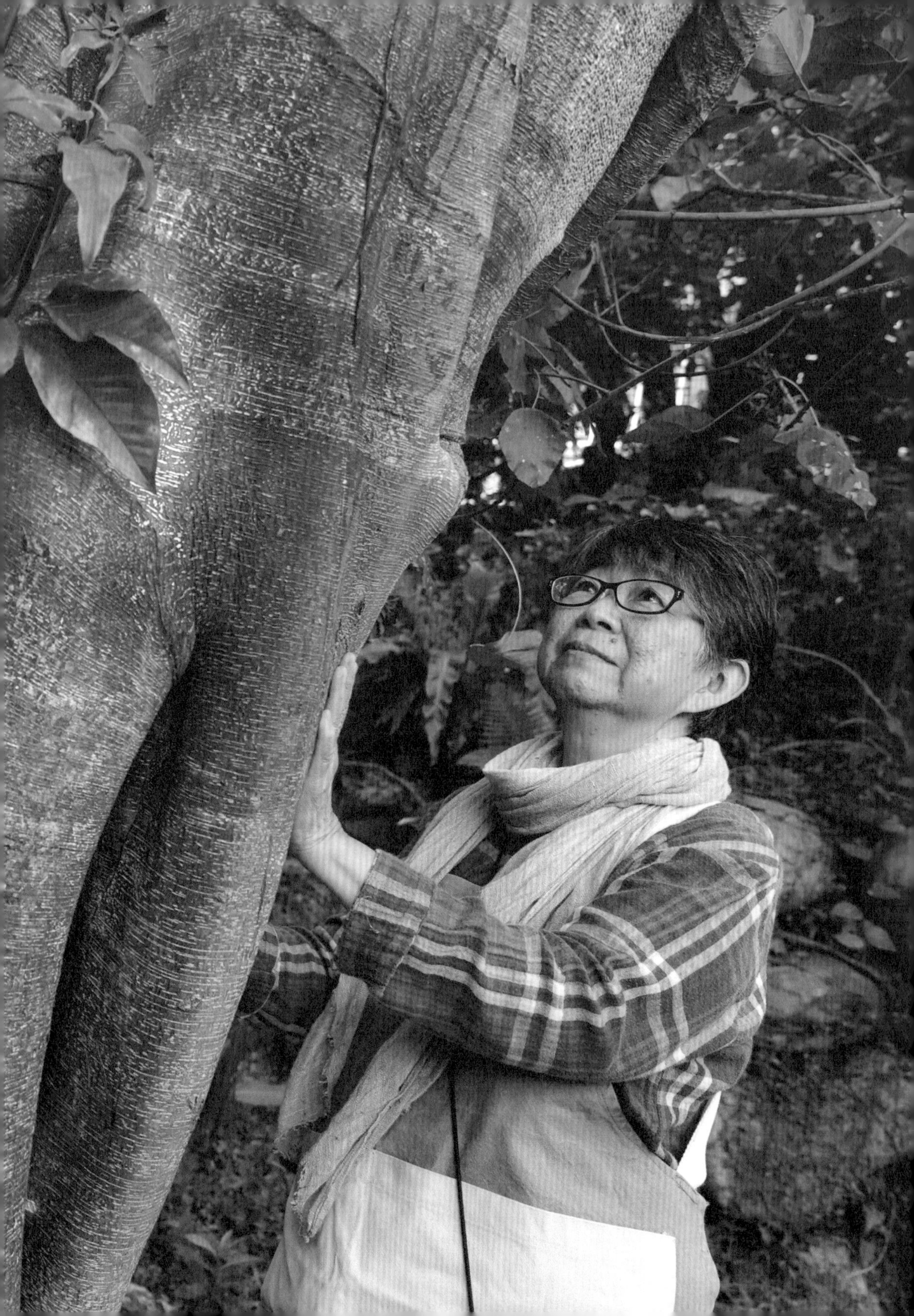

黃盛璘

（大黃老師）

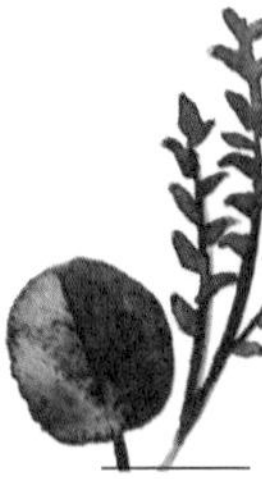

在園藝治療找到人生志業和熱情。

二〇〇四年取得美國 Merritt 大學園藝治療師證照。任財團法人新北市大願教育基金會董事、臺灣園藝輔助治療協會創會理事長、亞太園藝治療協會高級園藝治療師HTM。

身爲臺灣首位取得美國認證的園藝治療師，努力融合中醫養生方法與本土青草藥，形成獨特又實用的「農、食、醫」三位一體的園藝治療體系。

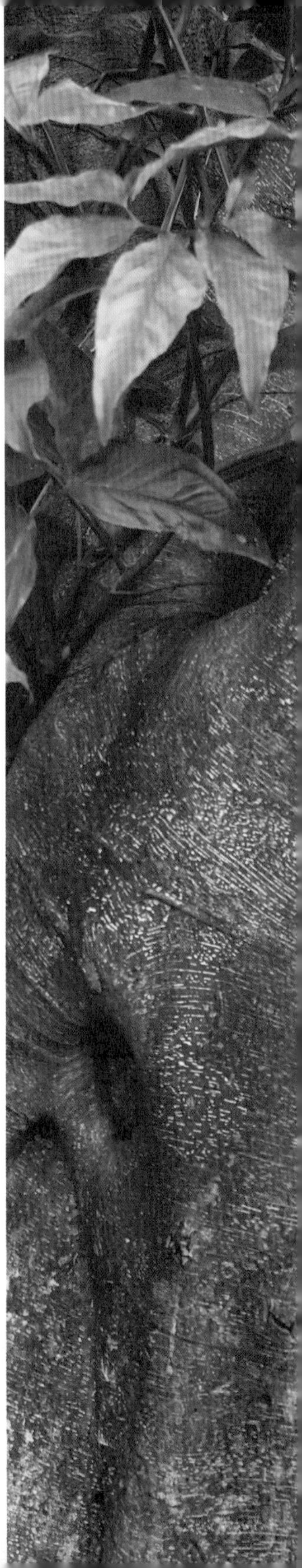

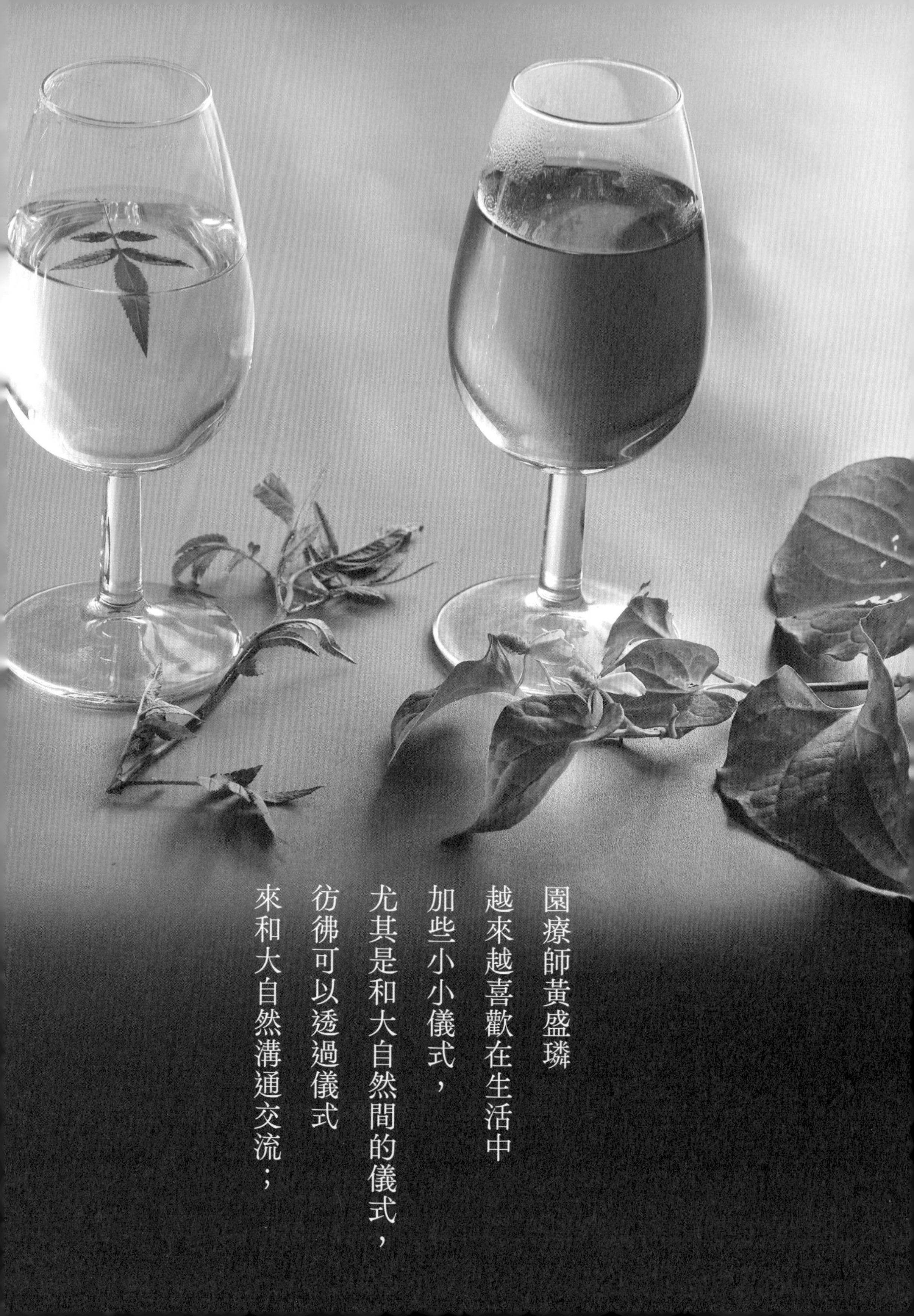

園療師黃盛璘
越來越喜歡在生活中
加些小小儀式，
尤其是和大自然間的儀式，
彷彿可以透過儀式
來和大自然溝通交流；

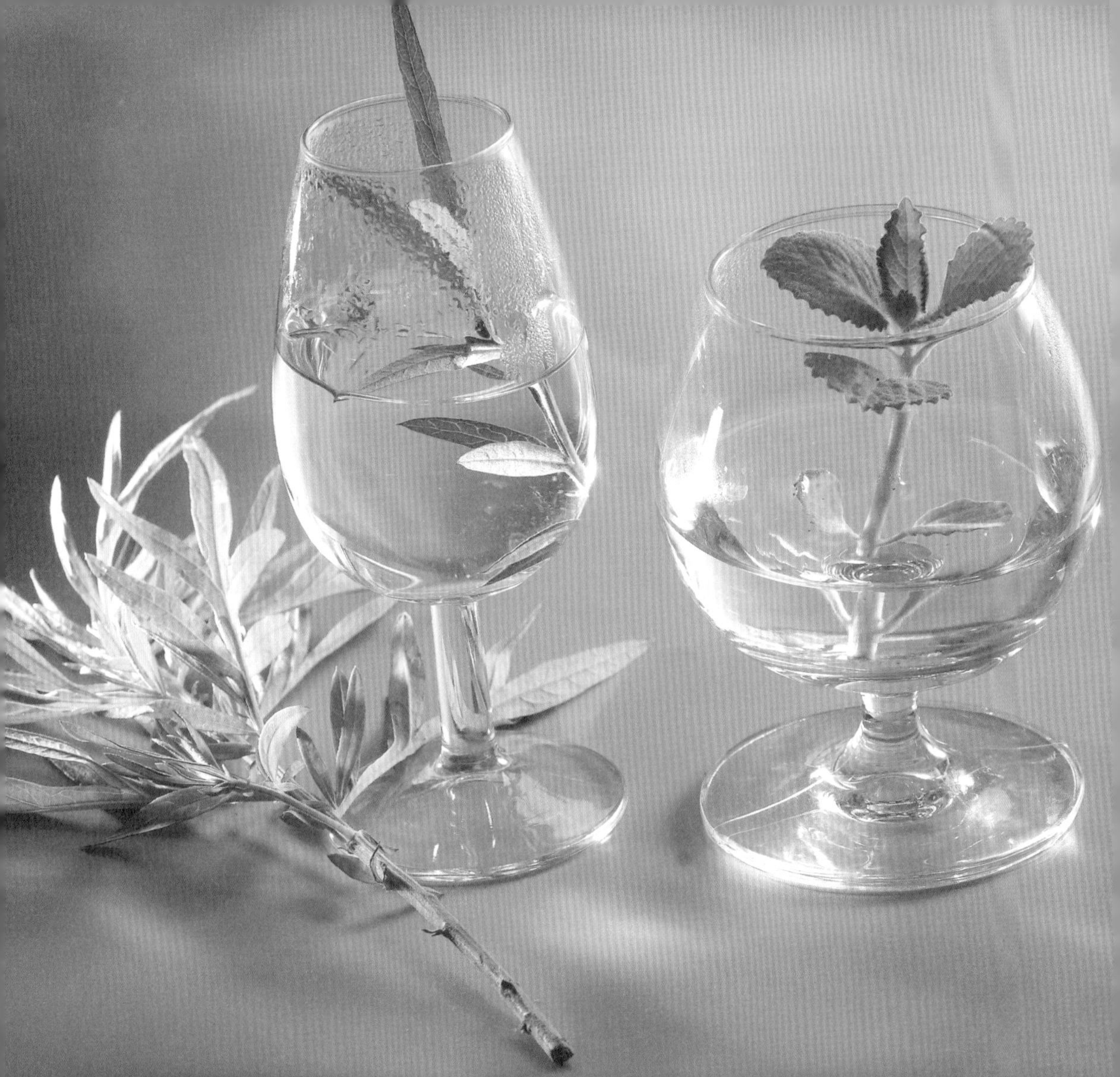

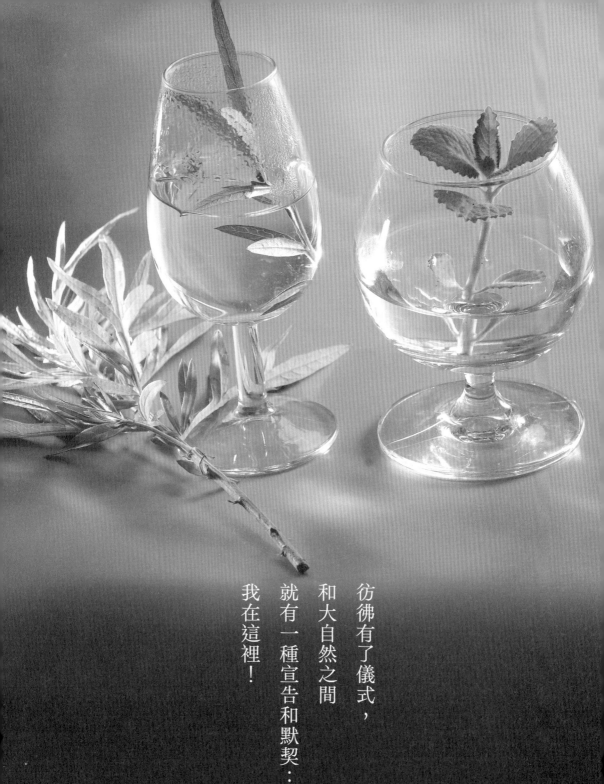

彷彿有了儀式，
和大自然之間
就有一種宣告和默契：
我在這裡！

生活儀式的建立

一個展開一天的宣告

一定要來說說我內心對象山農場這塊土地的感激。

是它，幫我、帶我度過了一段困頓的日子！

疫情一宣布三級時，象山農場也跟著封園，柵門多了實名制QRcode，只讓工作人員和認地園療師入園。

而手上的園療課，也因三級疫情紛紛停課。突然空出來的時間，不能外出，不想「宅」在家，便決定每日農場「偽」上班，開車到農場，做個半日農夫。

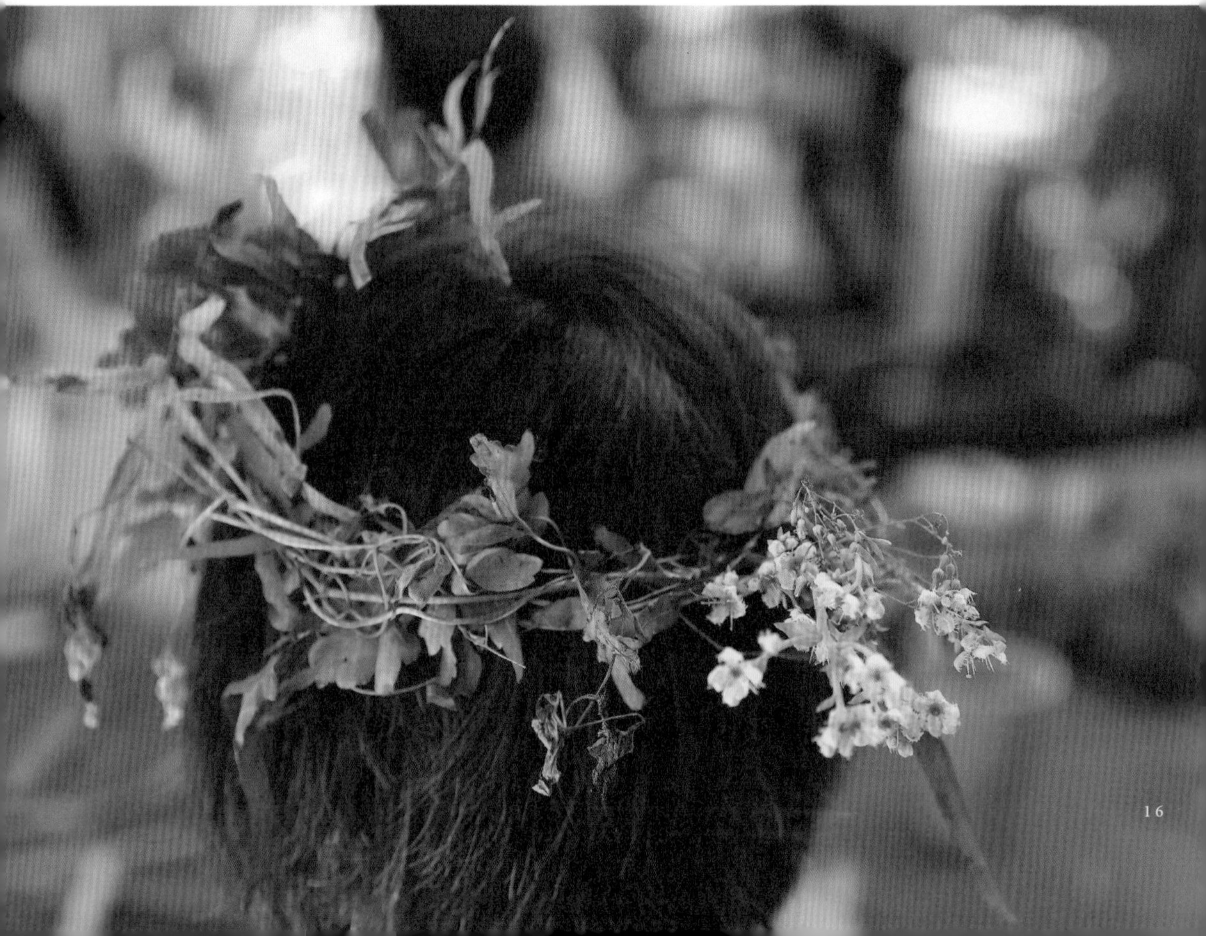

夏日炎炎，我選了最好的農夫上班時間——特早六點半。一直做到日頭叫我停，大約是十點點半左右。收拾打掃，約中午離開。

謝天謝地
謝香椿、朱槿花、紫蘇、刺蔥

記得以前來農場總是在工作之餘的一點殘餘時間，匆匆來，目標準確的除草，播種……然後匆匆離開。以前，感覺我在照顧這塊地和這些植物。但，時間充裕，心情悠閒後，感覺整個改變了。

因著夏日蚊蟲孳生，我一早打開資材室，第一件事就是用乾草葉枝，在門口點起一爐火。接著，巡園，決定今天要泡什麼茶？做什麼農事？

幾次下來，我懂了：原來我正在建立「生活儀式」：一個展開一天的宣告。

除草時，開始認識野草，然後問自己：它們真的要被除嗎？為什麼要除它們？可以和它們建立什麼關係？

原來，它們也有自己的名字，大部分也都帶著照顧人的屬性。從此，除草不再只是除草，同時收集，晒草，貯存，泡草茶。於是用園中花草泡茶，被我納入燃爐點煙後的生活儀式。

巡園時，發現一棵香椿長得茂茂密密的，枝頭正吐著紅色嫩葉。於是google之後，開始「香椿料理」的味覺之旅：香椿醬、香椿茶、香椿油餅、香椿排骨湯等。味覺滿足的同時，內心更充滿感激：謝天謝地謝香椿。

又發現開了一樹紅花的朱槿。記

為自己編個野草花環，迎接春天的來臨。

得朱槿花可以吃，於是實驗性的做了花醬、花釀。神奇的是，這樹花，今天採完、隔天又開，就像聚寶盆，愈採開得更多，彷彿在鼓勵著我們：用吧！

夏天，紫蘇長得正旺，當然要來一桌紫蘇料理囉。

還有，排隊中等著我去開發的刺蔥……

儀式
讓我們對生活更加銘記和珍惜

採下來的香草，芳香萬壽菊、天竺葵、麝香木等，晒乾後，磨成香粉，成了製香香粉。將這些香粉揉成倒流香錐，燒出裊裊香煙，正表達對天地植物的感恩，及帶出的無限祝福。

這段偽上班時間，讓我體認到：以前覺得是我在照顧植物、照顧土地，但在疫情中，卻是這塊土地和上面生長的植物接住了我，它們在照顧我呀。

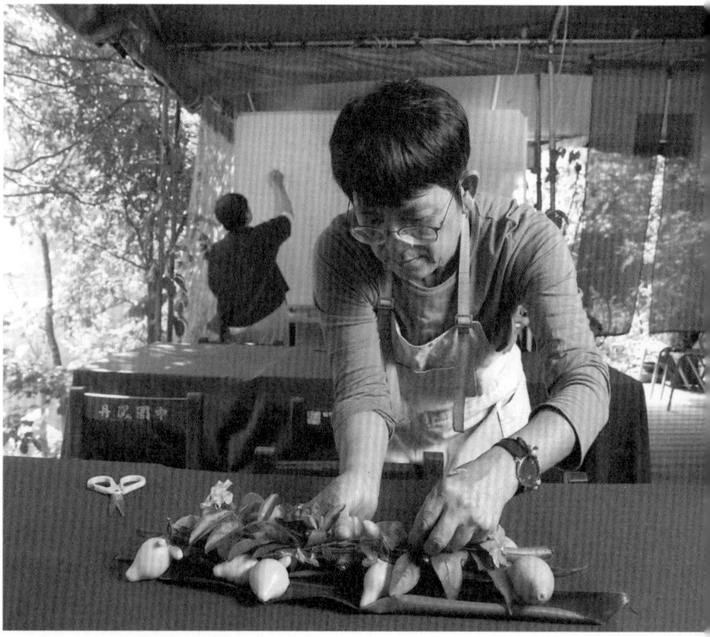

布置場地也是一種儀式感。

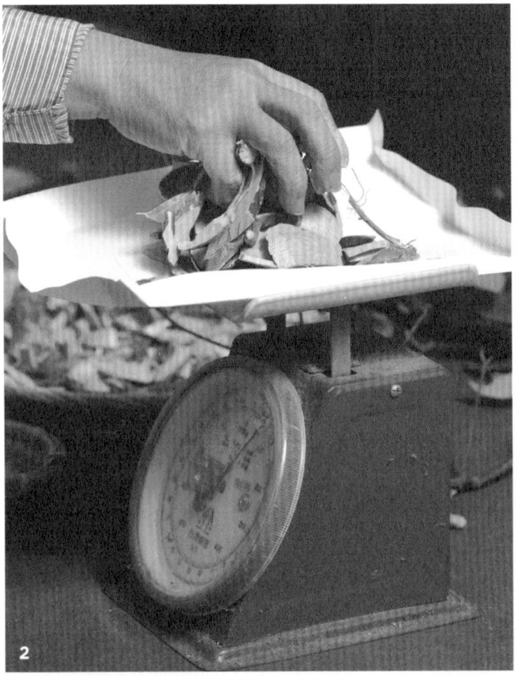

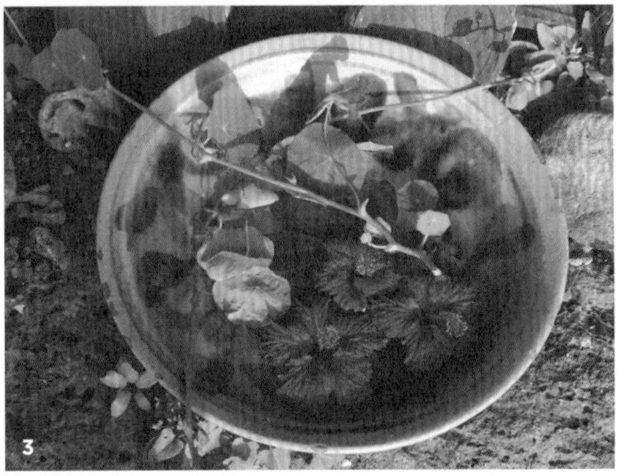

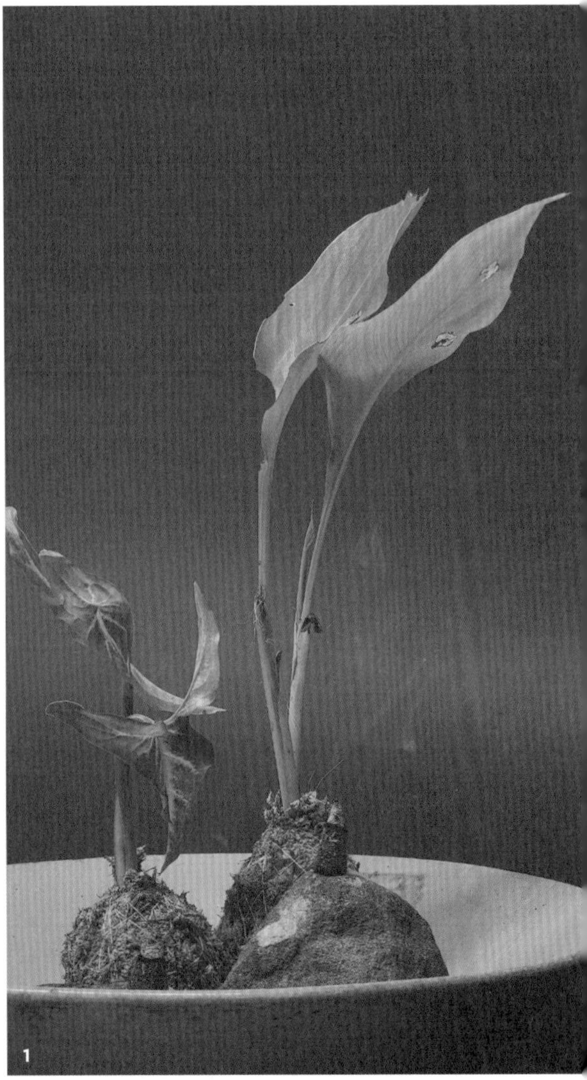

1　點幾錐倒流香。

2　抓把青草，燉鍋湯補冬，宣告立冬的來臨。

3　一樹紅朱槿，供應無限料，彷彿聚寶盆。

小暑日本七夕節，做了花供，祝福竹枝，感謝這期間天地的照顧，並祈願大家平安。

當一包包晒乾青草塞滿架子時，當冰箱塞暴各種花果醬時，當我送出這些成品，由大家回饋的反應，我知道了：是大地要我利用這段時間把這份大自然訊息，傳遞出去，送給每個需要的人。

愈來愈喜歡在生活中加些小小儀

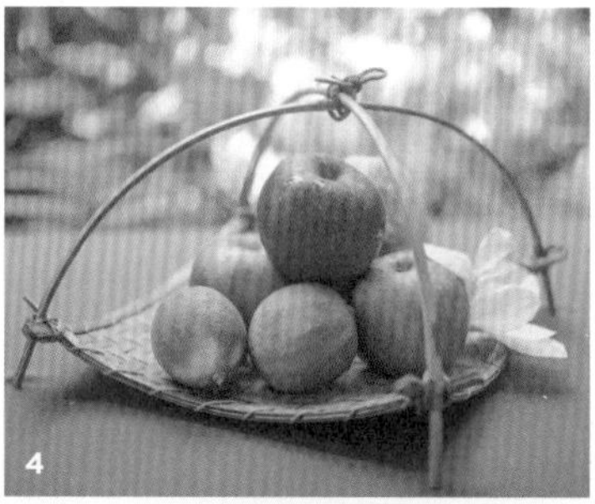

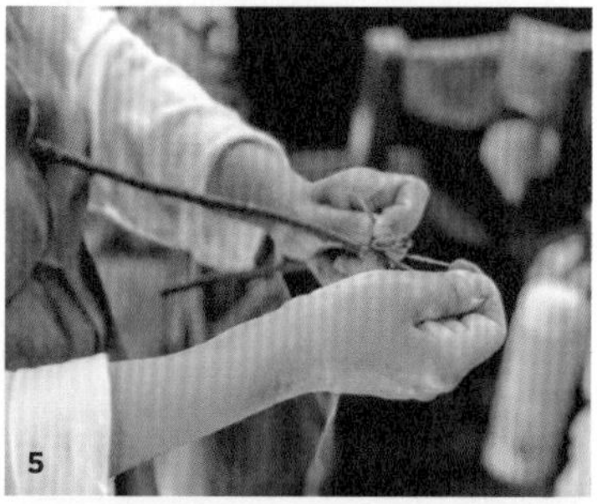

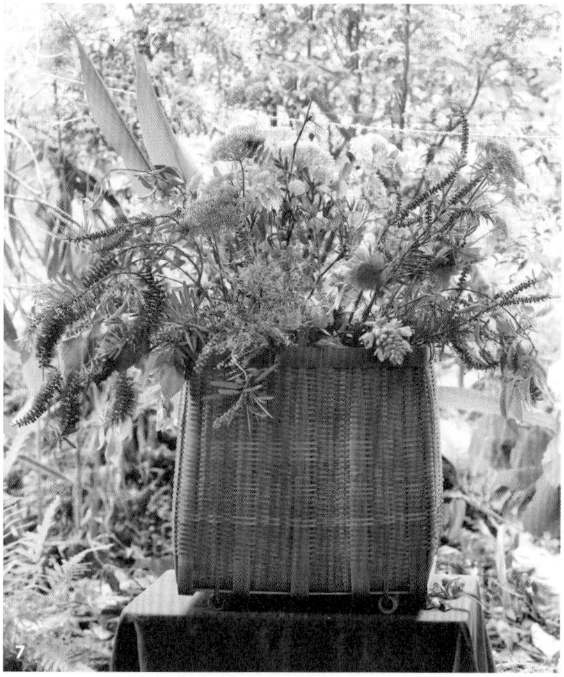

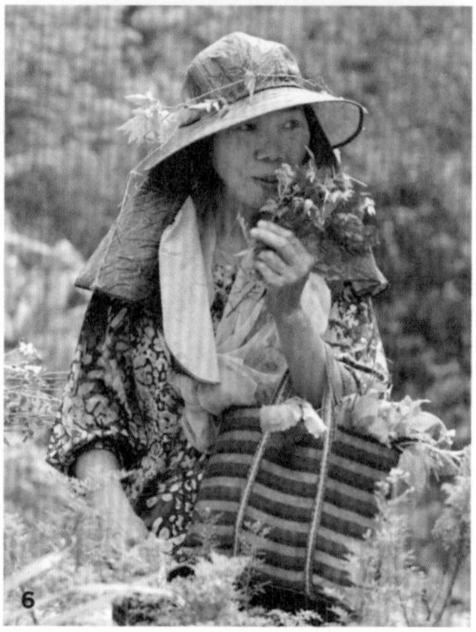

4　即使一籃水果也可以豐富桌上桌。
5　編織，結合植物枝條，取悅自己的眼目。
　　掬一把花香，吸進滿園清芬。
6.7　插一籃春天的色彩與容顏。

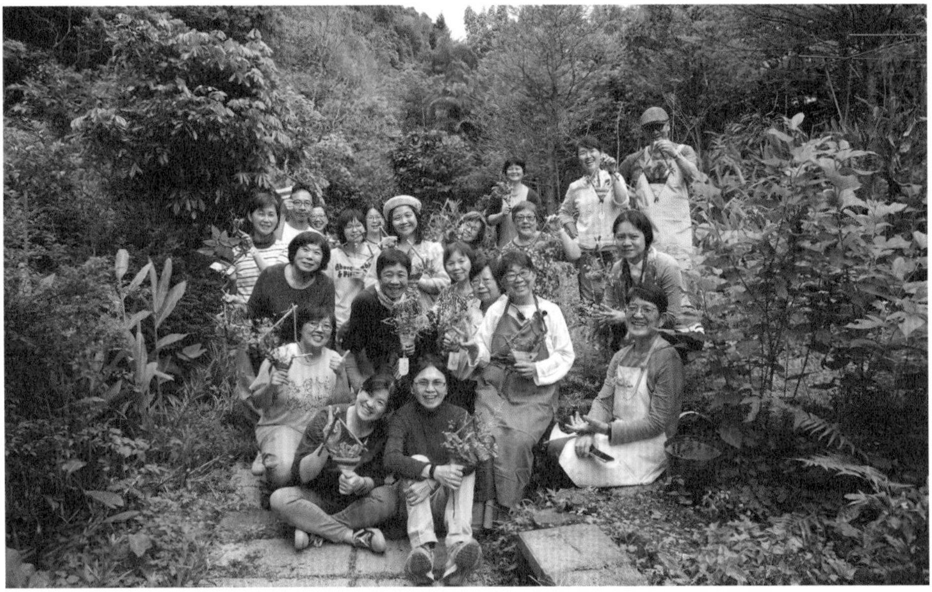

利用枯枝和織畫技巧編織一幅花草圖。

式，尤其是和大自然間的儀式，彷彿可以透過儀式來和大自然溝通交流；彷彿有了儀式，和大自然之間就有一種宣告和默契：我在這裡！有時，我透過儀式來表達內心的祝福和謝意的方法……這些生活裡、生命裡建立的大大小小儀式，讓我的心安住下來。

村上春樹為儀式下了一個很好的註解：儀式是一件很重要的事，它讓我們對在意的事情，心懷敬畏。讓我們對生活更加銘記和珍惜。

因儀式，我們的回憶裡會充滿了各種感官聯結：「紫蘇盛產時」、「香椿全餐的季節」、「朱槿的紅」加上「野薑花的雪白」……而這些充滿五感的記憶，可以時時浮現，在繁忙、緊張生活中，成了最好的紓鬆劑。

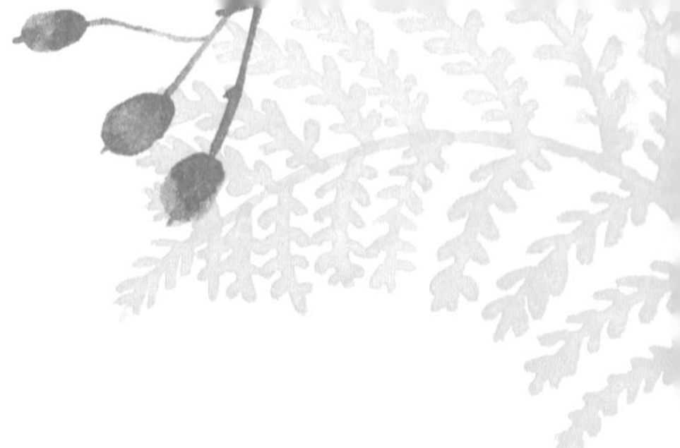

我常主張「食養、食療要走在醫療之前」，平常用食物來照顧自己，而吃當季、吃現採就是最佳食養和食療。

青草上桌——青草節氣食養、食療

五感七草，品嘗天地滋味

植物是我認為最遵循時節生長的一種生物，什麼時候冒芽、開花、結果，都緊扣住白天長短、氣候冷暖的變化。因此，只要跟著植物用食，我們身體這個小宇宙就也緊跟著日月大宇宙一起運轉了。

同時，運用老祖宗智慧大全《黃帝內經》所教的「五行、五色、五臟、五味、五感」與季節的對應，把人體和自然環境、四季更迭、廿四節氣變化環環相扣，讓身體與宇宙之間形成一個相互收受、應通的關係，建立與展現天人合一的養生觀。

在當季吃當季青草，我認為是最貼近大自然的養身、養生方法。食養、食療就從當季青草開始吧！

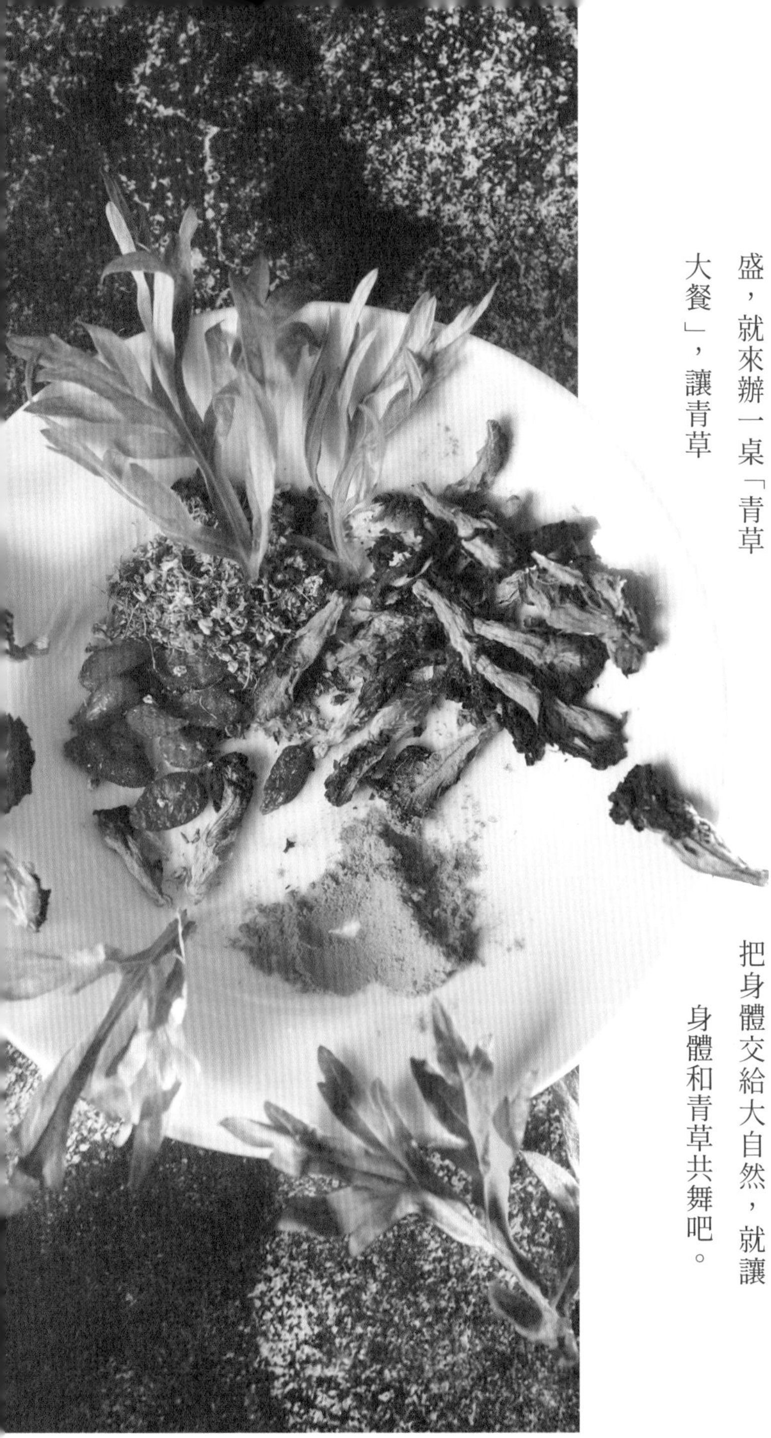

立春，宣告春天來臨，花草復甦，剛冒出的芽苗最是青脆可口，絕對是吃「草」的最佳時節。進入夏天，擾人的蚊蟲、病菌多，最需要驅蟲殺菌的青草。這時許多保健青草大盛，就來辦一桌「青草大餐」，讓青草全面性的來照顧我們。而面對「秋」燥季節，最需潤肺青草上場，不妨來個「顧肺餐」。天氣愈來愈冷，進入冬季時，薑薑薑薑~暖身的薑科植物上桌了。

把身體交給大自然，就讓身體和青草共舞吧。

天然的五顏六色，啜飲天地滋味。

廿四節氣

立春

春天，在樹梢嫩葉，在地上小花野草，在一陣清風拂面時。春分時節，讓我們走入大自然，打開五感，用眼耳鼻舌手腳找尋觸摸春天，把春天做成料理吃進去，然後把清芬的春訊揣在懷裡帶回家！

春之青草食方

七草原味（酸：酢醬草；甜：土肉桂；苦：南非葉、小金英；辣：土肉桂、辣椒；香：山芹菜、越南香菜、刺芫荽；鹹：小葉桑、車前草；澀：沙梨橄欖）

✽煮七草粥

✽七草沙拉（季節食材）

✽泡七草茶

✽七草清明潤餅

✽艾草粿：

草料：艾草、雞屎藤、鼠麴草

襯料：竹葉、薑葉、黃槿葉等

✽吃花

金蓮花、石竹、吊鐘花、香菫、酢醬草花、酢醬草花

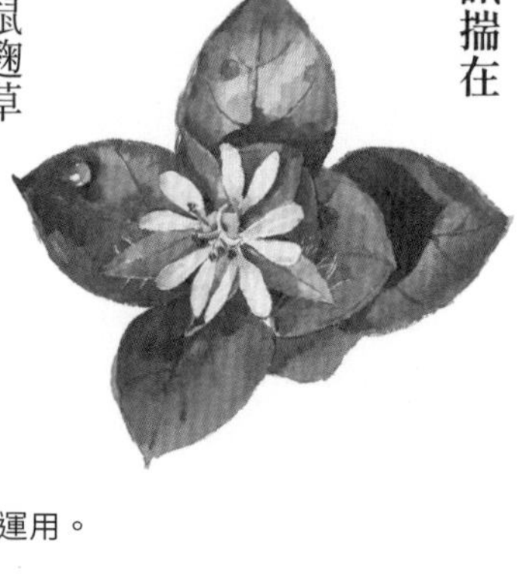

1　天公伯給了豐富的食材，端看人怎麼運用。

2　看似簡樸的青草粿，也能賓主盡歡。

1

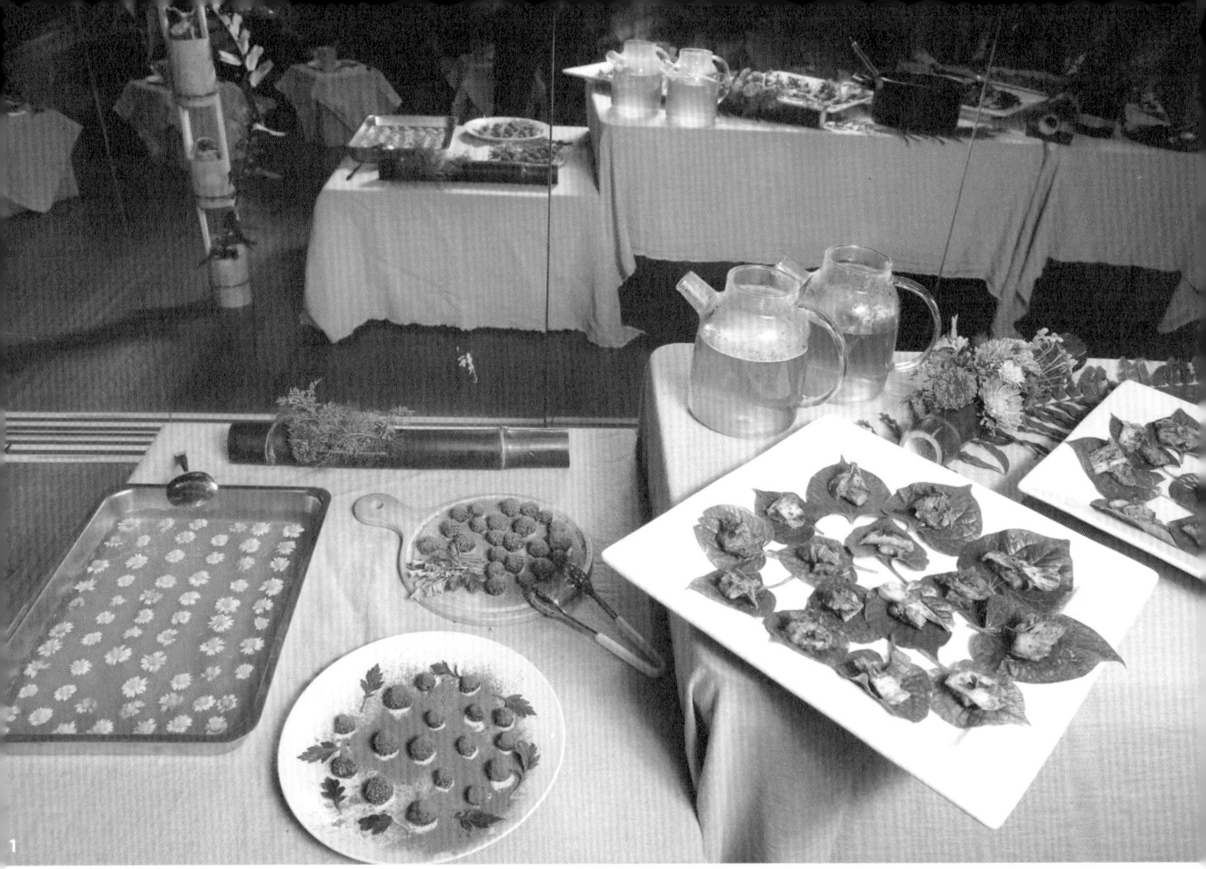

2

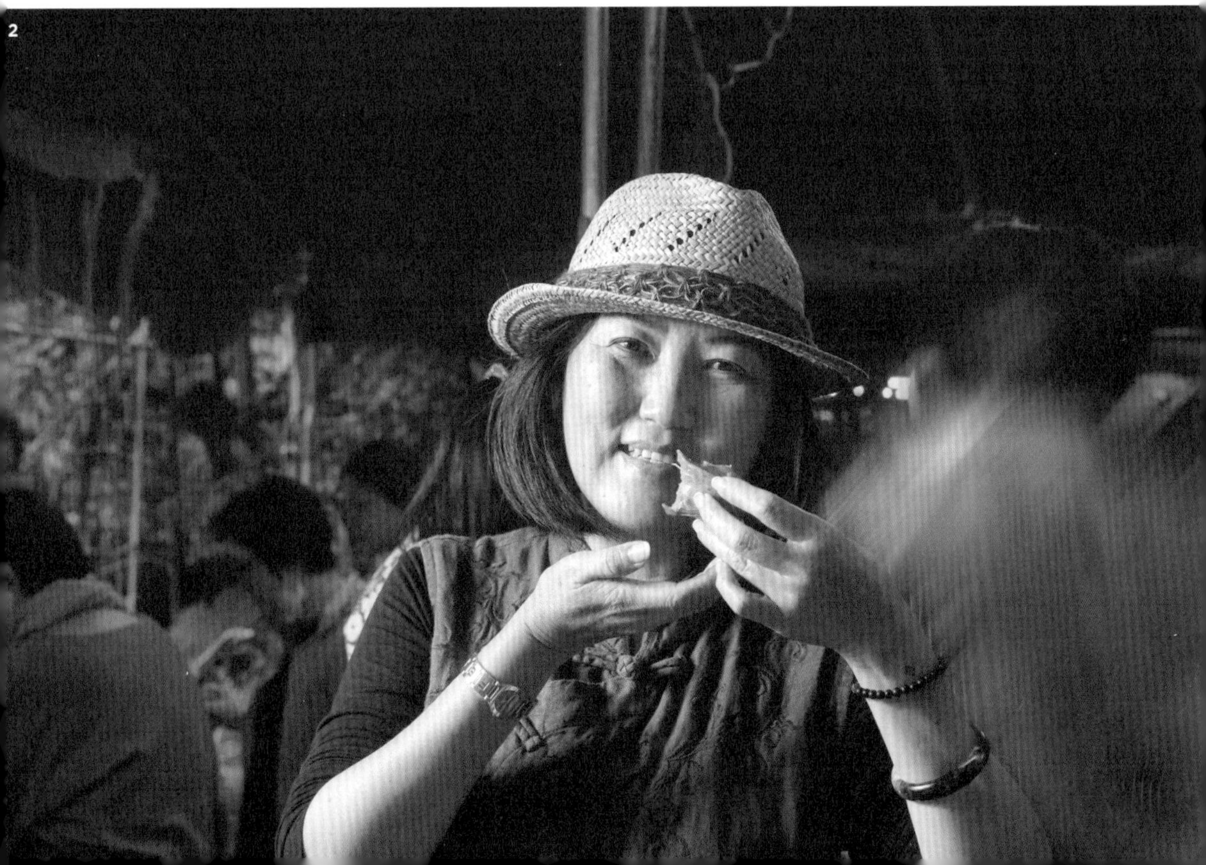

立夏

春天吃的是嫩野草（七草粥）、品鮮花，到了夏天，保健植物如艾草、紫蘇、左手香、蘆薈等都長大了，這時，就可以辦一桌青草大餐了。我常主張「食養、食療要走在醫療之前」，平常用食物來照顧自己，而吃當季吃現採就是最佳食養和食療。

夏之青草食方

✽ 魚腥草雞湯

新鮮魚腥草一把，連葉帶根，清洗乾淨。加水約為魚腥草兩三倍高，大火煮，滾後關小火，煮半個鐘頭。撈出殘渣，再放進雞肉熬煮。可酌量加鹽調味，亦可以加些紅棗、枸杞等，平衡魚腥草的涼性。

✽ 艾草炒蛋

就和蔥蛋一樣，艾草摘嫩葉，清洗乾淨、切碎。打蛋攪拌開，混進艾草碎葉，再一次攪和。平底鍋加油、煎蛋。

✽ 紫蘇飯團

夏日酷熱常使人胃口不佳，這時可以來個涼食：紫蘇包飯糰，讓紫蘇的健胃整腸發揮效用。

✽ 青草沙拉

酷夏最合宜料理之一便是清涼沙拉

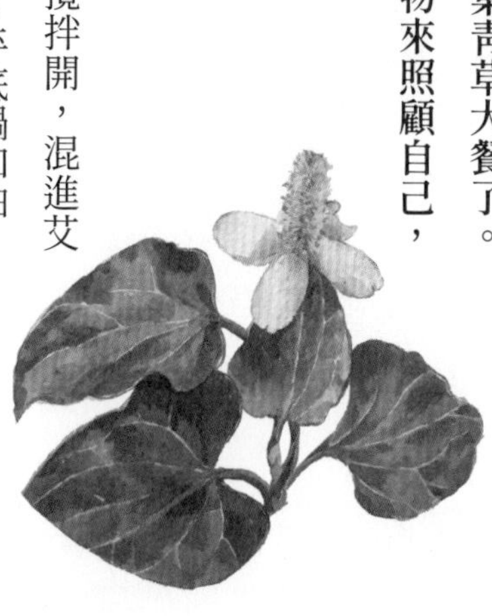

了。買一些有機沙拉蔬菜，如美生菜、高麗菜等，加上艾草、紫蘇等保健植物，上當季水果，便可以是一盤清涼開胃沙拉了。

✲ 蘆薈哇沙比

將蘆薈挖出葉肉來，稍微汆燙一下，去掉太多的粘液，擠上一條哇沙比，就是一盤素食生魚片了。

飯後甜點，保健植物也很可以：

✲ 薑黃蜜醬

將薑黃粉用蜂蜜攪和成醬，即可。抹在餅乾或土司上，即是一道可口甜點。

✲ 紫蘇檸檬茶

紫蘇一經熱水一煮，很快的紫色就溶入水中，水呈淡淡褐紫色。趁熱加糖，調自己喜歡的甜

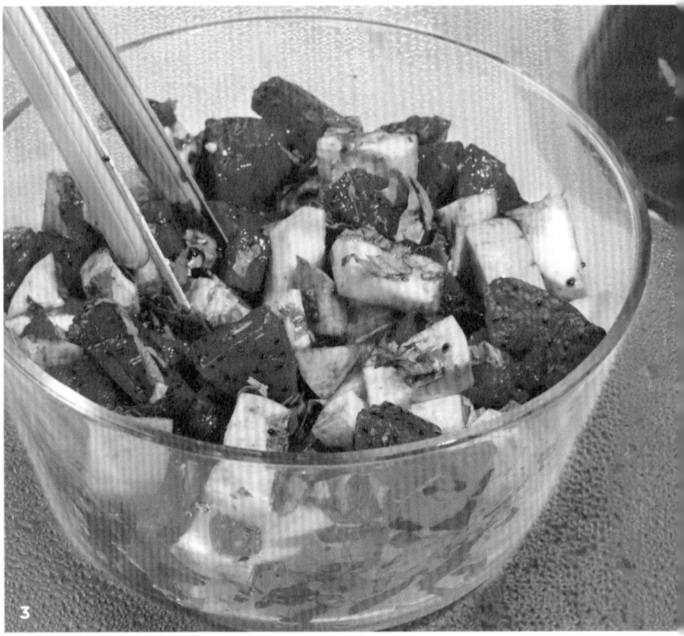

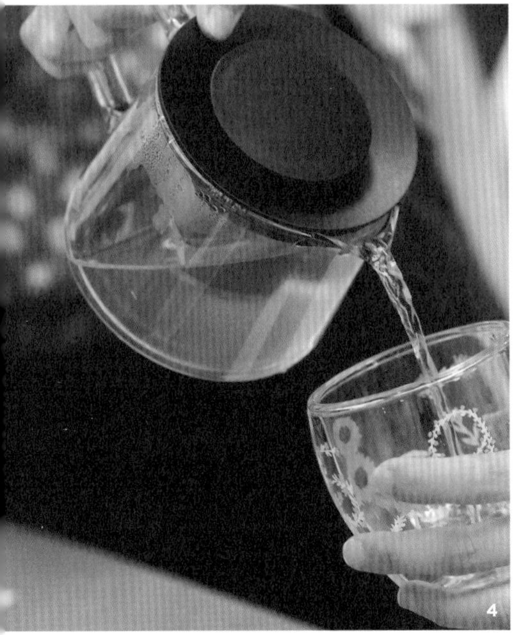

3　酷夏最宜的料理就是賞心悅目的青草沙拉。

4.　喝杯青草茶飲，助消化兼養生。

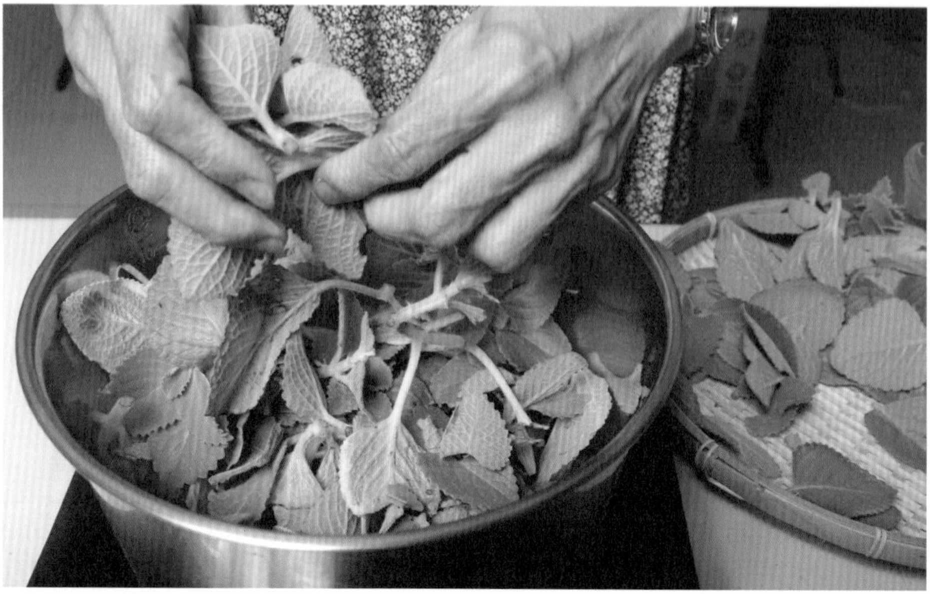

左手香是消腫消炎高手，也可內服。

度。擠一兩顆檸檬，倒入檸檬汁，馬上看到酸鹼反應：褐紫色立刻變成美麗亮眼的紅色！一杯秀色可餐、養眼的夏日清涼飲品等你喝下它。

✽薄荷口香糖

夏日清涼植物首選非薄荷莫屬。選完整葉子，清洗晾乾後，葉子加上一小匙二砂糖，連葉一起吃，乍吃入口，還真有點像口香糖。

✽左手香果汁

左手香是消腫消炎高手，但葉子本身並不是很好吃，有很多小孩會拒吃，因此我們用檸檬等柑橘類一起打果汁，味道非常合口。沒有生鮮水果，也可用每日C等橘子汁來打，連小孩都愛喝。左手香還可以拿來料理食物（參見第163頁）。

秋季，五行走到「金」，要多吃白色食物、好好顧「肺」。
這時，該「顧肺高手」們上場了：魚腥草、桑葉、金銀花等。

秋之青草食方

✽ 魚腥草全餐：

魚腥草雞、魚腥草炒蛋、魚腥草沙拉（參見第167頁）

✽ 青草伏冒熱飲

園藝治療師是個很耗喉嚨的工作，每天開口說話，感冒尤其都從口入。每當喉嚨卡卡、癢癢時，馬上打開青草小舖，抓一包「青草伏冒熱飲」，煮一鍋熱騰騰的青草茶，喝它幾天，肺於是舒服了，喉嚨解鎖了。就算沒感冒，在疫情下，我仍保持每週煮它一包、喝它一次的習慣。魚腥草是園藝治療師的必備良品！

- 魚腥草加紫蘇加薄荷，比例二：二：一。
- 魚腥草＋紫蘇約三百克，用一千毫升水，先大火煮開，改小火煮約半個鐘頭，關火後，再抓一小撮薄荷放進去燜五分鐘。過濾後喝。如一

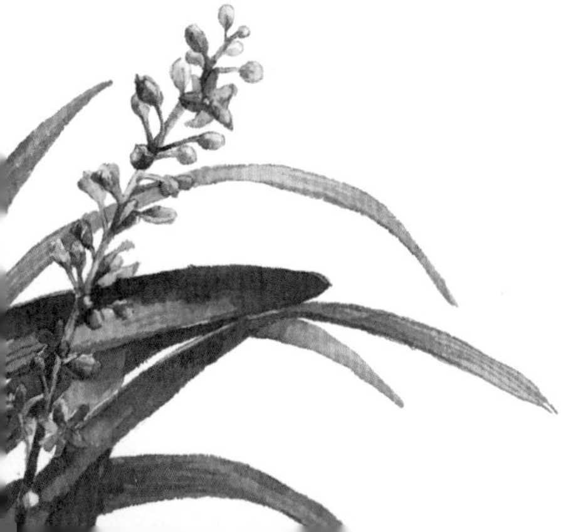

次喝不完，剩下的要放進冰箱冷藏，在五天內喝完。

✽ 三白花茶

如果想喝花茶，青草小舖裡還有一方「三白花茶」：金銀花、杭菊和茉莉。隨意各抓一些，金銀花略帶苦味，不要抓太多。喜歡清淡的茉莉香，我總是以它為主，配上杭菊三朵。看著白色花朵熱水中沉浮，聞著清香花香，深呼吸入肺，讓白色和清香洗去肺腑濁氣。

✽ 桑葉焙茶

在野外常看到鳥兒種下的小葉桑，確認環境、土壤安全下，我會採它一樹桑葉回來焙茶，陪我一季秋涼。桑葉清洗後，晾乾稍萎凋後，用平底鍋乾烘至脆。待涼後，存進罐子裡。於是青草小舖又多一成員了。焙過的桑葉去了青草澀味，增添了清甜香味，用熱水沖出來的桑葉茶香，真潤肺呀！

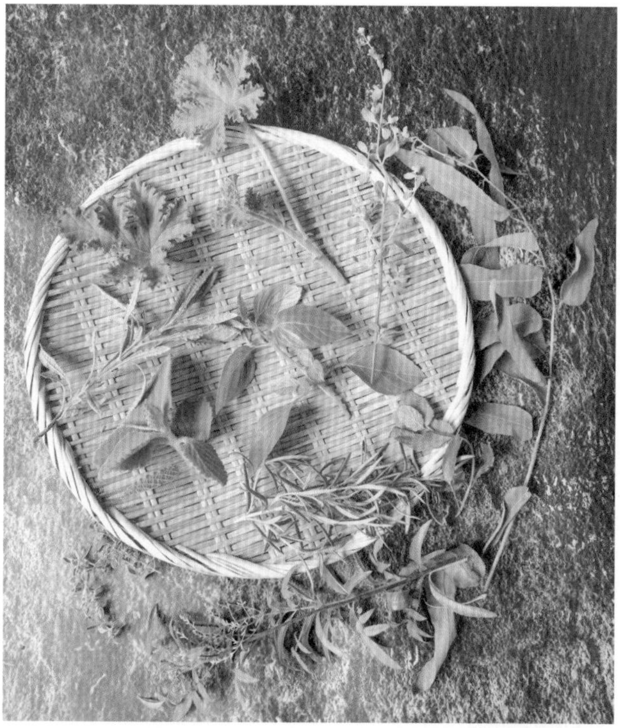

就算住公寓，也可以花盆栽種植物，想喝花草茶，隨時可自行調配。

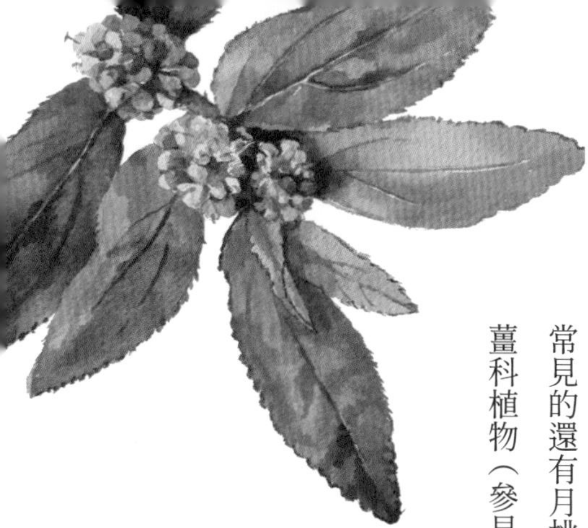

廿四節氣／立冬

天冷了，非常需要性溫植物來幫忙身體的取暖。
這時，該薑科植物上場了。

冬之青草食方

✽廚房三寶：蔥、薑、蒜。

✽薑黃

常見的還有月桃、南薑、野薑（花）
薑科植物（參見第184頁）

✽月桃全株可食：

四月開花，採花熬花醬。

花朵只取黃紅舌狀瓣，清洗後瀝乾。用砂糖倒入平底鍋中煮熱，再將花瓣加入，熬至花瓣縮小即可關火，盛入小瓶中。可抹餅乾、吐司或沖熱水喝。

月桃果是日本人採用以製作口氣清爽的仁丹材料，十月果子成熟時，摘下晒乾，打成粉，可當調味香料粉。

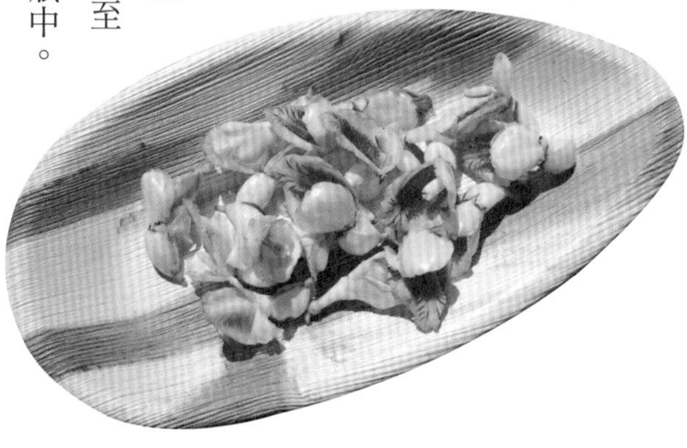

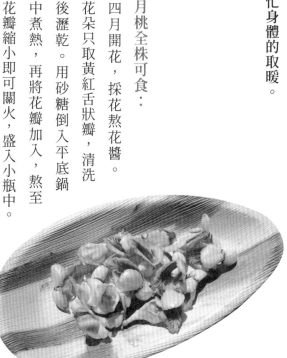

月桃葉帶著月桃獨特香氣，可採鮮葉直接沖泡，或剪小片、晒乾，放進青草小舖中。

✽ 五行五色湯圓

冬至時，一定要來一次全家搓揉的「五色湯圓」：艾草的綠、火龍果的紅、薑黃的黃、野薑花的白、蝶豆花的紫，不論是配上湯的甜湯，或用白蘿蔔煮成的鹹湯，都好吃。一顆顆圓滾滾又五彩繽紛的湯圓，代表團團圓圓，吃下去的是一種幸福感呀。

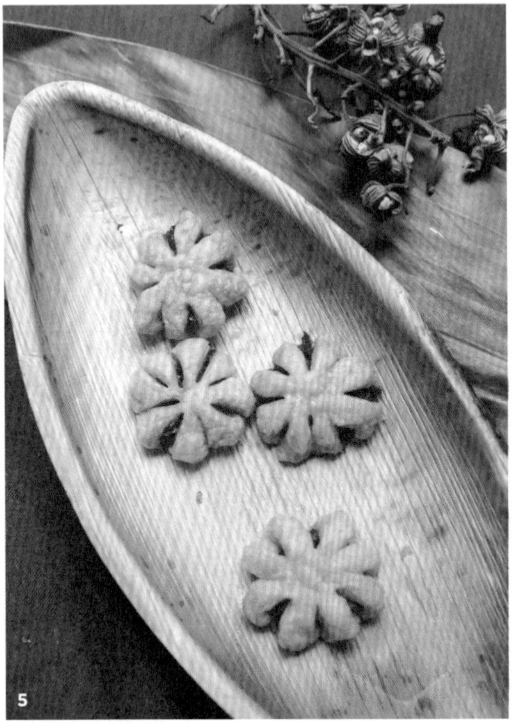

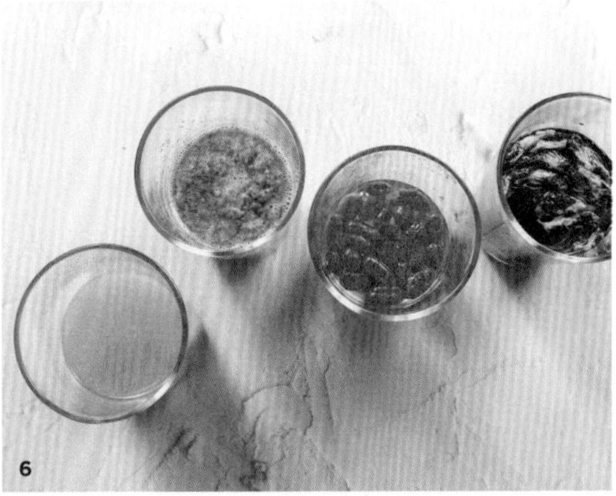

5　採收青草自製餅乾，健康爽口。

6.7　這些天然色彩可以讓一碗湯圓鮮活起來。

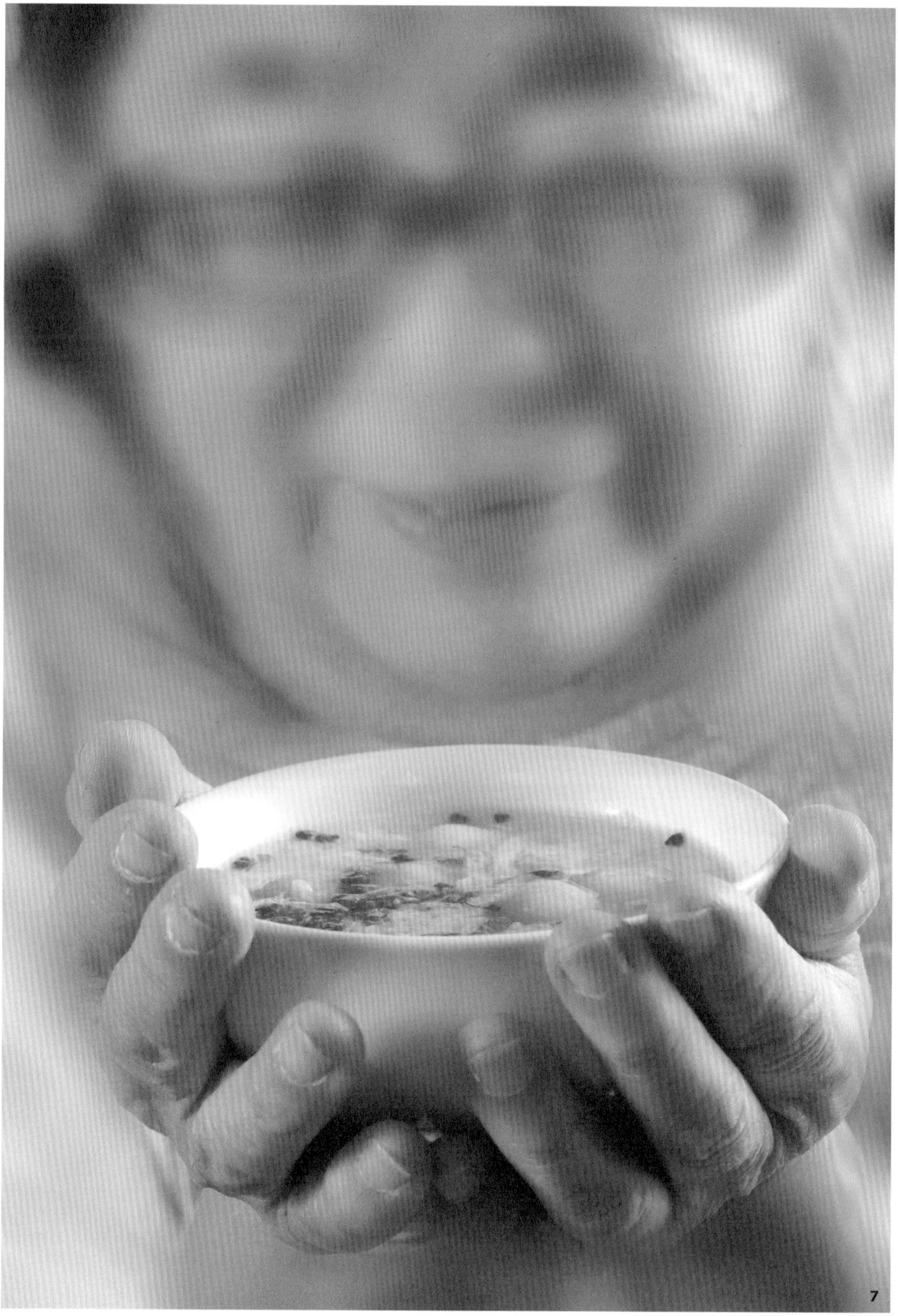

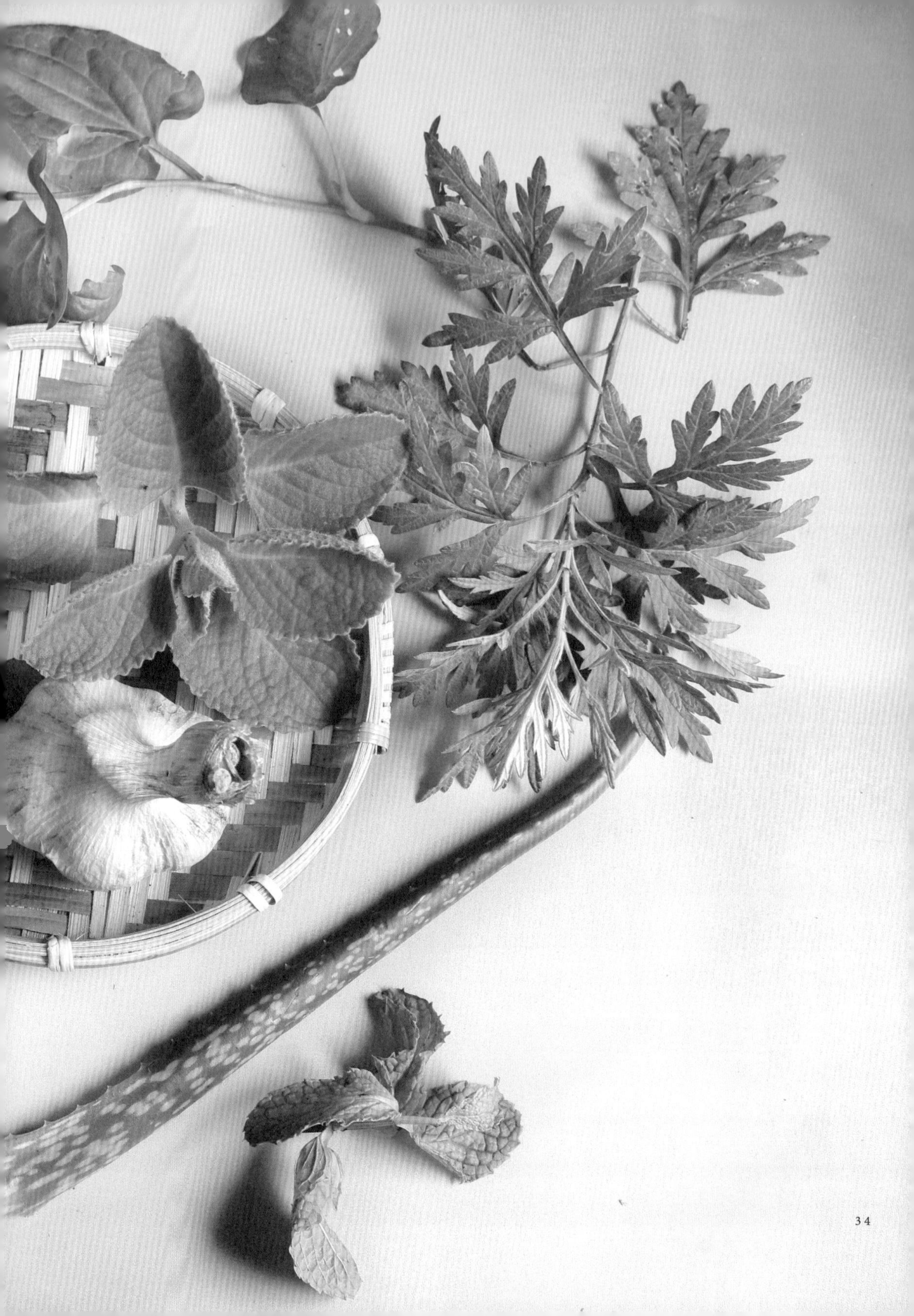

居家必備十種青草

家有青草小舖

日常生活中，我們練習做自己的照護者，運用植物來照顧我們。當我們把保健植物種起來，就換植物來照顧我們了。不談醫療，不說治療；我們來做食養、食療，聊聊保健。

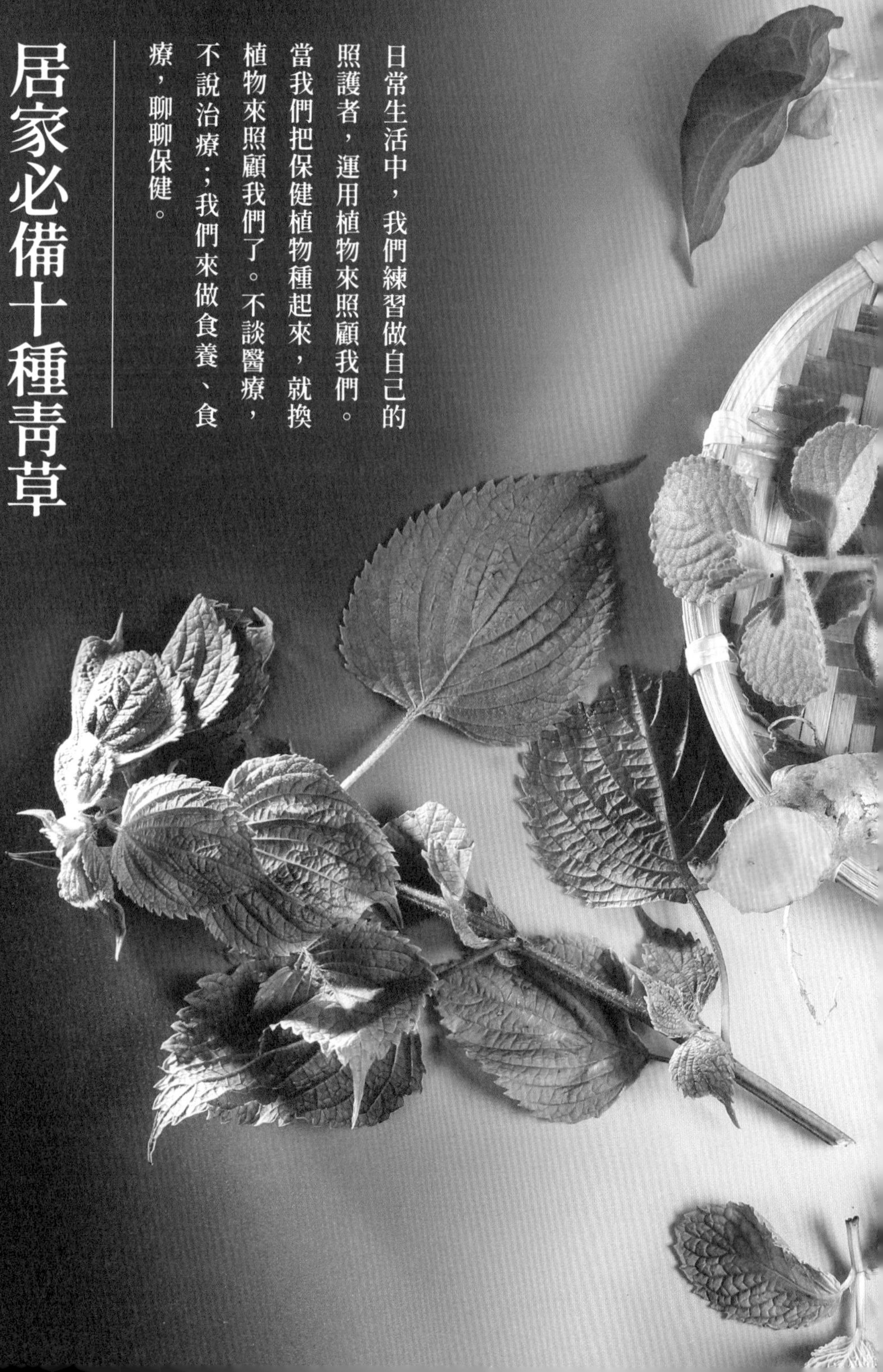

要過青草生活，不一定非要有一塊地，只要有陽臺，我們就可以擁有青草過好生活。

青草，就是所謂的保我們健康的「保健植物」的俗稱。以前會加上「藥」字，草藥或藥草，現在醫療法嚴格，只有醫師可以稱藥，因此大家便將藥字去掉，通稱「青草」。稱「藥」太沉重，我們只是要照顧我們的日常生活、保健康罷了。

在現代醫療還不發達前，我們老祖宗們不就採藥自癒嗎？希望能再重新尋回老祖宗的生活智慧，從醫師處拿回自己的身體照顧權。日常生活中，我們練習做自己的照護者，運用植物來看顧我們。當我們把保健植物種起來，就換植物來照顧我們了。不談醫療，不說治療；我們來做食養、食療，聊聊保健！

每個家中都建一個「青草小舖」，自己做自己的醫生，用青草來照顧日常。

✽醫草艾草

性溫、陽性植物，喜歡陽光，會幫我們氣血循環。當我們感到累、感到冷的時候，不妨來泡個艾草茶，煎個艾草蛋、艾草餅。更冷時，就包個艾草沐浴包來泡腳、泡澡。

到了清明節，春天的第五個節氣，春寒仍徘徊，偶爾霏霏細雨，這時要排寒，靠山而居的客家人最知道，是做粄（即閩南人的「草仔粿」）季節了。或把艾草揉進麵粉裡，做艾草麵、烤個艾草麵包。

走到中元節，已入夏，要逐蚊

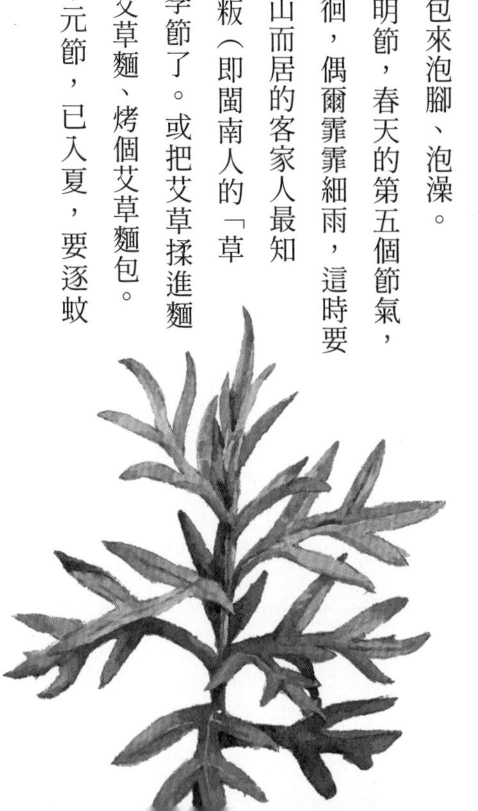

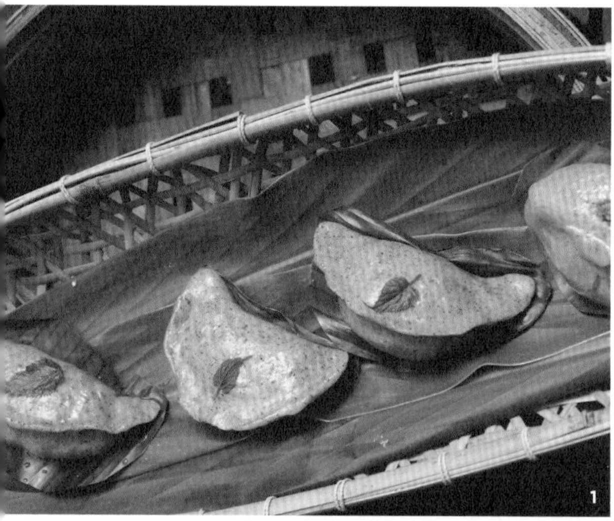

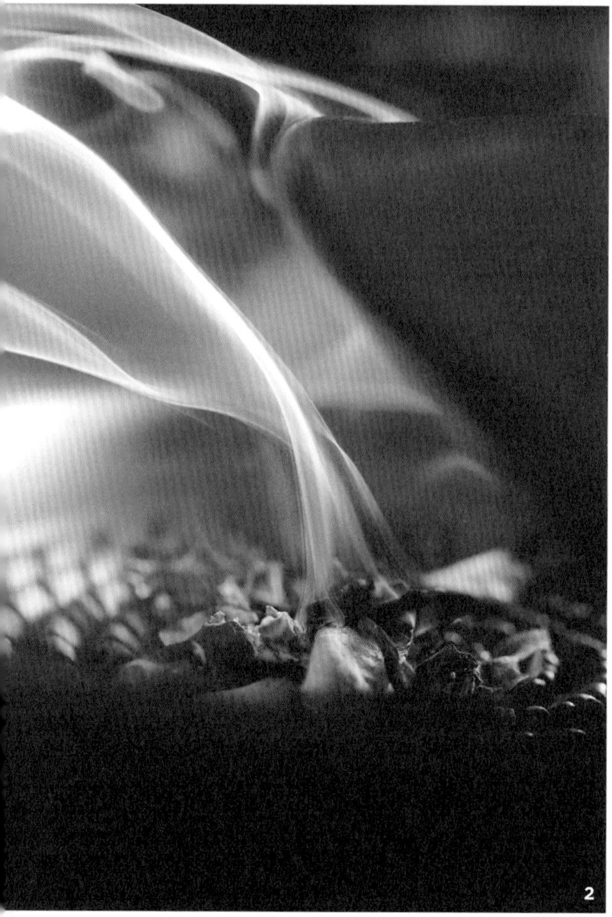

驅邪，把艾草晒乾、磨成粉，包個艾草蚊香，取代化學做成的蚊香。點燃兩小段艾草條，分別放進兩個空牛奶罐，然後坐椅子上，兩腳放在罐子上，讓艾草的熱從腳底的湧泉穴鑽進身體，把寒氣排出。冒出的煙，同時殺菌驅蚊。

再來是端午節，宣告酷夏的開始，辟邪植物上場，用艾草、菖蒲和榕樹紮成束，掛在門上。再用艾草粉做個香包，隨身攜帶，保平安。

到了冬至，天寒地凍的，最需要植物來取暖。就把艾草搓進湯圓中，吃進肚內。

1　艾草是必備的居家青草之一，作草仔粿或粄最討喜。

2　熏燒艾草也是一種入夏儀式。

難怪《本草綱目》稱它「醫草」，草中之醫呀！艾草太好用了。

✽固肺高手魚腥草：

和艾草剛好相反，魚腥草喜歡陰濕環境。它得這個稱呼不是沒道理的，手搓一搓，一聞，常讓人退避三舍，真的是一股魚腥味。可是它的顧肺功能卻讓我離不開它。每當流感流行時，魚腥草茶就成了日常飲品。尤其現在新冠肺炎肆虐，每週一定喝它一瓶魚腥草茶。而當季節走到秋天，氣溫冷熱變化大，氣管弱、容易咳嗽，正是需好好顧肺時節。可以泡茶、炒蛋，或煮雞湯。加熱過後的魚腥草，魚腥味會跑掉七分。

除了吃，還可用來清潔美白。我會選個休閒時刻，煮一壺魚腥草茶，

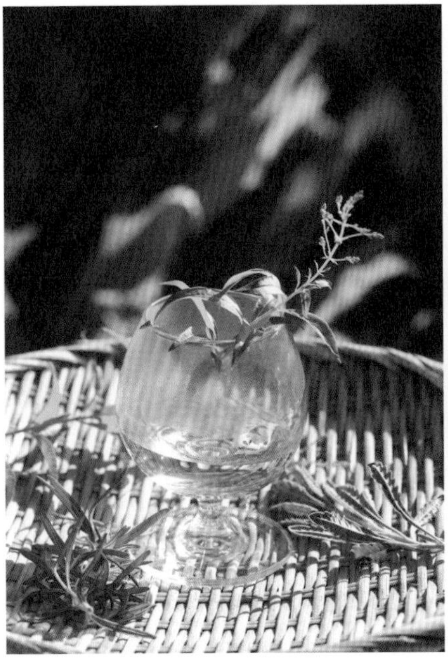

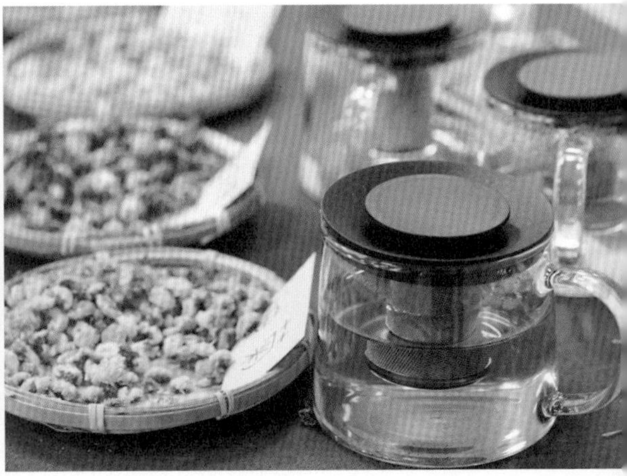

不談醫療，讓植物來照顧我們。

手拿一杯魚腥草茶，一面用壓縮面膜泡來敷臉。半躺著，一面啜飲，一面享受魚腥草面膜的清潔美白工作。

✽消炎高手左手香：

明明右手摸它也會香，為什麼稱「左」手香，而不稱「右手香」？原來是「到手香」的臺語發音，手一碰到就香。左手香喜熱不受冷，因此長得最好的季節是「夏季」。當我一感覺到喉嚨的沙啞，立刻摘幾片葉子，抹上薄薄一層海鹽，放入嘴中，直接嚼出汁來，吞下去。有一晚，牙齒突然劇痛起來，我知道是下排那顆蛀牙的臼齒在求救了。牙痛真的是會要人命呀，可是半夜牙醫診所關了，怎麼辦？這時，腦袋一閃：陽臺不是有消炎高手左手香？趕緊摘了葉子，清洗後抹上薄薄一層海鹽，整片放入嘴裡嚼，再把嚼出來的汁含在疼痛處。如此，嚼到第六片時，疼痛走了，於是可以安睡了。當然，第二天仍得去看牙醫，因為左手香只是消炎，沒辦法治好蛀牙。

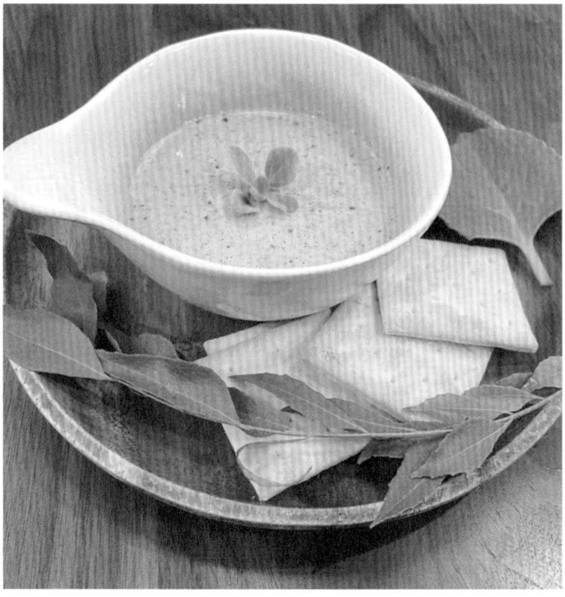
到手香很適合入菜。

從此，左手香成了我居家必備青草，喉嚨痛、牙痛等都找它。

除了消炎，它還能「消腫」「止癢」。在農場，被蚊子、小黑蚊叮，我會趕緊摘一片左手香葉子，擠出汁來塗癢處來止癢。不小心被被躲在葉上草叢裡的蜂螫，我也會用左手香葉汁來止痛消腫。

還有一次帶青少年認識青草，說到固肺保肝，他們全然沒有興趣，因完全不需要呀。有天，我帶左手香去上課，正想著怎麼聯結他們時，突然看到一位女孩臉上冒出一顆紅腫大痘痘，心裡對左手香說：「你可以消腫吧？」於是大膽的建議：你要不要試試左手香？每天用一兩片葉子擠出水汁來塗抹。正對痘痘苦惱的女孩，半信半疑的取過左手香葉子帶回家。一週後，再上課時，女孩高興的跑來跟我說：「老師，妳看。」啊，那顆紅腫痘痘消了！於是，當天每位同學都來跟我要左手香，還為它取名為：「抗痘左手香」。左手香收服了這群青少年！我也上了一堂；對青少年不能談保健，要談美容！

左手香幾乎全年可採，冬天的臺北，太冷，有時會被凍死。因此在左手香最盛的夏天，我會採來做咳嗽漿、驅蟲液、推拿液、止癢膏等。

✽全身都是寶紫蘇

紫蘇是中藥材，在中藥舖有賣：葉子叫「蘇葉」、莖是「蘇梗」，而籽就稱「蘇籽」，全身都是寶。

紫蘇雖是一年生，卻有強大的生命力。它的生命力存在種籽裡，一棵

3　紫蘇一年生，種籽埋地春風吹又生。

4　左手香內服外用皆宜，常和其他青草合用。

5　採集可食野草花，煮鍋七草粥，喚醒春天。

可以結出上百千顆種籽。種籽好小好輕，輕到會順水流，小到隨風飄。我第一年在農場種下三棵，從此以後都不用再買苗，那隨風順水的輕小種籽，春天一到，便滿園滿地的冒。到了四月，配合梅子季，通常我會邀兩三位好友，一起釀一大瓶紫蘇酵素、泡一桶伏特加梅子酒，等待冬天的暖胃。

夏天是紫蘇旺季，夏季五行走到土，要顧脾胃了，具有健胃整腸功能的紫蘇剛好派上用場。在檸檬酸鹼作用下，鮮紅色的紫蘇茶加上蜂蜜、冰塊，最是沁涼脾肚開。紫蘇炒蛋、紫蘇肉卷等，都是夏季上桌食療好菜。在它短短一年生命中，搶作紫蘇茶、醋、紫蘇鹽等加工品，試圖留下它的色香味來。夏天絕對是紫蘇季呀。

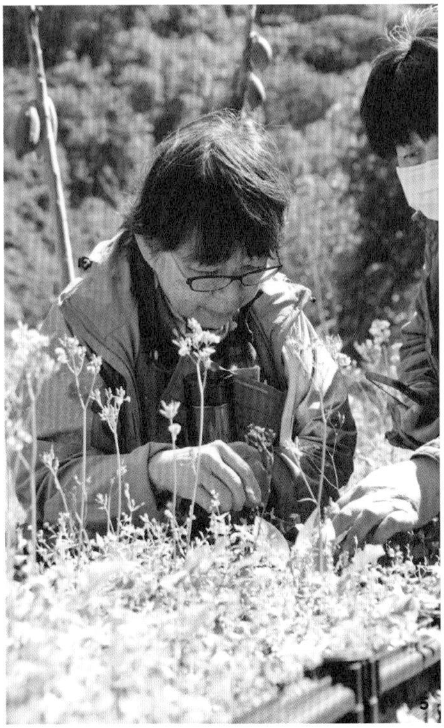

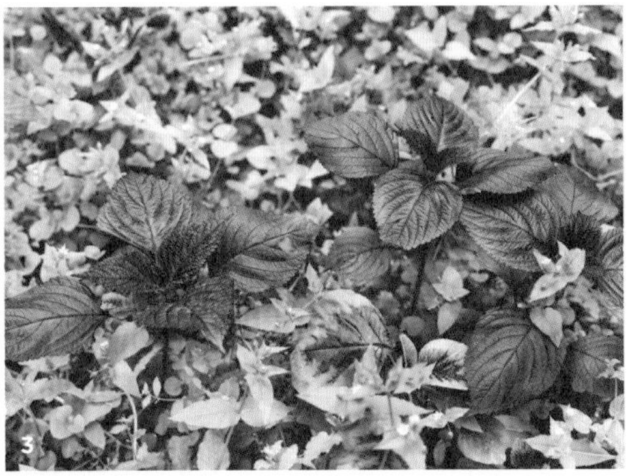

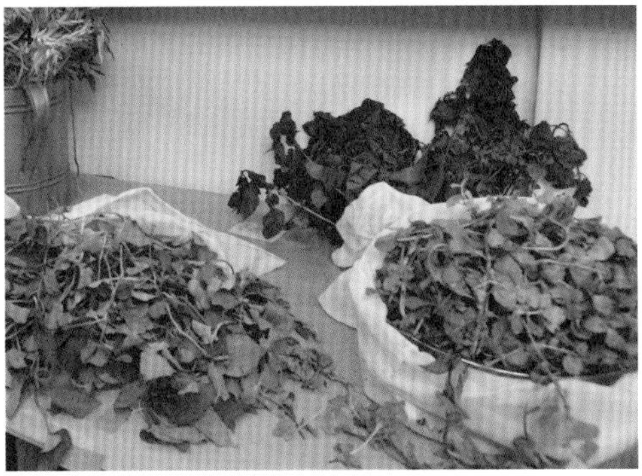

✽美容聖品蘆薈

經過抗痘左手香洗禮，開始尋找美容用青草，像美白敷臉的魚腥草，比直接喝還受觀迎。因為泡沫紅茶店有賣蘆薈蜜飲，因此大家對蘆薈並不陌生。蘆薈種類非常多，並不是所有蘆薈都可食用，因此最好是栽種源頭就已確認。我會在青草店買，因青草店一定是可食用的。一整株蘆薈到手，我會將大片葉子切下，留下的根莖頭，再種下去，生命力強的蘆薈會從旁邊冒出好幾棵小苗來，等小苗稍長大，再分盆，等它們長大。

切下來的葉子，先削去兩邊的刺，再用鐵湯匙刮去上皮、取出肉來。只吃葉肉，皮不要吃。切下葉時，會看到葉子留出黃色汁液來，那含有大黃素，吃了容易拉肚子。通常我會取下肉，用熱水燙過，洗掉一些黏液，擠上哇沙米，便是一盤素生魚片。或將葉肉加上檸檬汁和蜂蜜打成蘆薈檸檬蜜飲喝，是夏日清涼飲品，美容養顏。如要吃鹹的，可切丁煮成蛋花湯。如要外用則連皮一起切丁，加檸檬丁塊，一起泡米酒，一個月後，便是很好的睡前護膚品了。

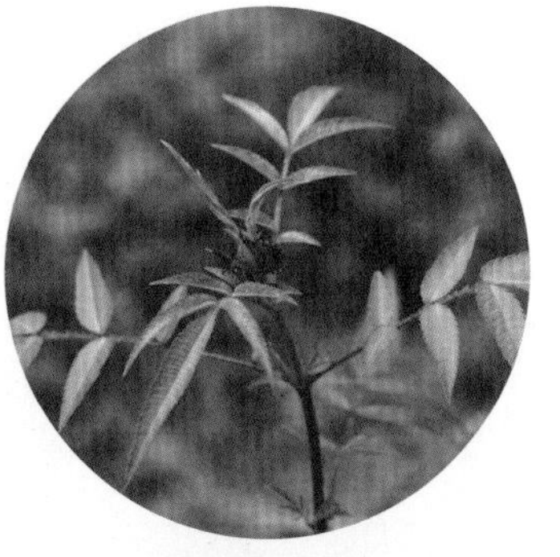

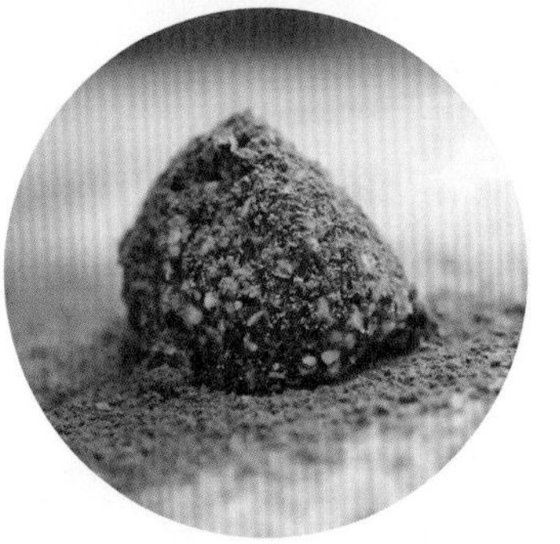

猶記得一次園療課程，一拿出蘆薈，一位八十多歲阿嬤馬上說：我每天用蘆薈抹頭髮，你看我頭髮還是黑的。原來蘆薈還可護髮，從此我的蘆薈功能再加一項。

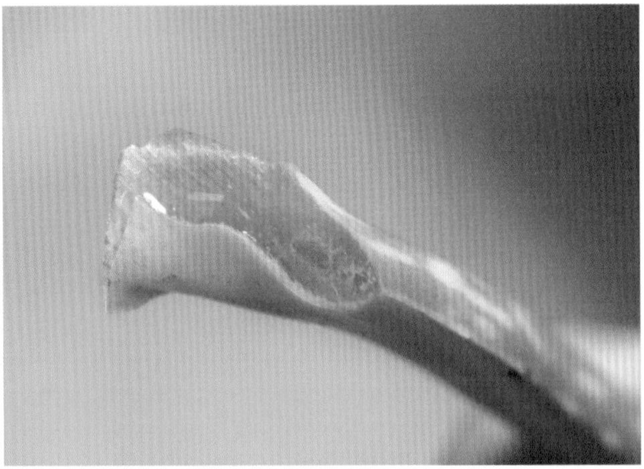

蘆薈切下來，要熱水燙過，洗掉一些黏液。

✽ 預防失智薑黃

五年前吧，朋友帶失智王媽媽來園子。王媽媽顯得鬱鬱寡歡，好似煩憂著些什麼事。我順手拿著架上薑黃給她說：這可以預防失智。王媽媽突然眼睛一亮：那它可以幫助我嗎？最近老是想不起一些事情。我笑著回訊息：你試試。那天她開心的拿回一大塊薑黃回去種。如今那棵已繁衍了三四代。朋友用它泡茶、煮雞湯等料理給媽媽吃。王媽媽過世了。朋友總是分享著王媽媽和薑黃的那段因緣：「不管是不是真的有效，我媽媽一直記得照顧著薑黃。」她相信薑黃會照顧她。啊～我不小心就搭起了人和植物之間的橋梁呀！

聽說薑黃可預防失智，是因為科學家發現印度是個失智人口比例非常

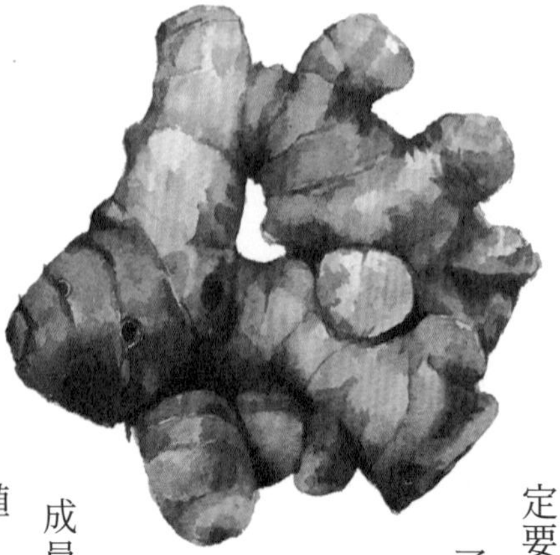

低國家，又發現印度人大量吃咖哩，咖哩裡有薑黃，因而找出原來是因薑黃裡含的薑黃素。後來又看到薑黃可幫助心血管循環的訊息，便試著煮薑黃雞湯給心臟無力的老媽喝。喝完雞湯，她總會說：舒服多了。我想是不是薑黃幫她通了血管，讓她舒服的？

一位馬來西亞朋友來我園子，看到薑黃，高興的說：我們做月子時一定要吃薑黃。於是當場挖了一塊，烤出一盤薑黃雞腿來。生活裡，我們就用保健植物來食療吧。

薑黃是薑科家族成員，運用地底根莖繁殖。根莖上有許多芽點，在春天時冒芽、夏天成長、初秋開花，當地面上葉子全枯時，便可以挖出來吃了。記得留一小截，讓它繼續長，於是年年有薑黃。

太多的，可切片晒乾，或打成粉，保存。煮飯、炒菜都可以加撒上一些，當辛香料來調理。

拿薑黃來染布，那染出來的鮮黃總讓人眼睛一亮。許多食物染色最愛找它，薑黃湯圓、薑黃麵、薑黃飯等，從視覺直接刺激味蕾。

✽解鬱良藥薄荷

夏天一定要帶出場的植物莫過於「薄荷」了。面對夏天的暑熱，唯有薄荷清涼味可解暑。帶著揮發性清涼香氣的薄荷，我最愛在園子一角種上一片，當路過時，手一揮，那清涼味就溢放出來，深呼吸一口，夏日暑氣頓然消散。難怪被稱是「解鬱良藥」。腦混沌時、心情鬱悶時，我就會摘幾片薄荷泡茶。葉子繁茂時，摘下晒乾貯存，享受一年的清新氣息。

薄荷是多年生植物，但性喜水，夏天的暑熱會讓它們生長辛苦，最好是種在樹蔭下避曝晒。

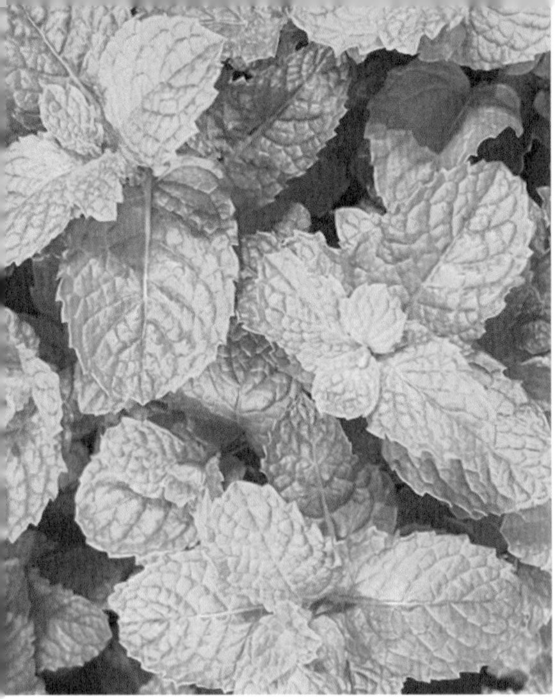

薄荷在頭腦混沌、心情鬱悶時可以來一點。

✽廚房三寶蔥、薑、蒜

我喜歡食養，用食物來養生。平常保健，或是小小毛病時，就先讓食物來療癒自己。蔥、薑、蒜是大家熟悉的辛香料，都屬溫性，對驅趕身體的寒涼特別有用。蔥白湯，用蔥白部位煮水，可是中藥驅濕寒方之一。買蔥時，留下有根那截約五公分長，插水或種土裡，很快的就會再冒新芽、長起來。種一盆蔥，除了料理用以外，也可食療。

冬天，身體感到冷時，便用老薑，加上黑糖，煮一碗薑母茶來取暖。薑的長成需要一年時間，買來的一塊薑，放在室溫下，久了就會冒芽。把冒了芽的薑埋進土裡，露出薑芽來，等待六個月，挖出來的是嫩薑，外皮還沒長厚。通常我們會拿來泡醋，加上紫蘇，便成了紫蘇嫩薑醋，泡過的嫩薑可以直接吃。薑長一年以上的，皮長厚了，便是一般所謂的老薑了。通常薑母茶、薑母鴨需要用辛辣味重的老薑。

蒜頭，可不只是用在料理的辛香上，用六瓣加上二百公克水打成大蒜水，調入洗髮精內，可促進生髮呢。蒜瓣種進土裡，冒出的綠芽稱「蒜苗」，剪下來炒臘肉，十分對味。

陽臺種上這十盆青草，平常我們照顧好它們，當我們需要時，就換青草來照顧我們了。

感到氣虛、寒冷時，可泡杯艾草茶、煎個艾草蛋或餅來吃，再泡個艾草澡，全身便整個暖起來了。

感冒喉嚨不舒服，開始咳嗽時，趕緊煮個魚腥草茶來喝，第二天喉嚨

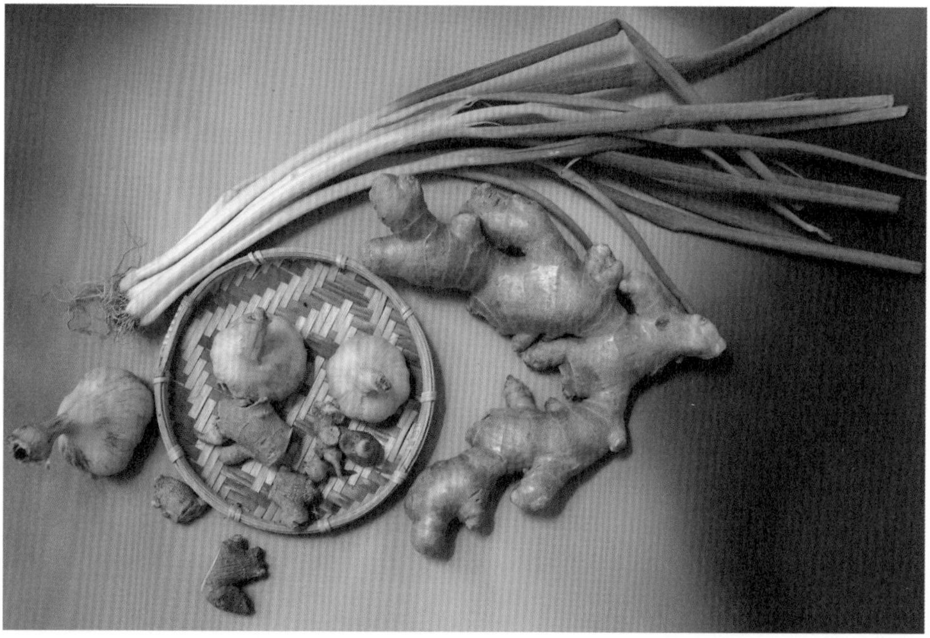

蔥薑蒜是廚房必備三寶，也是照顧我們生活的居家青草。

常用青草怎麼用

1 艾草茶、艾草煎蛋、艾草餅、艾草沐浴包、草仔粿、艾草麵、艾草麵包、艾草蚊香、艾草香包、艾草湯圓
2 魚腥草茶、炒蛋或煮雞湯
3 左手香咳嗽糖漿、驅蟲液、推拿液、止癢膏
4 紫蘇酵素、梅子酒、紫蘇茶、紫蘇炒蛋、紫蘇肉捲、紫蘇醋、紫蘇鹽
5 素（蘆薈）生魚片、蘆薈檸檬蜜飲、蛋花湯、護膚化妝水、蘆薈護髮
6 薑黃雞腿、薑黃雞湯、薑黃染布，薑黃湯圓、薑黃麵、薑黃飯
7 薄荷茶
8 葱白湯
薑母茶、紫蘇嫩薑醋
大蒜水、蒜苗炒臘肉

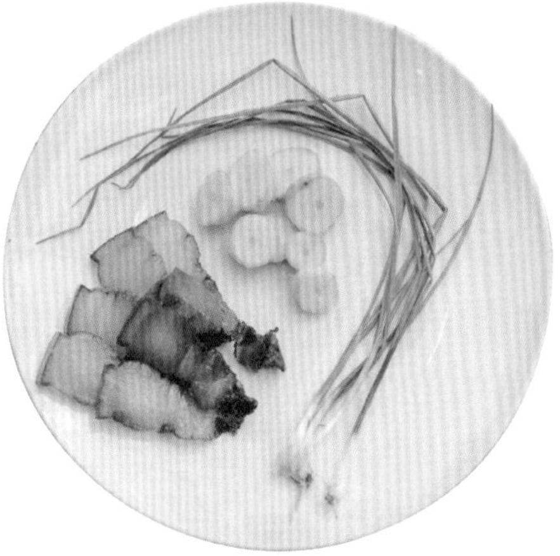

便舒爽了。喉嚨開始痛時，就再請左手香出馬，消炎鎮痛一下。

手被蚊蟲咬，發癢發腫時，便用左手香膏塗抹消腫止癢。

今天心情不是太好，胸口鬱悶時，就請薄荷幫忙，泡杯薄荷茶解鬱一下。

我家有了這十種青草，就像有個藥庄一樣，在它們圍繞下，我平安而健康。

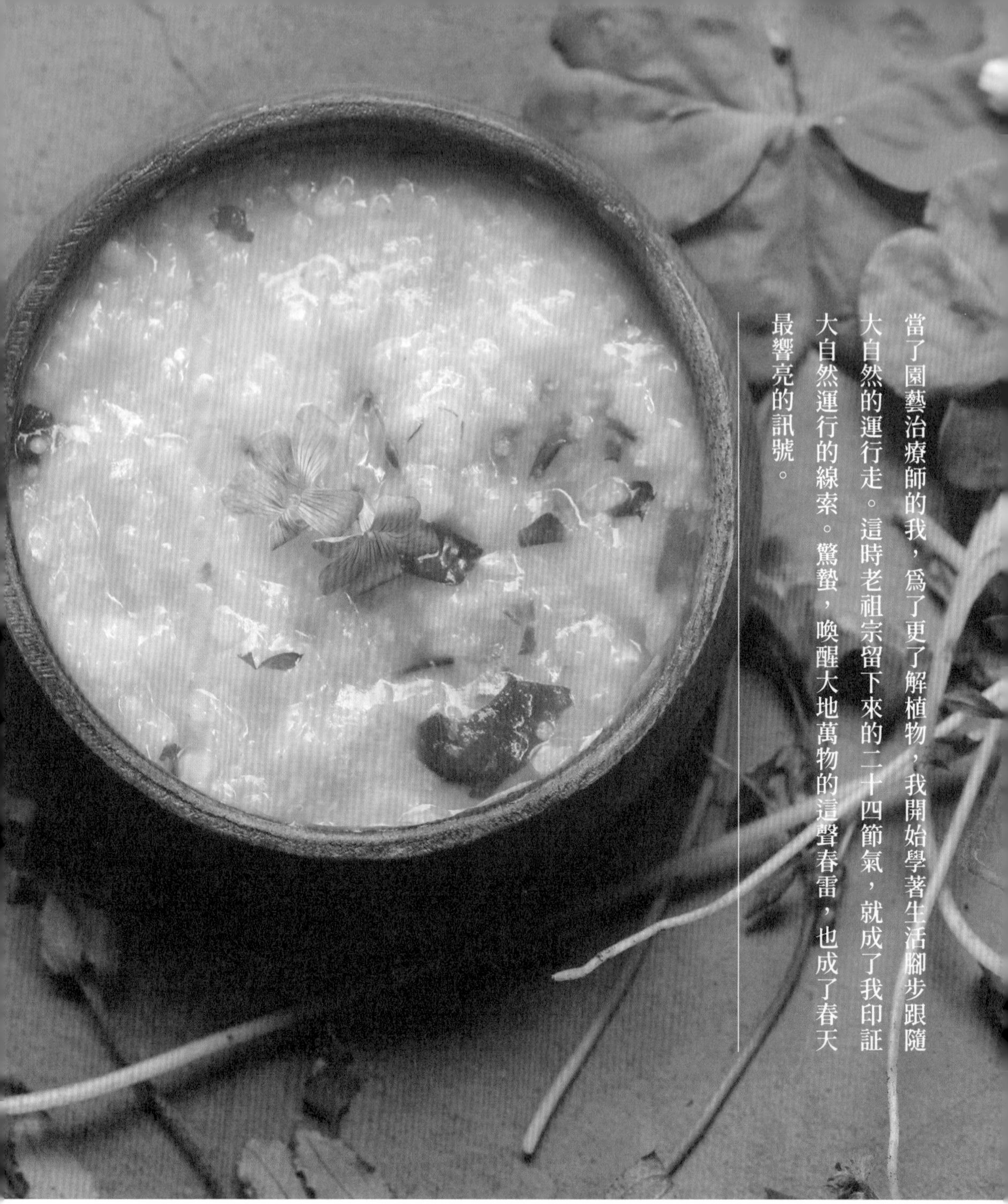

當了園藝治療師的我，爲了更了解植物，我開始學著生活腳步跟隨大自然的運行走。這時老祖宗留下來的二十四節氣，就成了我印証大自然運行的線索。驚蟄，喚醒大地萬物的這聲春雷，也成了春天最響亮的訊號。

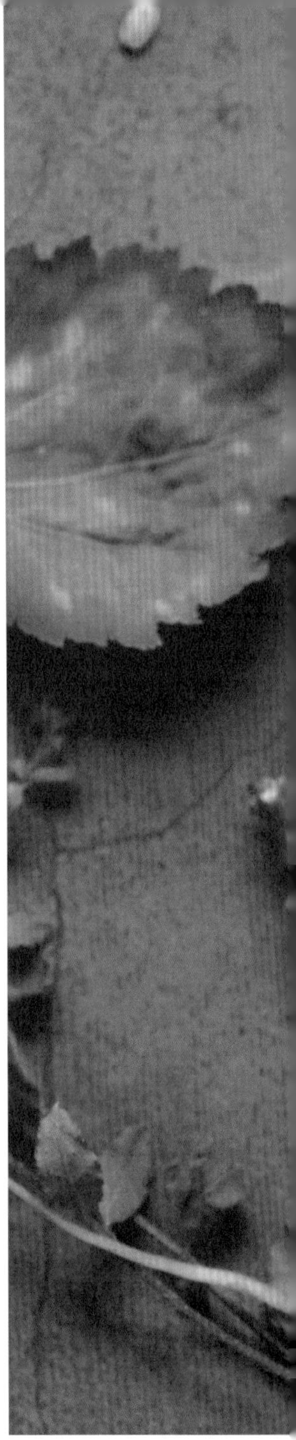

在驚蟄中展開春天儀式

春神眞的翩翩來了

廿四節氣／**驚蟄**

開始呼吸到冷冽空氣中，滲出一絲絲暖意時，我知道春天慢慢靠近了。當第一聲春雷響起時，我知道接著的天氣只會愈來愈暖了，春神真的翩翩來了。

我成為園藝治療師之後，每年聽到第一響雷，時節進入「驚蟄」時，總會選個好天氣的日子，為自己舉辦一場「春天儀式」！

踩在泥土上的腳底
湧泉穴也忙著吸收土氣

這時，我拎起一個籃子，找一片

乾淨草地，鞋子脫掉，低下頭來，開始尋找春天野菜。首先映入眼底的是一叢叢小花躲在角落綻放，粉紅酢醬草、黃色黃鵪菜和鼠麴草、假吐金菊、大花咸豐草，躲在草叢裡隱隱露出的一顆顆豔紅小果子的刺波，還有混在一大片綠草中的艾草、魚腥草、小米薺、車前草等，直到滿滿塞了一籃。踩在泥土上的腳底湧泉穴似乎也忙著吸收土氣，走著走著，不知不覺，腳底已沾滿泥土。

回到家，為了把春天多留幾天，我找出淺盆和小花瓶各一個，淺盆上鋪上一層土，挑出帶根的野花草一一種進淺盆土裡，布置成一個小小野花世界。而沒根的則插進了小花瓶裡。

又如何才能將春天的顏色留住？我拿出一個棉布袋來，找了個拳頭大石頭，把帶著春天色彩的野花草，敲進棉布袋上。剩下的野花草，便切碎，熬煮一鍋春天「七草粥」，撒些鹽，加點胡椒粉，我把春天也吃進去了。

園藝治療，顧名思義，就是用園藝的活動來改善人的身、心、靈的狀態。而園藝活動主角就是植物。因此園藝治療其實就是運用植物的生命力和植物帶出來的五感刺激，來進行人的身、心、靈的改善和調整。而植物的生長必須配合大自然的運行和陽光、空氣、水的調和。因此，當了園藝治療師的我，為了了解植物，我開始學著生活腳步跟隨大自然的運行走。這時老祖宗留下來的二十四節氣，就成了我印證大自然運行的線索。驚蟄，這聲喚醒大地萬物的這聲春雷，也成了春天最響亮的訊號。

1　雞屎藤也常見於可食青草中。

2　春天剛竄出的鮮蔬嫩草，呼喚沉睡一冬的精氣神。

3　滿滿一桌菜色配七草粥，把春天吃進肚子裡。

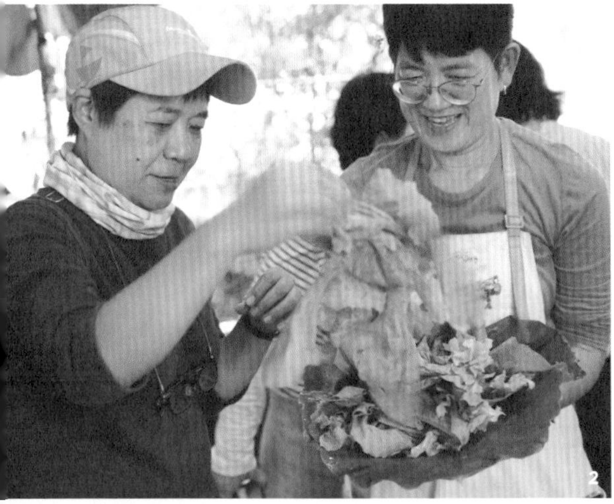

2

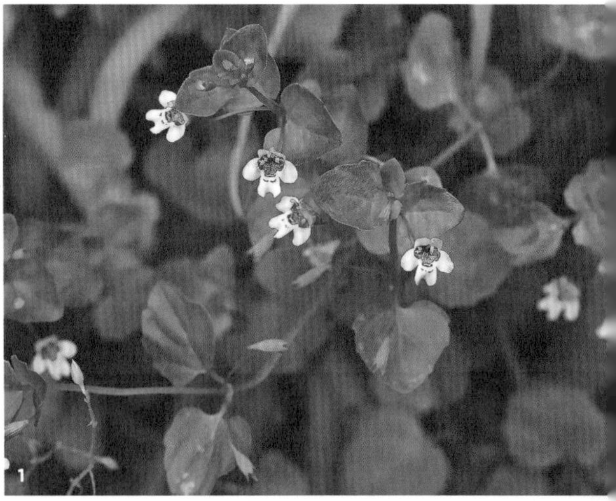

1

3

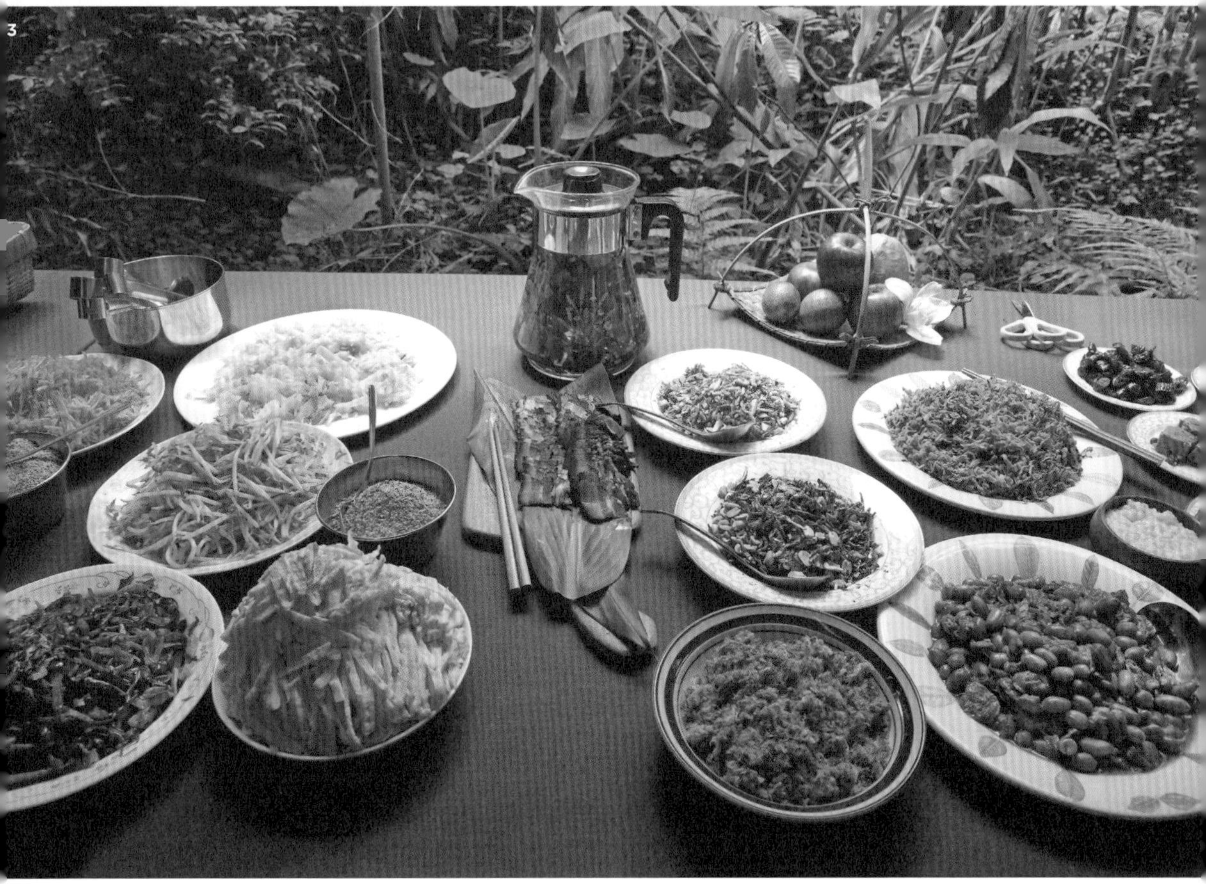

驚蟄加上七草粥，五感在春天甦醒了

而當我發現日本現在仍會在一月初七，採收「七草」做「七草粥」的習俗時，便深深被吸引住。這種與植物結合的節慶，總是能打動我的心靈。

日本所謂「七草」，指的是一月的七種蔬野菜：水芹（セリ）、薺菜（ナズナ）、鼠麴草（ゴギョウ）、繁縷（ハコベラ）、稻槎菜（ホトケノザ）、蕪菁（スズナ）、蘿蔔（スズシロ）。在一月七日那天，採七種菜，切碎、撒些鹽、熬成粥，稱為「七草粥」。這天吃七草粥，不但能除障辟邪以外，在剛過吃完豐盛油膩的年菜後，更是可以讓疲憊的腸胃藉著吃粥得到休息。於是，七草粥便也被我納進春天的儀式了。只是，我不拘泥於哪七草，走出去採到的即可。

於是，驚蟄加上七草粥，我為自己設計了一個我的「園藝治療師的春天儀式」。

在「驚蟄」這第一道春雷響起，驚醒許多冬眠的生物，萬物萌生的時節，我會盡情地在春天中，享受我的五感饗宴——乍響的春雷（聽覺）、空氣中的濕暖和花香（嗅覺）、插一瓶野花草（視覺），敲染野花草（觸覺），最後再用野草煮鍋「七草粥」（味覺）。

我透過這場春天儀式，打開我的五感，再用這清新的五感，來感應天地萬物訊息，並迎接新的四季到來！

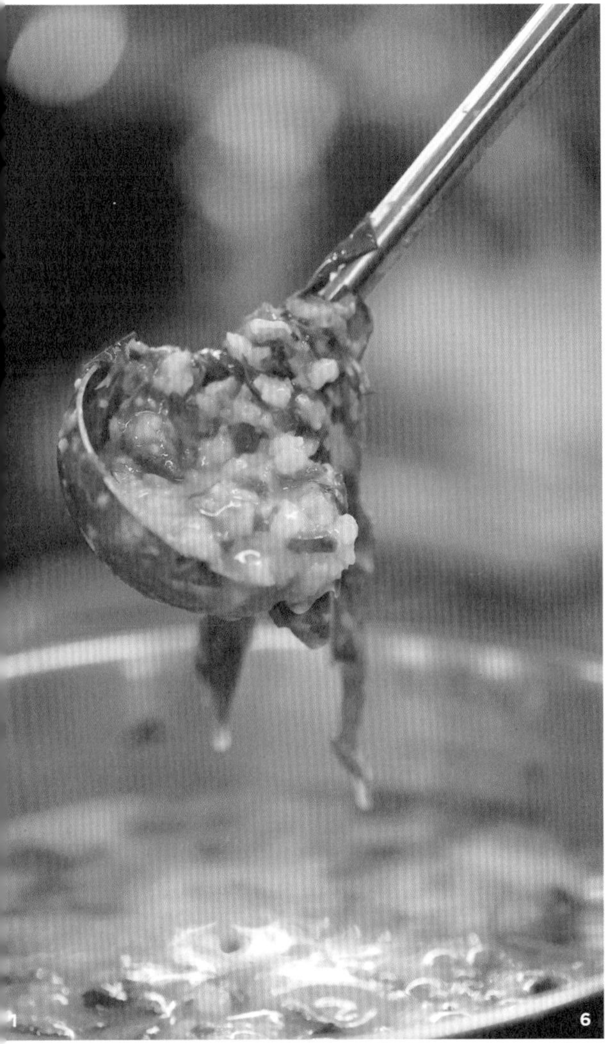

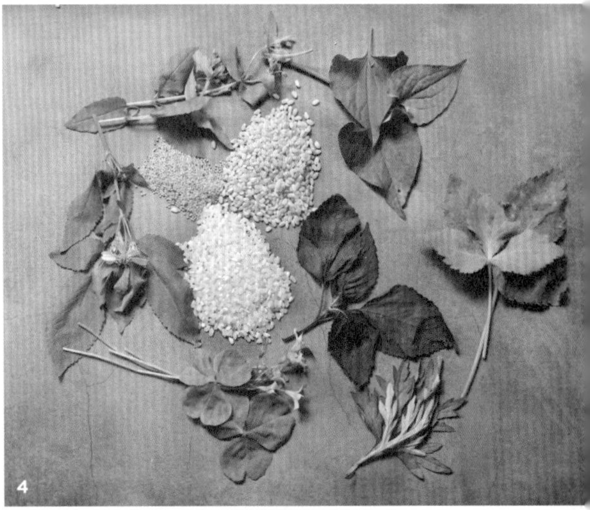

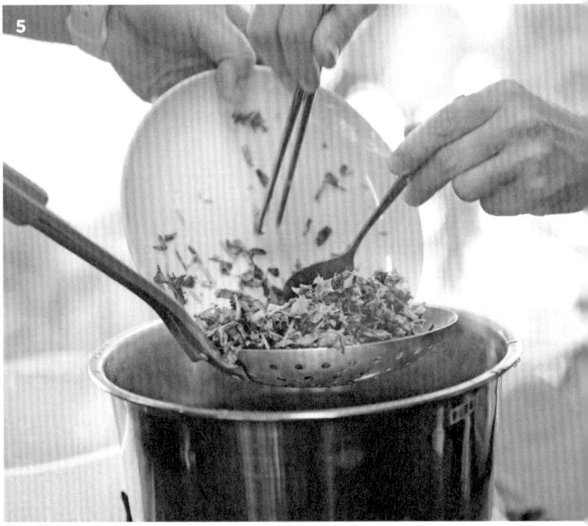

4　七草粥的五味食材，現採現煮。

5.6　吃過一次七草粥，每到春天都會想來煮一鍋。

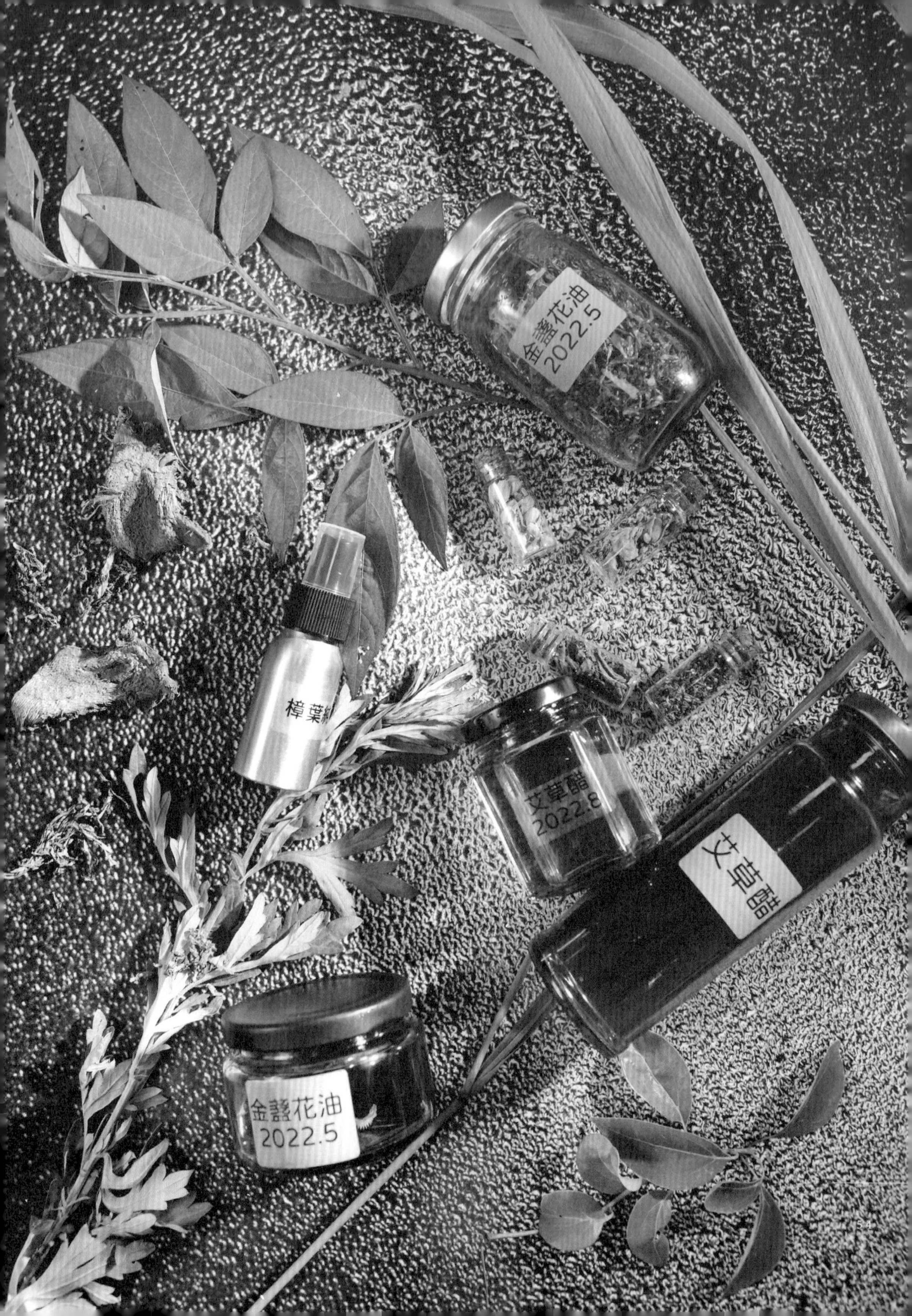
金盞花油
2022.5
樟葉
艾草醋
2022.8
艾草醋
金盞花油
2022.5

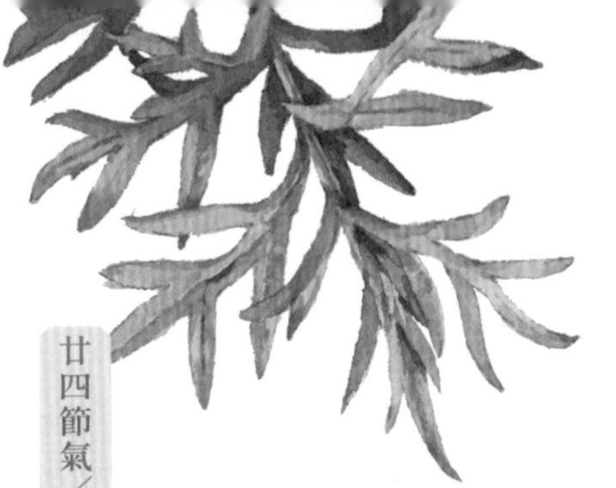

天氣益熱，蚊蟲蒼蠅等出動了，於是病菌等「邪」也跟著活跳跳起來。夏至當頭於園藝治療師，最重要的就是用植物來設計健身、增加抵抗力，同時，「驅蚊」「辟邪」儀式必不能少。

園藝治療師的夏日辟邪儀式

藉植物強健身心、增加抵抗力

廿四節氣／端午

俗諺「插艾就會勇健」和「插榕親像勇龍」，莫不是祈願自己能健康平安地度過這瘴厲之氣滿溢的夏天。

端午節大概是最忙的節慶之一吧！划龍舟、包粽子，來紀念屈原；在全年陽氣最盛的午時，玩立蛋、收集午時水；而辟邪保平安就得掛辟邪植物和香包了。

端午節其實就是一個節氣的宣告：端午前，不要輕易收冬衣和棉被，因為天氣仍起起伏伏的變化著。而端午節一過，就可以安心地收了，因為天氣只會愈來愈熱。

天氣益熱，蚊蟲蒼蠅等出動了，於

是病菌等「邪」也跟著活跳跳起來。夏至當頭於園藝治療師，最重要的就是用植物來設計健身、增加抵抗力，同時，「驅蚊」「辟邪」儀式必不能少。端午節前後，艾草等辟邪植物便成了我園藝治療師的最愛！

艾草、榕樹和菖蒲，辟邪三劍客

第一堂，先來綁個「辟邪束」——艾草、榕樹和菖蒲。菖蒲，細細長長，形狀像一把劍，一把具有驅魔功能的劍。艾草，約四百多年前的明朝，李時珍便將它編入《本草綱目》：「艾以葉入藥，性溫、味苦、無毒、純陽之性。」因著它的功效，甚至被尊為「醫草」——草中之醫。艾草和榕樹的臺語發音，便成了「插艾就會勇健」和「插榕親像勇龍」，莫不是祈願自己能健康平安地度過這瘴厲之氣滿溢的夏天。

家門插的這束辟邪植物，是為了保佑全家，但出了家門、走出戶外，就得有個隨身「香包」了。於是，端午第二堂，便會縫個花布粽，裡面包進艾絨，跟著你進進出出，保佑又辟邪。

第三堂，就來保健吧！先泡杯「艾草茶」，除了艾草，再加上紅棗、枸杞等，全都是「補氣」之物，熱熱喝它一兩杯，全身便會溫煦起來。身體充滿「正氣」，就不怕外來邪氣了。喜歡小酌的，也可在米酒裡，放進艾草、紅棗、枸杞等，靜置一個月，浸泡一瓶艾草酒。

配合茶酒，第四堂，就來做幾道艾草餐吧。艾草可當菜來用。艾草炒蛋、搓湯圓、做草仔粿等。

夏天蟲虫蚊蠅愈來愈多，再來的第五堂就來設計做「驅蚊香」——備妥宣紙、艾絨、白板筆、免洗筷。用宣紙捲白板筆形成筒狀，一點一點地塞進艾絨，再用免洗筷壓緊，慢慢就壓出「灸條」來。不僅可驅蚊、更可灸穴道。驅蚊時，或用空鐵罐子，點燃後放進去，放在蚊子出現的角落。而要薰灸穴道時，則需要大一點的奶粉罐。將點燃的艾條放進奶粉罐，然後腳踩奶粉罐上，讓熱薰著腳底的湧泉穴。

最後，掛在門上那束辟邪植物乾透了，便將它們剪碎，放進端午收集的午時水，煮一鍋青草熱水，洗個辟邪青草浴。

這五堂成了園藝治療師應付夏日辟邪儀式，祈求大家一年健健康康、平平安安。

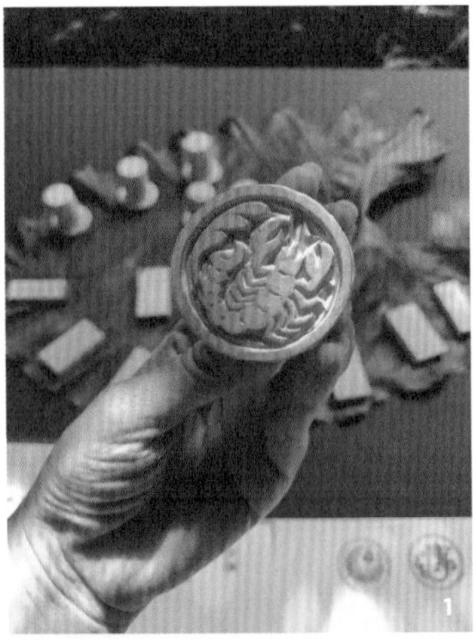

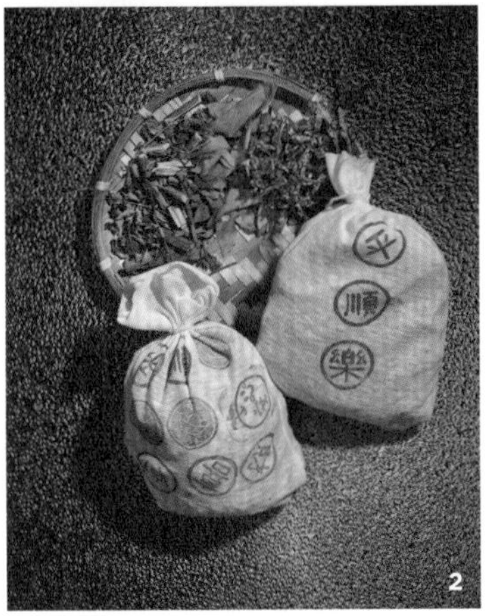

1　自製辟邪印，請五毒遠離。

2　作一只平安包，其實是氣味讓蟲虫不願近身。

通常菌喜歡在20到27°C環境下工作，夏天高溫菌太活躍，常讓我措手不及；冬天太冷菌懶得動，又讓我焦慮得直想著：是不是失敗了？因此我總是喜歡在秋季菌菌們喜歡的氣溫下，讓菌從容的展開釀製工作。

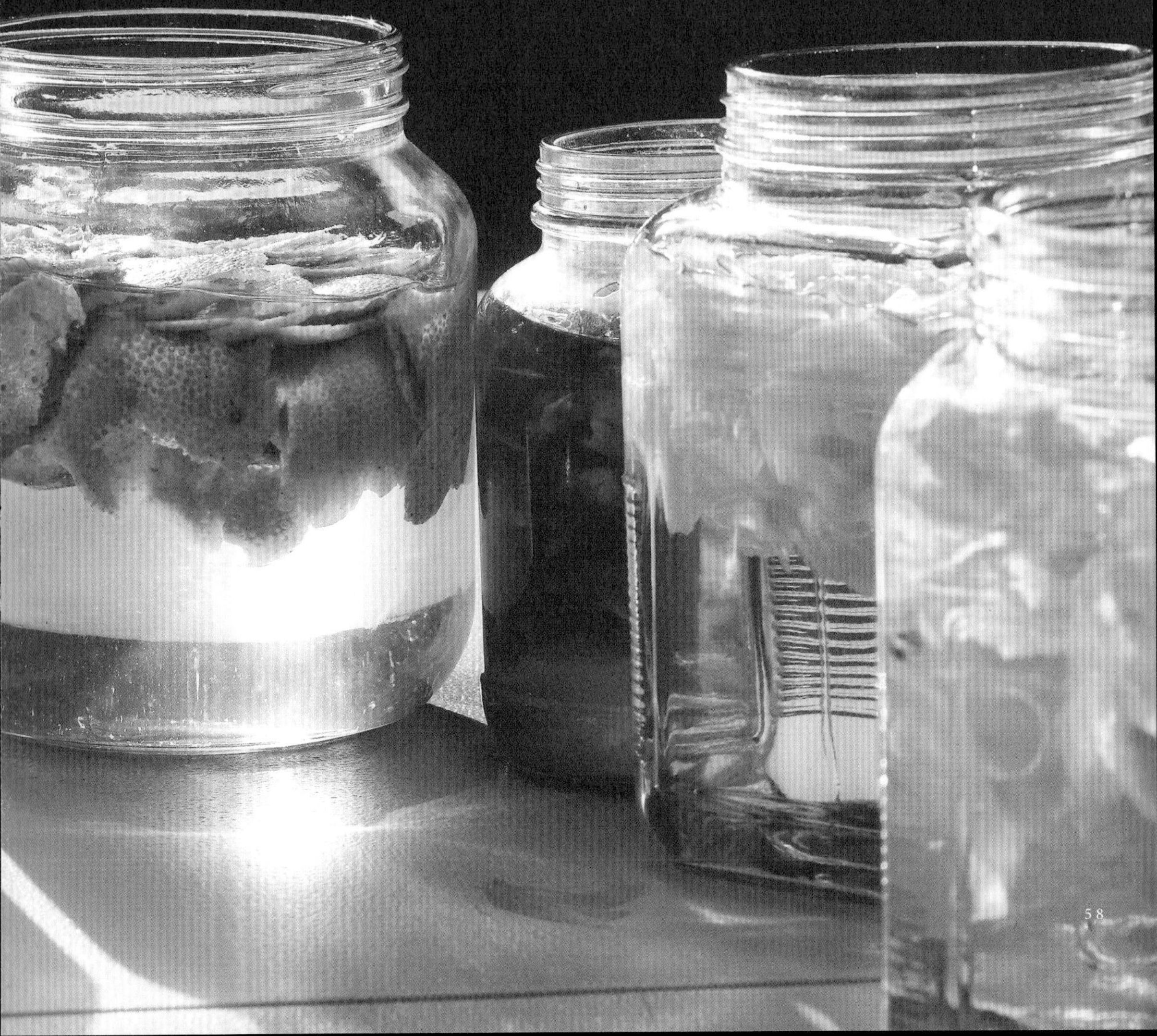

秋天養菌的釀造計畫

果皮釀、天貝、酒釀、米糠漬

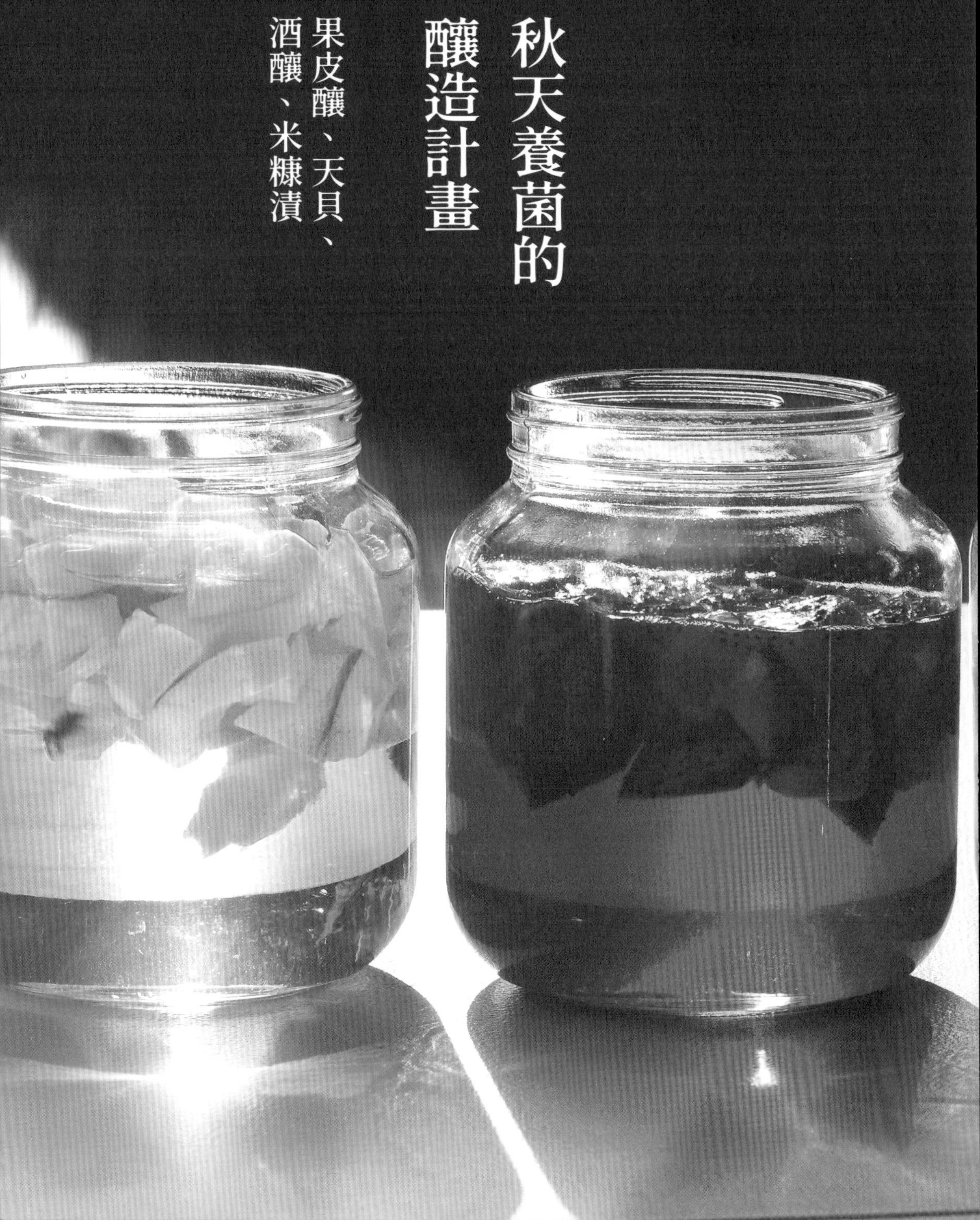

一直以來，對「釀」這件事就有種莫名的喜歡。小時候住阿嬤家時，最愛看阿嬤晒菜乾、醃蔭瓜。在陽光曝晒下，被解放出來的一股「異」香，和「甘鹹」味，是阿嬤家夏日的味道。也愛跟著媽媽去中藥行抓筋骨藥泡酒，晚上看著爸爸小酌配小菜，是我童年記憶中的一幕。

通常菌喜歡在20~27℃環境下工作，夏天高溫菌太活躍，常讓我措手不及；冬天太冷菌懶得動，又讓我焦慮得直想著：是不是失敗了？因此我總是喜歡在秋季菌菌們喜歡的氣溫下，讓菌從容的展開釀製工作。

果皮釀，讓皮淬出不可思議的純釀

每到中秋、柚子採收季節，就會想起扣子這位奇女子和她的果皮釀。

寇延丁，山東人，流浪到臺灣，被宜蘭深溝的小農生活吸引而定居了三年。因不忍小農辛苦栽種的水果，除了果肉，其他部位全被當垃圾丟掉，因此研發出「果皮酒釀」。

非常認同扣子的理念，在扣子回老家那一年，搶了一場跟她學，便迷上她背後理念：「用吃吃喝喝愛自己、愛生活。在尋常細節裡一蔬一飯愛自己；在現實生活中像戀愛一樣過生活。」「我不僅自己動手釀一切，我是以此奪回食物主權、生命主權，奪回我們生命中被剝奪的自由。」「你釀造的不只是美酒，是你自己的健康和家人的幸福，是美好的生活。」一顆柚子，從最外面的青皮、白膜、果肉、果膜，甚至種子，全部可以釀成各種不同風味的酒。她立誓：「我要讓每一粒柚子都不枉此生！」

從此遇到水果過剩時，便自動的釀了起來，家裡冰箱永遠有好幾瓶果皮酒釀。火龍果皮釀出來的紅，令人驚艷；百香果殼釀則是淡淡粉紅……。

扣子回鄉後，為了將扣子的豪語與理念傳出去，每年中秋柚子成熟時，便想辦法開個課，同時，也把一年來釀的、寒爆冰箱的果皮酒，借機清空。

「綠蟻新焙酒，紅泥小火爐，向晚天欲雪，得飲一杯無？」冬季天冷時，就來一杯吧。

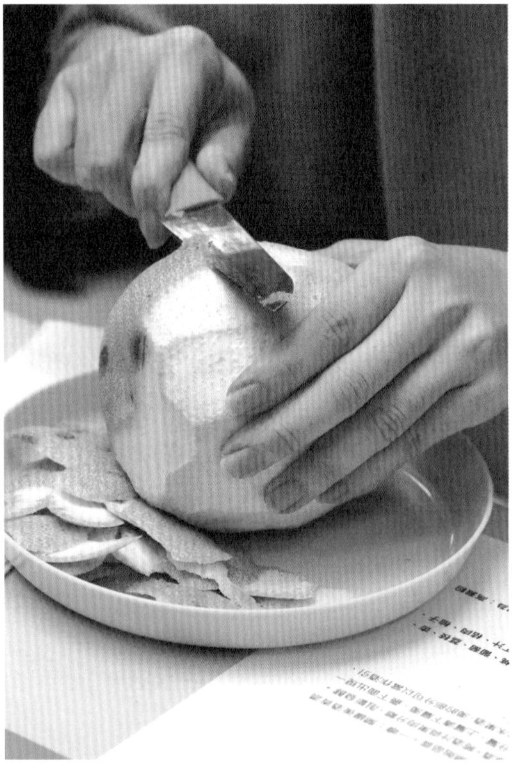

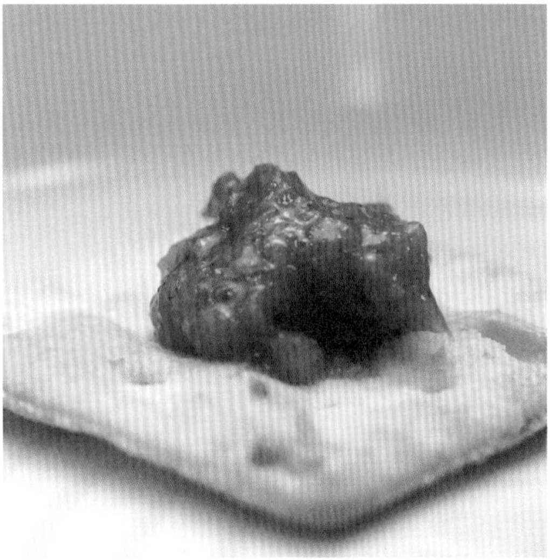

用農業廢棄物——果皮，可以釀造出驚豔的佳釀美醬。

渾身都珍寶 入秋的柚子釀

每年都會在柚子成熟時的秋天，辦一場柚子秋釀分享會。去年因疫情嚴竣，改成線上，在寄酒引（剛釀好的鳳梨果皮釀）過程中，見識到那菌醱酵的強大生命力。我們用塑膠瓶（怕醱酵氣體炸裂玻璃瓶），外加夾鍊袋，層層包裝還是綁不住氣體的往外衝的力量，學員接到時，約有三分之一被爆破。

愛極了這段宣傳文：

秋風起兮，吹熟一樹柚子。
一顆柚子剝四層皮，釀出四種發酵飲。
看菌在秋天的空氣中騷動、嗶嗶啵啵冒泡著，
啊～入秋的柚子釀，
柚子渾身都珍寶。

讓我們一年一會：

✽「吃在地、吃當季」，採用本地、當令水果。
✽農業廢棄物變成寶。
✽用有機或友善栽種水果，感謝辛苦果農。
✽全食物都利用！

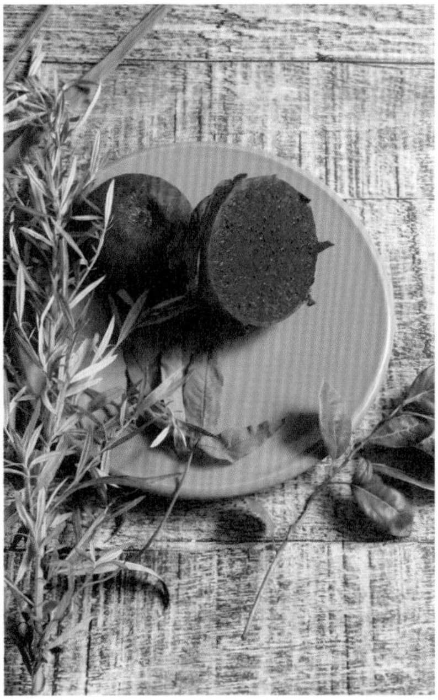

操作步驟

（摘自扣子所著《親自活著》註）

1 **調糖水**：25%糖水（容器1/3白糖＋開水）

扣子：當我釀酒的時候，不是以人為中心，而是以自然規律為中心，要用酵母的標準思考，不是別的糖源不可以釀酒，只是以我的實驗教訓與經驗，在此時此地用眼下這種水果釀酒的時候，白砂糖是最適合的糖源。

2 **剝皮**：分青皮、柚綿、膈皮、果肉（剝皮時要小片小片剝）。

3 **8分滿**：40%果肉+60%糖水。

4 **酒引**：2～5%。

5 **檸檬汁**：酌量加一些以增加酸度，可促進發酵。如果本身已是酸的，則可不加。

6 **封罐**：絕對不能旋緊，要保留讓發酵的氣體可以散發的空間。

7 **濾酒**：發酵進行到第六天（夏季可以提前一天）開始品嘗。一嗅：開罐後酒香濃郁；二嘗：品嘗酒汁酒味重甜味淡，就可以濾酒。將酒汁與果肉分離，阻斷發酵。濾出的酒汁靜置熟成一到二週，會看到酒汁分層，上層清下層濁，最下面出現一些沉澱，要再分裝一次，清的部分是通常所指的水果酒，濁的部分可以當作酒引，最下面貼著瓶底發白的主要是單寧質，可當堆肥。

8 **回熟**：兩個月，進入最佳賞味期。（時間可視個人口味自行調整）

扣子推薦最宜釀造的水果

紅火龍果、鳳梨、蘋果、水蜜桃、芒果、楊桃、葡萄、荔枝、杏、櫻桃、梨、椰子（含椰汁酒與椰汁椰肉綜合酒）、柑桔類（柳丁汁、桔肉、柚子、葡萄柚）

不宜用來釀酒的水果

香蕉、草莓、蓮霧、西瓜、酪梨、柿子（原因為：含高澱粉質、易糊化、有異味）

註：《親自活著》水木書苑出版發行

天貝

印尼傳統發酵食品「天貝」，被譽為健康長壽食品。

有天手機不小心滑出一則九十歲奶奶作天貝的視頻，她說她能活到九十歲，是因為自己作天貝、常吃天貝的關係。感覺不難，加上我也愛吃天貝，便興起試作的念頭。網購了一包天貝菌，訂了一箱有機黃豆，隔一陣子便發個天貝。後來又參加了Sophia的「野人天貝」的課，有了高手指導，更大膽的運用各種豆類和剩飯來做。如今，做天貝已是日常，定期做一些來分給姊妹們，我用「天貝」來照顧家人。

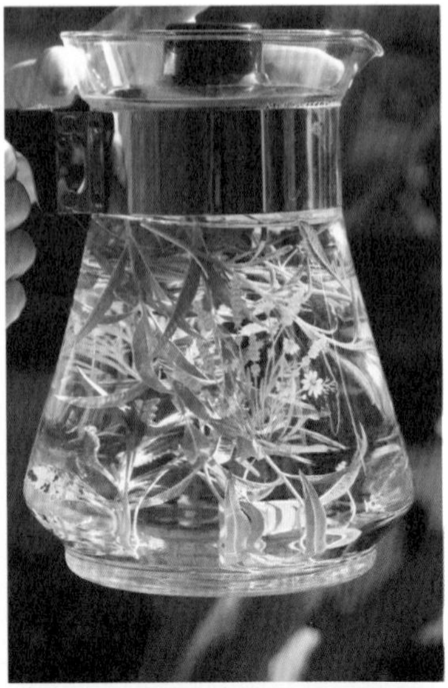

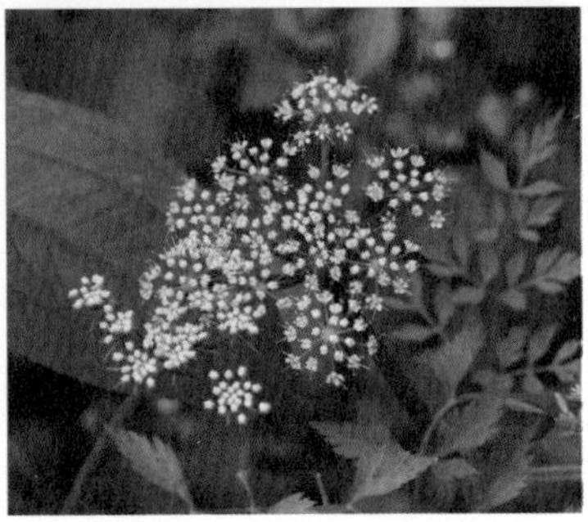

繁縷也是可以用來加入發酵食物中。

1 300g黃豆（紅豆、綠豆等各種豆類都可以）。挑掉不好的豆子，沖洗乾淨，然後浸泡5～6小時。
2 10～20分鐘。
3 在水中搓掉皮。
4 用中小火炒一下去皮黃豆，收水，約10分鐘。
5 加天貝菌3g（乾黃豆的2%）。
6 裝進夾鍊袋，袋上打洞。
7 或用香蕉葉先在火上烤軟，再包裹起來，用牙籤別起來。

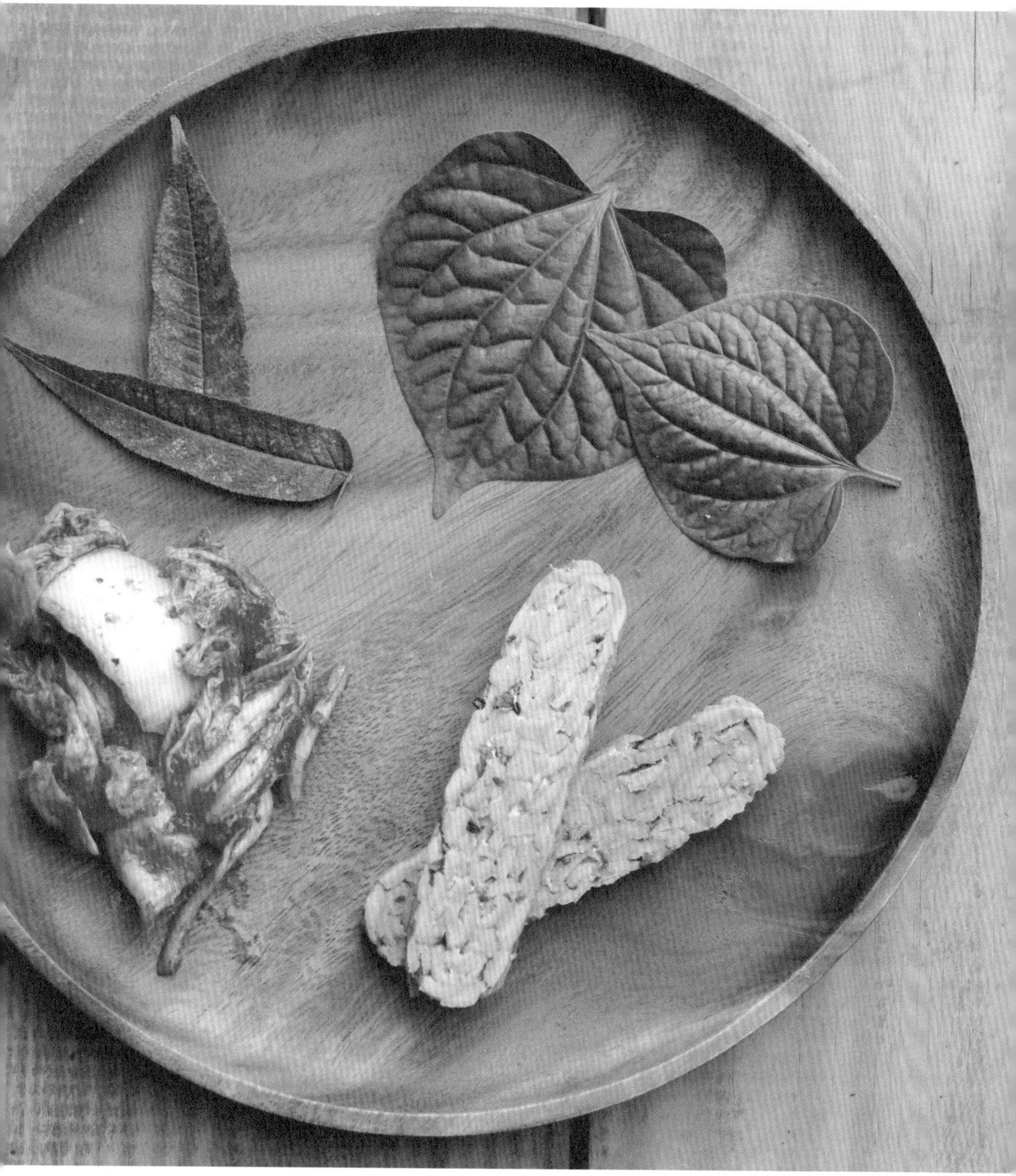

天貝被譽為健康長壽食品。

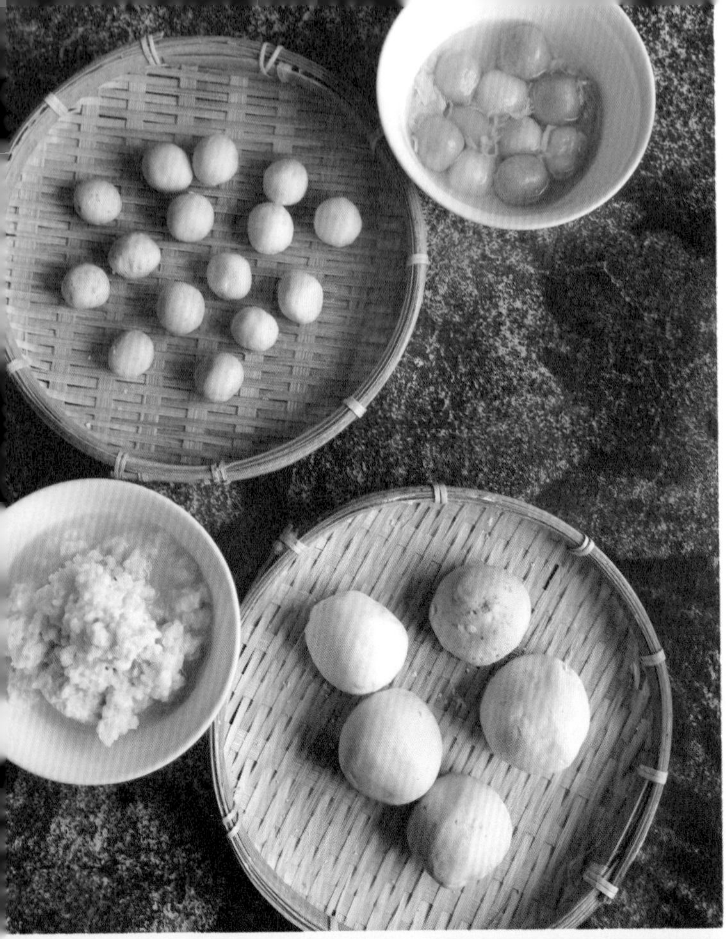

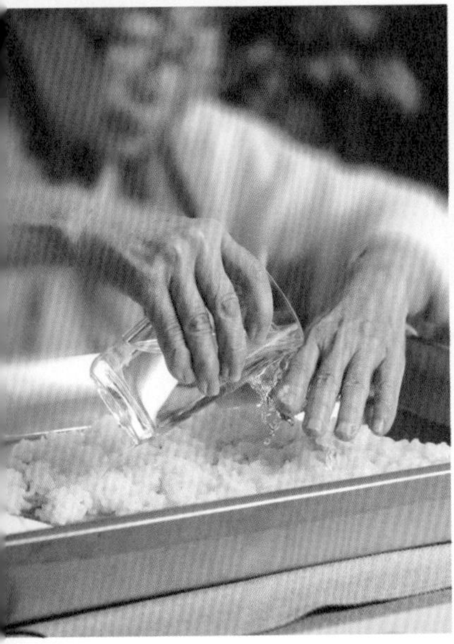

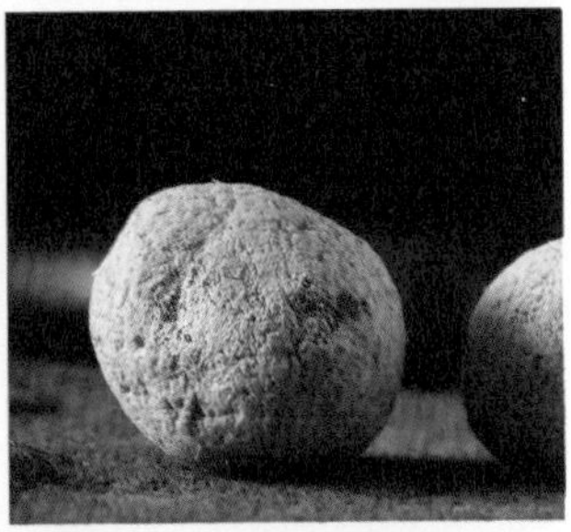

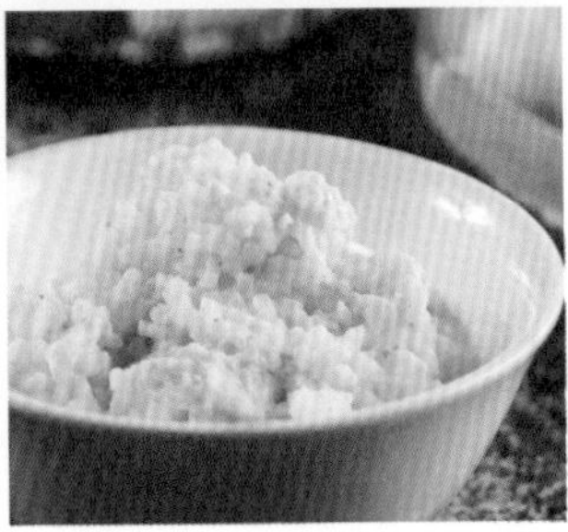

酒釀

從冬天到春天，只要天冷，就會想吃「酒釀湯圓」，因此此時的冰箱裡，永遠不缺的就是「酒釀」。用煮熟圓糯米來餵養酒麴裡的根黴菌、酵母菌，加上空氣中的乳酸菌和醋酸菌，便會合作聯手釀製出美味的酒釀來。

1 先把圓糯米以一杯米一杯水煮熟。（圓糯米相較其他糯米做出來較甜較香，現今的圓糯米多不用事先泡水，若有時間的話也可事先泡個三十分鐘到一小時。）

2 將煮好糯米放進大盤子裡散熱。

3 將酒麴研磨、打散（一顆酒麴大約可以釀四杯米）。

4 將冷水逐漸加入熟糯米中，一邊加一邊拌開糯米。盡量挑顆粒分明的糯米，目的是讓酒麴可以平均分布在糯米上，有助發酵。

5 倒掉大盤中多餘的水分，均勻撒上約四分之一酒麴。

6 將糯米與酒麴拌勻後裝入玻璃罐中，大約七分滿，使用湯匙將糯米壓平（非壓緊），再用筷子在糯米中間挖出一個小圓深洞，利用這個深洞觀察酒釀是否出水。

ⓘ 冬天大約七天、夏天大約三、四天酒釀就會出水，待出水的高度填滿洞時，就可以挖一點出來吃吃看味道是否喜歡，如果喜歡就可以將酒釀冷藏起來保存（發酵越久，酒味越濃越香）。

酒釀湯圓可以有兩種煮法：

一 水開加砂糖，放入已煮好的湯圓，再一次滾開後加入散蛋，水滾後關火，直接加入酒釀（加入的量可依個人喜好而定）。

二 水開加砂糖，放入已煮好的湯圓，再一次滾開後加入散蛋，水滾後關火。將湯圓蛋花湯先盛在碗裡，再加入酒釀。此種做法是為了避免酒麴因太熱而把菌殺死。

三 最後再淋一些桂花蜜，更香。

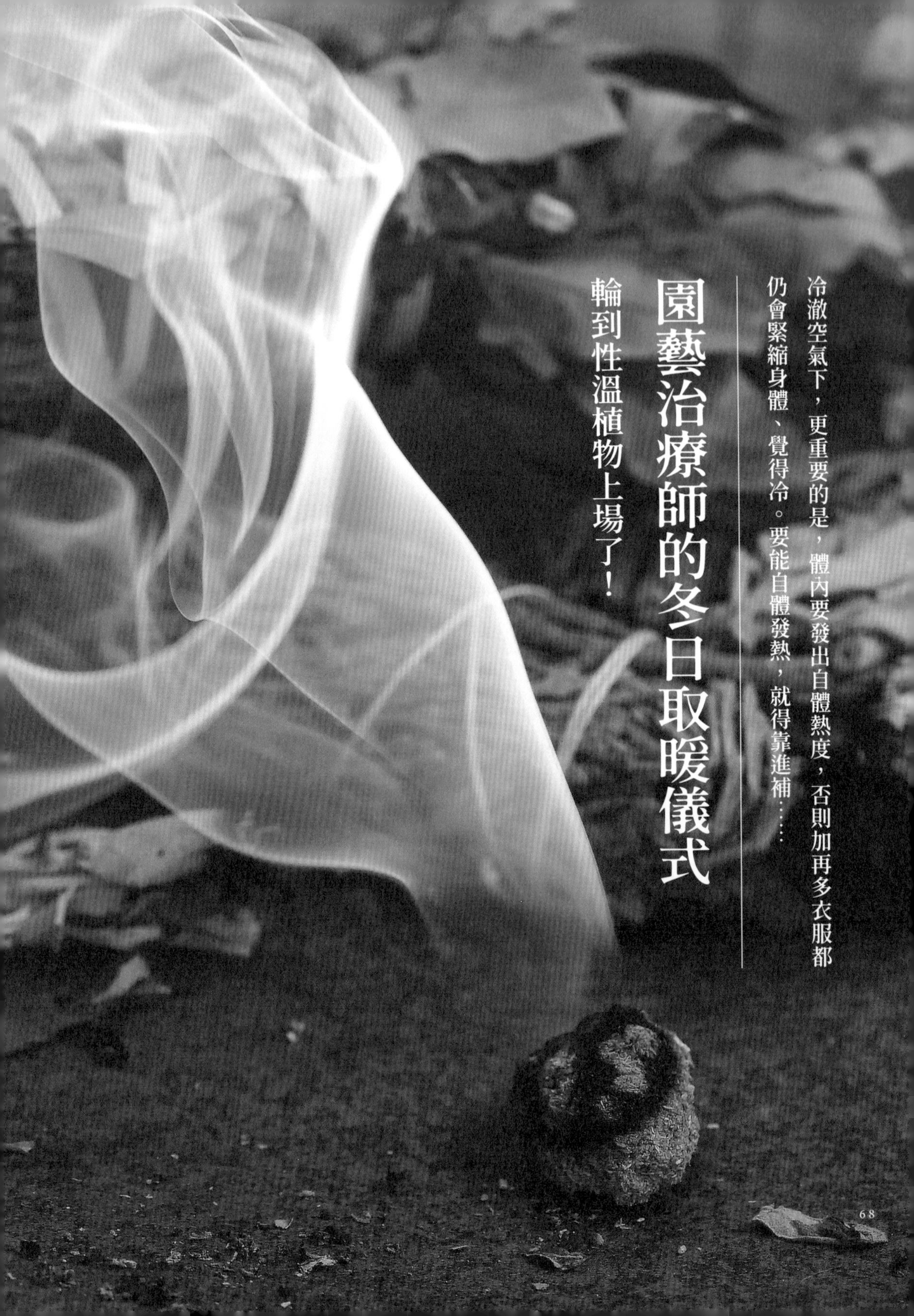

冷澈空氣下，更重要的是，體內要發出自體熱度，否則加再多衣服都仍會緊縮身體、覺得冷。要能自體發熱，就得靠進補……

園藝治療師的冬日取暖儀式

輪到性溫植物上場了！

廿四節氣／立冬

節氣一入「立冬」就宣告冬天的來臨。要準備禦寒了！不只要抵防外面的冷澈空氣，更重要的是，體內要發出自體熱度，否則加再多衣服都仍會緊縮身體、覺得冷。

要能自體發熱，就得靠進補囉。這時，輪到性溫植物上場了！

性溫植物，表示吃下肚內，會在體內產生暖度的植物，最具代表性的莫過於「薑科」家族。最常見的是廚房裡的老薑，加上這幾年很夯的健康食物「薑黃」，在南洋料理常見的「南薑」，還有原民部落愛用的臺灣原生「月桃」，和野外常見的、大家愛它的花香比根莖多的「野薑花」。這五種薑的根莖葉，湊起來煮成一鍋薑湯，我戲稱是「萬壽五薑茶」。

在視覺上的取暖，最快的方式則是「火」。而火在生活裡的運用最多在廚房、在料理上。因此冬季戶外料理，我最愛起大火來個「烤」披薩，配上「煮」一鍋熱騰騰的「萬壽五薑茶」。

而用火燒出來的煙，更是一種能量的轉化和提升，上古時代人們就已會用煙來祈求、與上天的神溝通。不論是戶外燒草，冒出的滾滾大煙，或點香的一縷輕煙，看著冉冉上升的白煙，心情不自覺就整個暖意上升，身體、心情整個跟著變輕了。

黃盛瑩

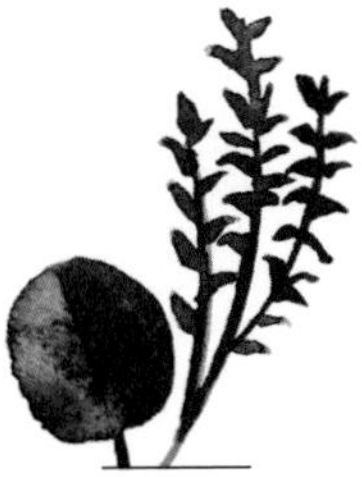

國立師範大學教育心理學系畢業，取得亞太園藝治療學會認證園藝治療師 HTM。

曾任國中輔導老師、特殊教育教師、財團法人大願文教基金會董事、臺灣園藝治療輔助協會秘書長。

也是草盛園青草店促成者、草盛花開園藝治療工作室負責人。特教老師退休後，持續以園療師角色服務於特殊族群。

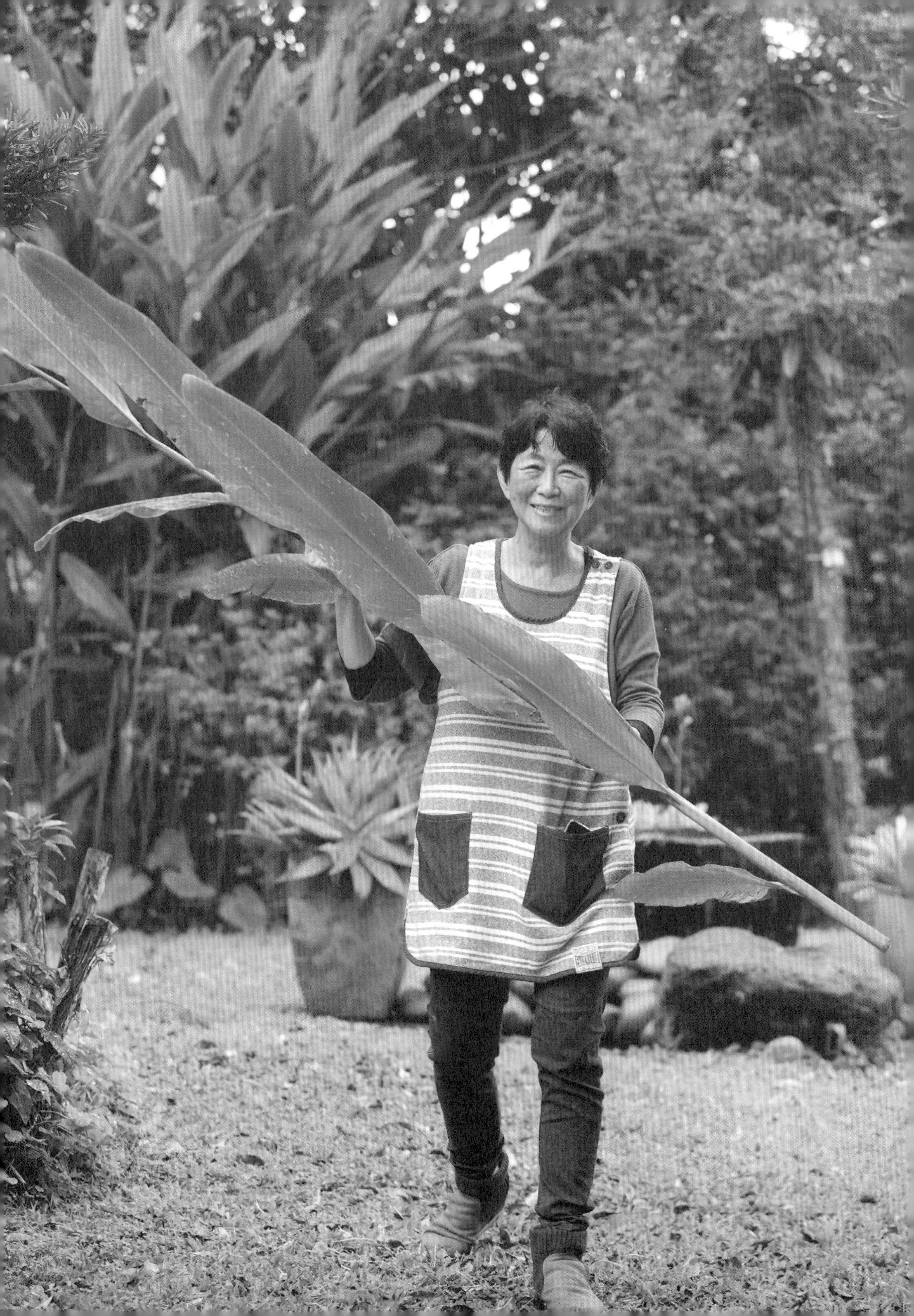

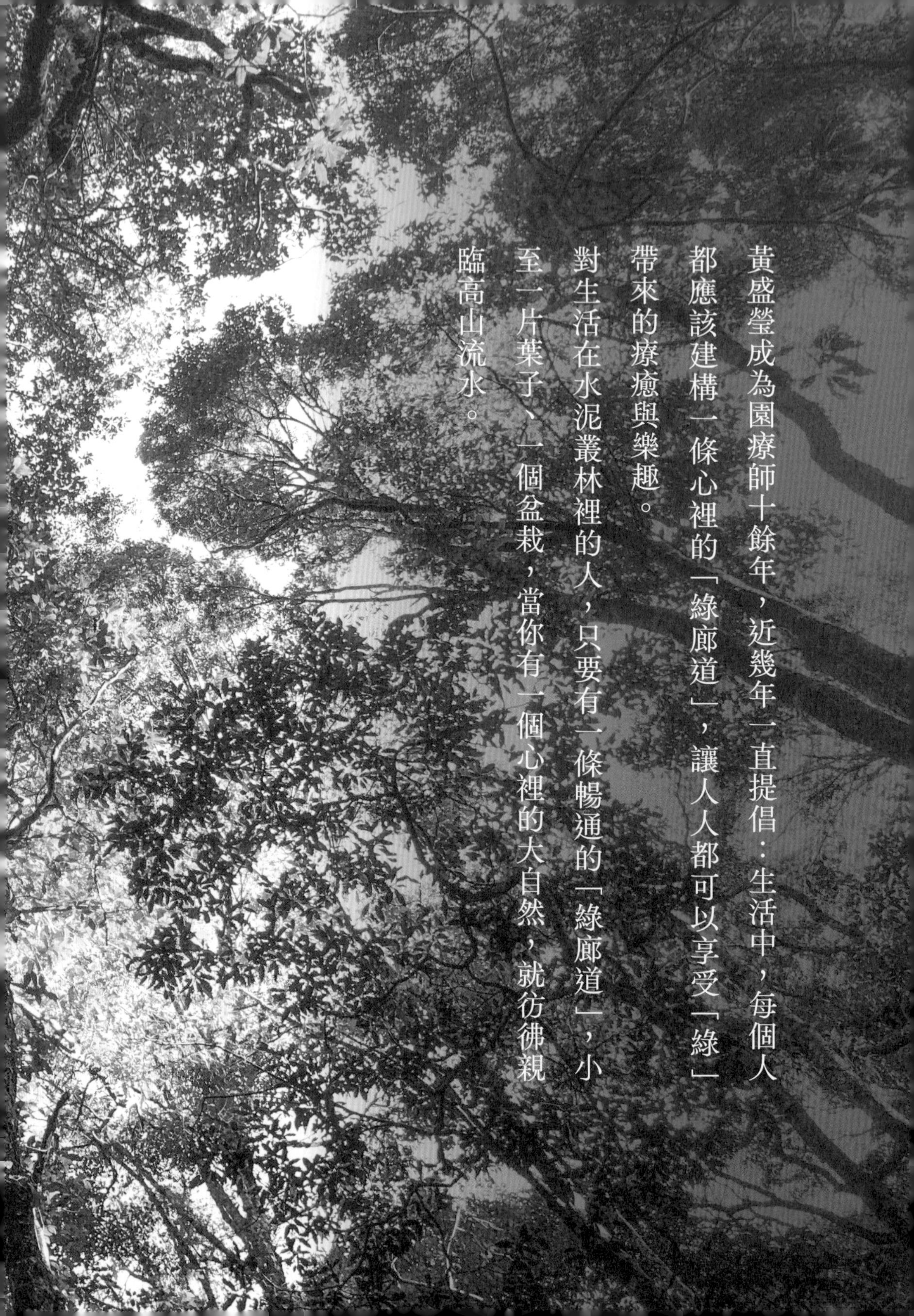

黃盛瑩成為園療師十餘年，近幾年一直提倡：生活中，每個人都應該建構一條心裡的「綠廊道」，讓人人都可以享受「綠」帶來的療癒與樂趣。

對生活在水泥叢林裡的人，只要有一條暢通的「綠廊道」，小至一片葉子、一個盆栽，當你有一個心裡的大自然，就彷彿親臨高山流水。

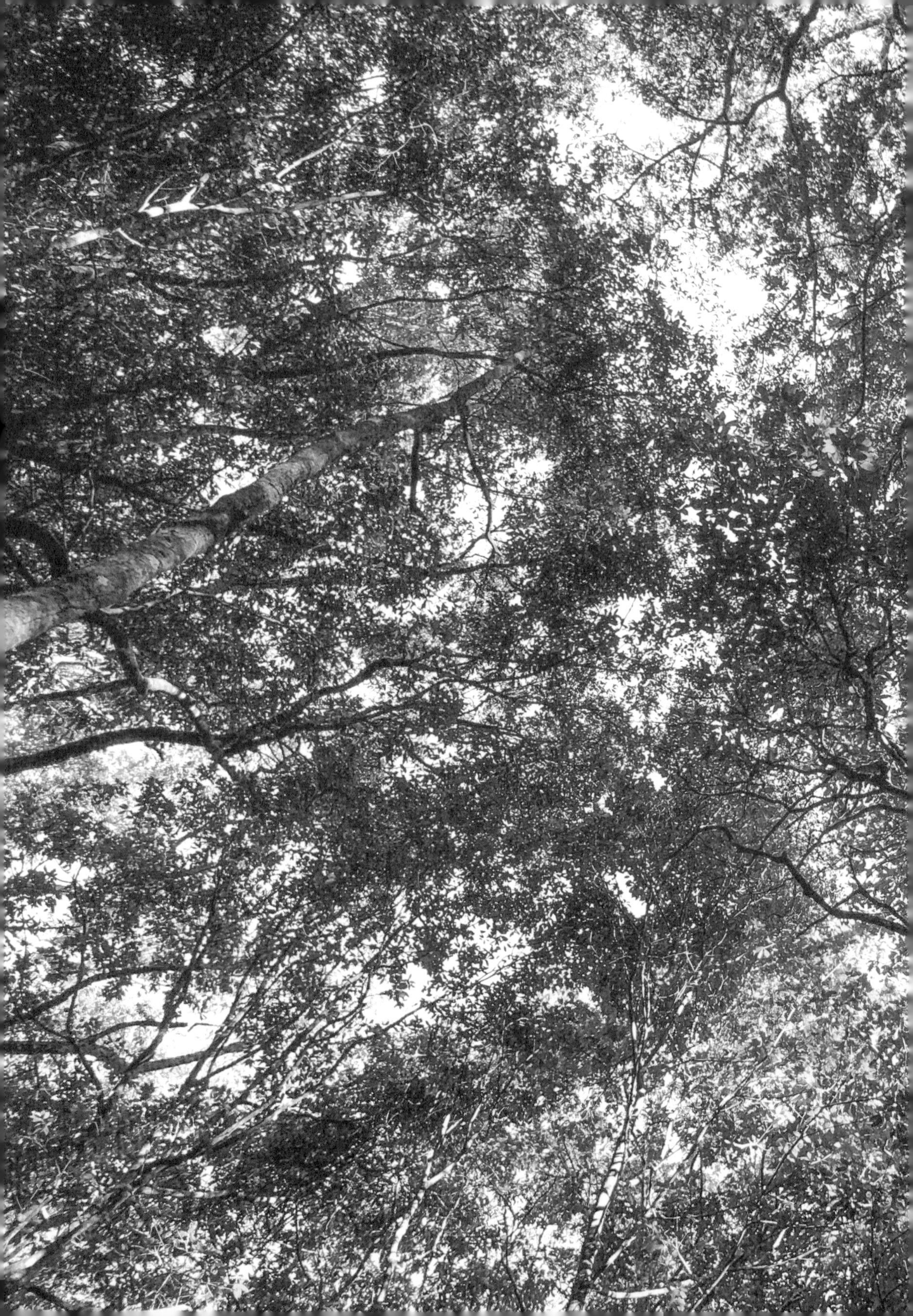

植物的情志練習曲

在生活中搭一條屬於自己的綠廊道

因為工作的關係，我經常到偏鄉上課。看到許多世居鄉村的老人家，年輕時靠著種植作物作為經濟來源，年紀大了之後，膝蓋不行了，失去生產力，生活過得並不快樂。

儘管這些鄉村老人家生活周遭到處都是綠環境，但不見得每個人的綠色管道都是暢通的。可是，植物除了經濟價值，還有其他功能。例如保健植物，當你不認識它，它就變成雜草，會生煩惱心；一旦你認識它，煮一煮還可以顧肝、顧肺。

每個人都要有心裡的大自然

日本知名生態攝影師星野道夫生前曾說過一段名言：

「人可能有兩種重要的大自然：一是與生活息息相關的，周遭的自然，比如說：路旁的草花，或是附近河川的潺潺流水；另一個，則是與日常生活無關的，遙遠的自然，並非一定得到過那裡，只要心裡知道那裡有大自然，心靈自然就豐富起來，這樣也可以增加我們的想像力。」

心裡的大自然無遠弗屆，小至一片葉子，大至一座森林。

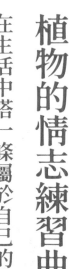

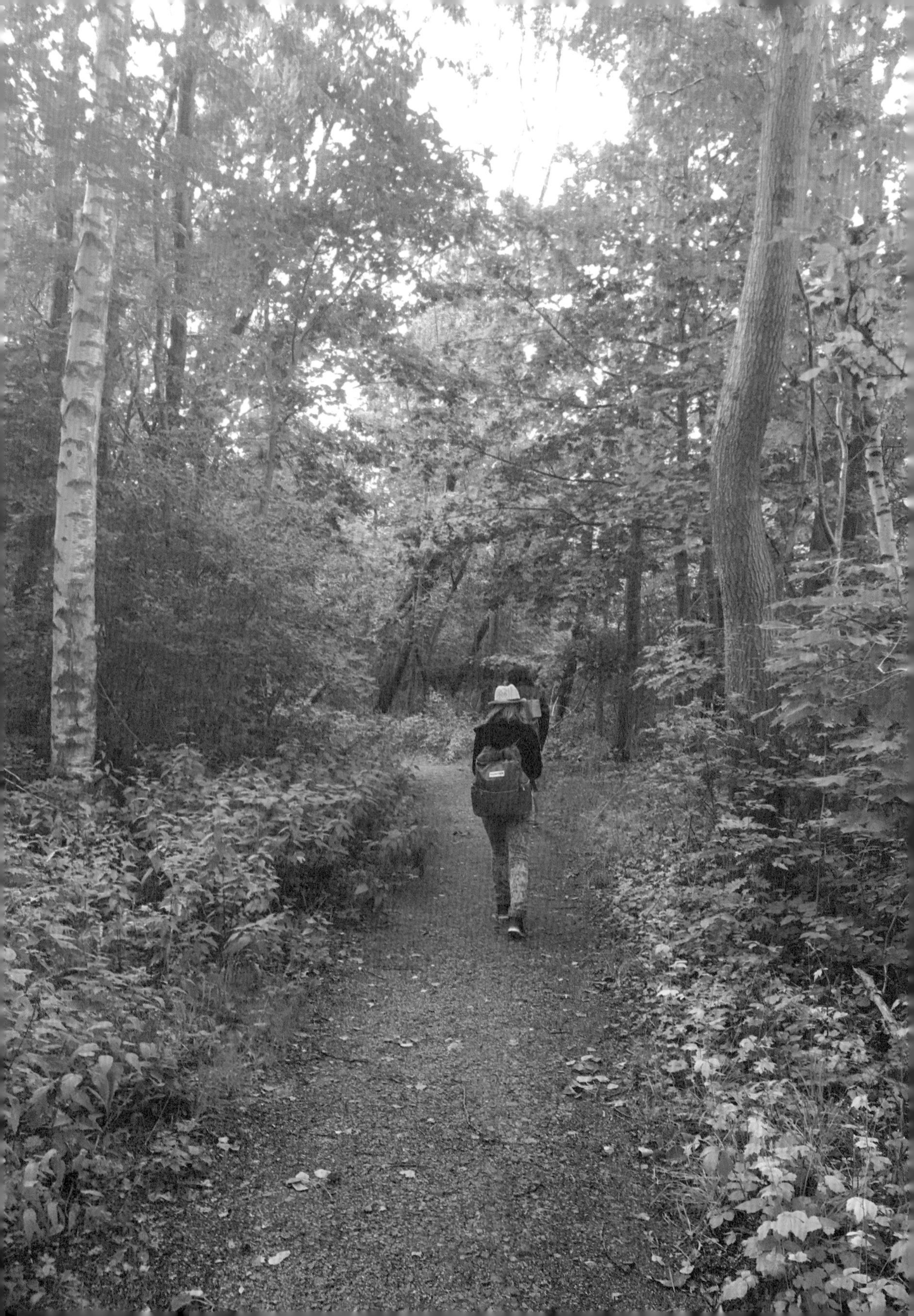

對生活在水泥叢林裡的人，只要有一條暢通的「綠廊道」，小至一片葉子、一個盆栽，當你有一個心裡的大自然，就彷彿親臨高山流水。

當有機會、時間也夠時，可以去森林走走；時間不夠的話，我們有捷運可以到達的公園；如果連社區公園都到不了，還可以欣賞家裡陽臺的植物；即使是躺在病床上的朋友，透過一盆綠色植栽，就可以創造一個點狀的情境。連眼睛快要閉上的人，透過現代科技VR，也能如臨自然之林。

離開大自然，你成了「一個磨菇！」

我曾在一次聆聽韓國園藝治療師的演講時，她分享了世界文學名著「小王子」一書裡的一段話：

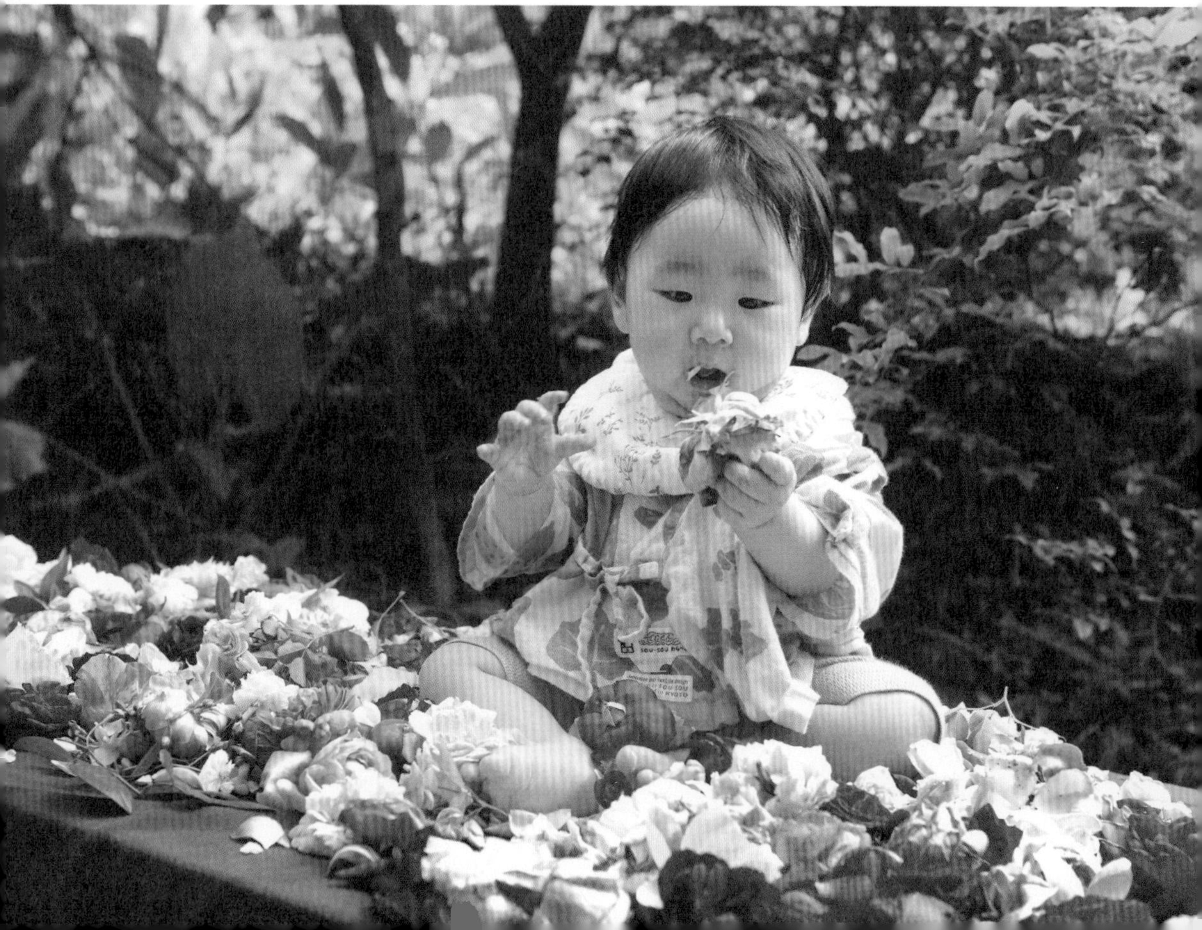

我知道有顆星球住了一位紅臉紳士（註：一個人紅漲著臉代表很愛生氣）。

他從沒聞過花香，

也沒看過星星，

更沒愛過別人。

他除了算術以外，就沒做過別的事，

他跟你一樣，整天不斷地說：

『我正在忙重要的事。』

而且，他還驕傲得要命！

他根本就算不上是個人——

他只是一個蘑菇！」

「一個什麼？」

「一個蘑菇！」

我很喜歡這段比喻，我的詮釋是，蘑菇是長在陰暗地方的植物，不太需要陽光，如果不接觸大自然，就會像一棵蘑菇一樣。如果要成為一個人，小王子給我們的啟示是，要「嗅聞花香」、「凝視星星」、「愛著某人」。

人是大自然的一部分，離開大自然就等於離開自己，如果能感知大自然的變化，便能安適在當下。上課時，我常常會用這個故事，鼓勵學員打開自己。尤其對需要上班的紓壓族，特別受用。

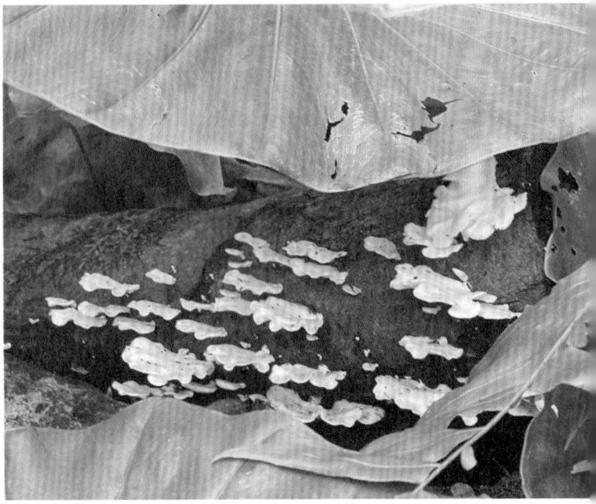

感知大自然的變化，便能安適當下。

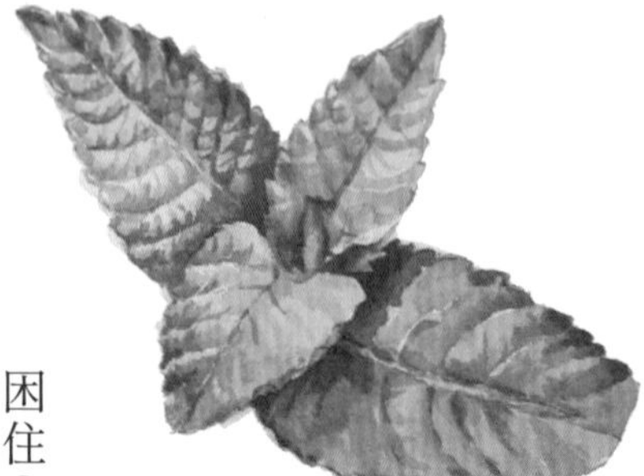

從流傳數千年的中文字裡，我還發現，古人對於人與大自然的關係，偷偷藏了一些智慧哲理。

就像「困」這個字，中間的木代表植物，植物則被一個框架框起來。一個人為什麼會感覺自己被困住？如果心裡沒有大自然，會像一個困在框架裡的人。所以我會鼓勵大家把框架拿掉。

至於「休」這個字，木代表樹，當一個人把心放下，倚靠在樹旁邊，才能得到真正的休息。

什麼是真正的「存在」呢？「存」字的部首是子（即是人），「在」字部首是土，換言之，人要踩土氣才會有真實的存在感，即俗諺說的「身土不二」。

尤其在疫情當中，綠還是一種「財富」。一位上海園療師在封控時，將分配到的蔬菜擺滿了整張桌子，拍成照片傳給我看。她歡喜地跟我說：「老師，這才叫富可敵國！」

從植物中得到情志的聯結

我常說，在園藝治療的世界裡，園療師只是一個管道，一個帶去植物的人，透過設計教案、活動，讓人聯結到植物、再到植物群，接著把花、草、樹帶進來，連二十四節氣也進來了。透過植物的力量，產生情志上的聯結與表達。

對應中醫經典，即有所謂的「情志養生」，五種情志——憂、喜、思、怒、恐，一旦情志表現過度，則容易影響五臟運作，對人體產生不好的物理反應。《黃帝內經》中特別提到「怒傷肝、喜傷心、思傷脾、憂傷肺、恐傷腎」。

根據傳統中醫原理，運用五行（火、木、土、金、水）五色（紅、綠、黃、白、黑），把人體和自然環境與四季更迭、二十四節氣變化環環相扣，形成代謝的規律，這也就是五臟的運行法則。而大自然中的花草，本身即具有五行五色的概念，也成為園藝治療的運用及聯結。

植物本身就是綠色醫生，而每個人的世界都有很多小宇宙、小劇場，甚至不同的生命經驗及人生故

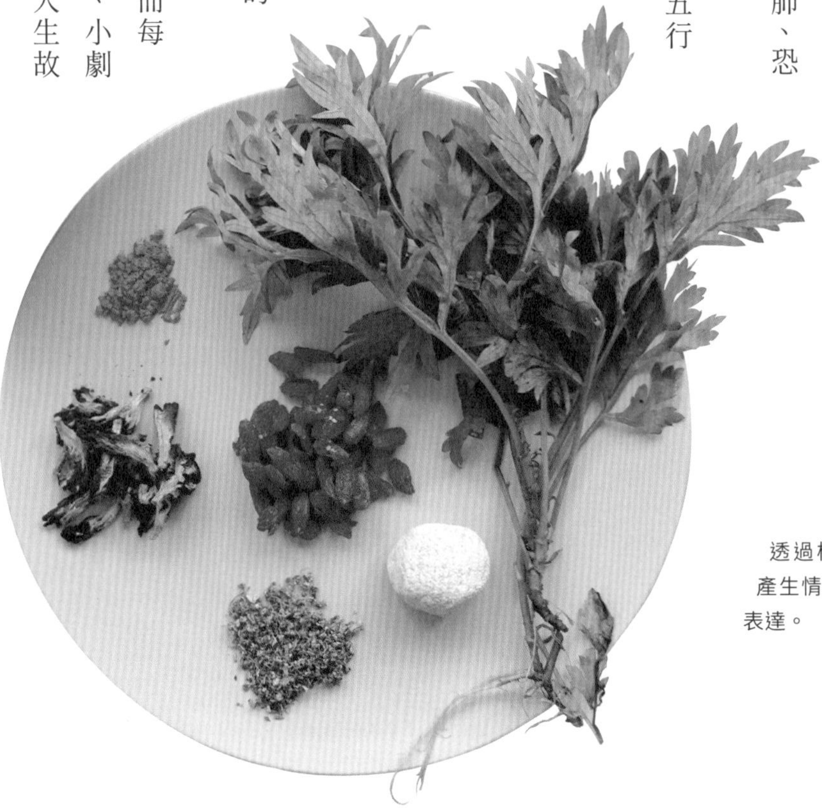

透過植物的力量，產生情志上的聯結與表達。

事，同樣的植物，聯結到不同人身上，產生的情志表達，也大不相同。

剛失去老伴的阿嬤不想遺忘——清明節的除障植物

為了傳遞平安的訊息，面對不同族群，我常會教導學員們製作平安包或除障包。我印象最深刻的是一位當時高齡已八十七歲的老阿嬤。

那一次，我到高雄燕巢的雞冠山，一個由當地里長在廟裡設置的老人照顧據點上課。由於接近清明節，我教老人家們做平安包，素材則是使用如艾草、香茅等陽性植物。傳統上認為，將這些植物帶在身上，陰性的東西比較不會靠過來，取其平安之意。下課時，突然有位老阿嬤把我拉到旁邊。

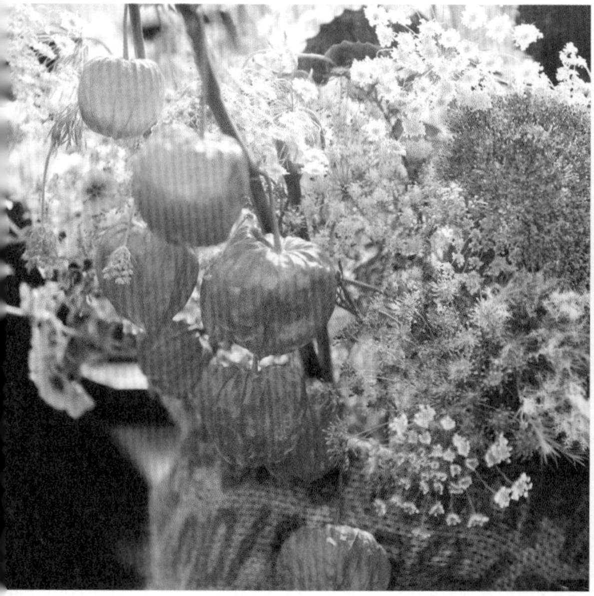

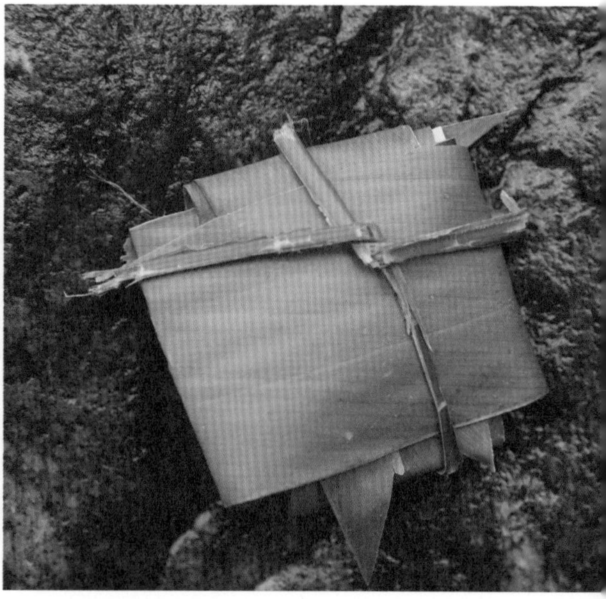

想像不到的自然療癒力，就算蒔花弄草也很好。

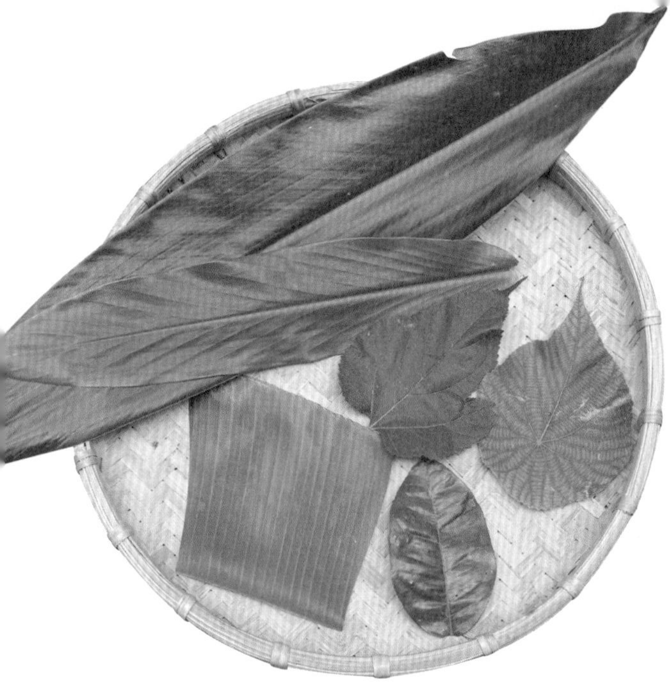

「老師我問你一個問題吼！」「阮尪（先生）剛過身（過世），我若把平安包放在身邊，他是不是就不來找我了？」

我當時有點意外。我從來沒有想過，有人對於思念的企盼，勝過於對平安的祈求。

我問她：「妳是希望他來找妳？」她說，她還很想念他。

「阿姨，我們這樣好了，思念毋通太久，四十九天就好，妳就要放手了喔。」我於是把平安包寄放在里長那裡，待四十九天過後，再由里長歸還給她。她說好。大家都希望把平安包帶在身邊，這位長輩卻很害怕思念的斷裂，讓人很感動。

園藝治療是一種表達性治療，身為園療師的我，我把力量交給植物，只做引導，不做過多的詮釋。我常常會教小孩做艾草平安包，並會告訴他們，隨身帶著平安包，晚上比較不會作惡夢。然後，我會讓孩子們講述自己作過的惡夢，我發現小孩們的惡夢好多好多，包括快要被妖怪吃掉、或從某個地方墜落下去，有些小孩怕到連講都不敢講，一想到就會想哭。

不敢睡覺的小孩，十八顆眼睛的艾草娃娃

我曾經在一個連續園療課程，遇到一個「不敢睡覺」的小孩。那次上課是做艾草娃娃，我特別準備了一些玩具眼睛，讓孩子們可以選擇用畫或用貼的。有些孩子可能受到動漫的影響，會貼上三顆、四顆眼睛。

「我可以貼幾顆？」其中一個孩子突然問我。

「你想貼幾顆？我帶了很多，你都可以貼。」結果這孩子一口氣貼了十八顆，艾草娃娃臉上貼滿了眼睛。

「為什麼要貼這麼多眼睛？」

「因為我不想睡覺，有很多眼睛可以輪流睡。」他怯怯地回答。

後來我才知道，這孩子因為父母離婚的關係，爸媽會分別在週五及週日晚上，趁他睡著之後來帶走他，爸媽原以為這樣做，可以做到無縫接軌的照顧。但在小孩直覺的認知裡，只要

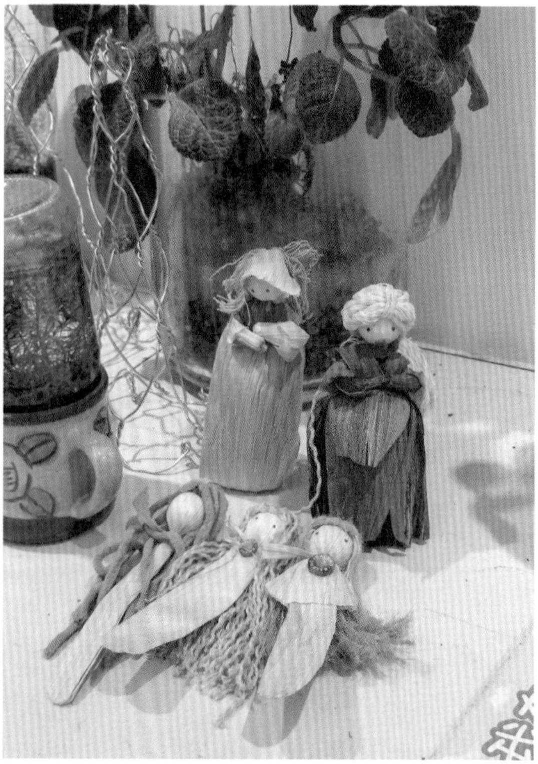

相同的植物，不同的人生故事。

他睡著，醒來時就會少掉一個爸爸或一個媽媽，因此他常常晚上撐著不敢睡，他認為如果幫艾草娃娃貼上十八顆眼睛，就永遠都有眼睛是醒著的。

我只是教孩子們做一個娃娃，孩子透過植物的聯結，碰觸到內心深處的恐懼，讓人聽了很心疼，也教了我們這些大人很多事情。我私下告訴孩子爸媽，應該還是要跟孩子講清楚，即便爸媽不住在一起，但對他的愛並沒有變。

疫情下受困的情志，人人都是「特殊族群」

二〇一六年尼伯特颱風來襲，臺東災情嚴重。當時，一個臺東工作坊人員接洽我，跟我說：「有一些小農很需要紓壓……。」浮現我腦海第一個念頭是，臺東到處都是大山大水，滿眼綠生活的人，為何需要紓壓？

我後來了解，這些小農當初都是跟團到臺東種植有機作物，因為颱風肆虐，心血投資一夕化為烏有，心情沮喪，有數個小農甚至想不開跳海。我當時比較震驚的是，他們已經是跟植物有這麼深的聯結的人，可是當植物影響到生計的時候，還是深受精神打擊。

那次到臺東幫這些小農上課時，我並沒有特別替他們量身訂製教案，而是帶了平安植物去。我帶著他們一起泡香草茶，品茶時，要大家先深呼吸，吸一口香草的味道。那個瞬間，很多人的肩膀自然鬆下來，非常直覺的。

在我的教學經驗裡，平安跟紓壓，

不是那個東西本身，而是整個過程。每個人的壓力來源不一樣，生理上的反應卻是很像的。運用植物透過五感來紓壓，比透過認知諮商更直接，聯結更快。

從事園藝治療十餘年來，因為我本身學的是心理學，擔任教職後期，投身特教領域，我對投入偏鄉地區建立「綠廊道」觀念，始終抱持不辭千里的使命感；對於接觸大自然有困難的「特殊族群」，如受刑人、安寧病房病人、失智長輩……，我也樂於扮演那位「帶植物進去的人」。甚至，受困於漫長的疫情之下，每個人或多或少會感到無助、焦慮，疫情下人人都是「特殊族群」，如長期面對高壓工作的醫護人員即是其中一群。

植物看似不會說話，但植物也不

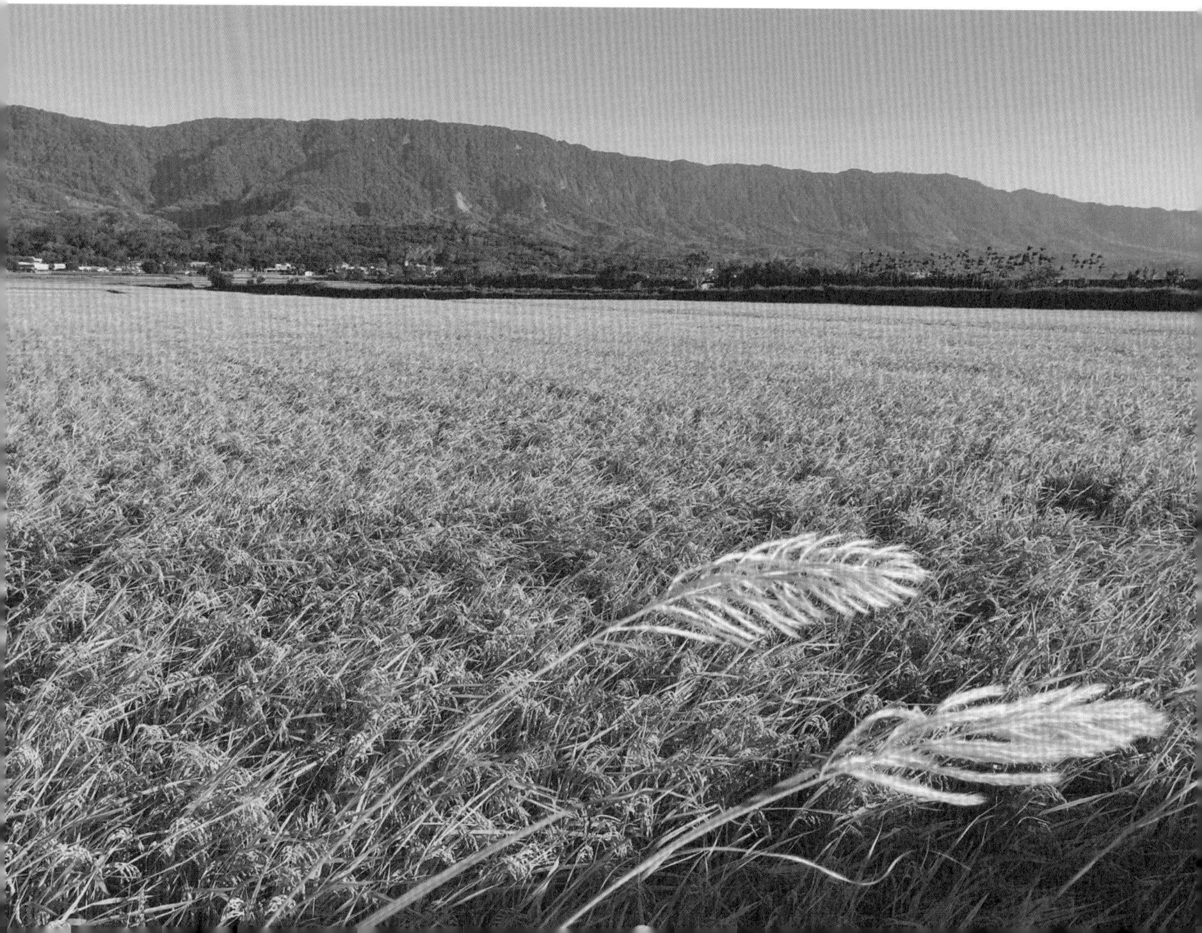

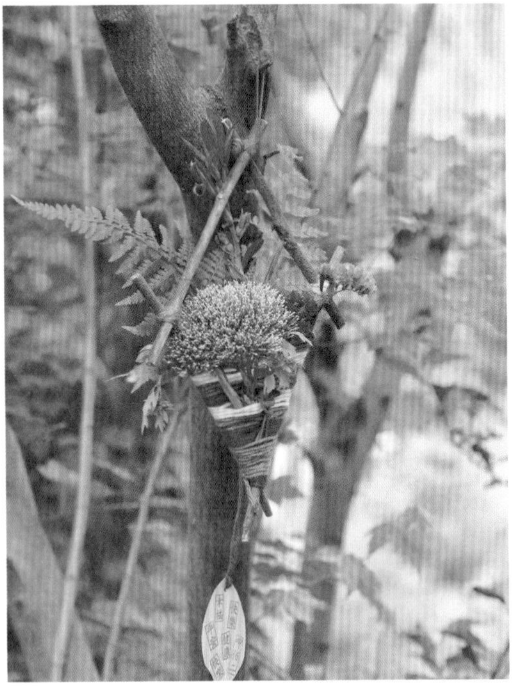
植物不會拒絕任何人，「植」想陪伴你。

會拒絕任何人，「植」想陪伴你。不管是哪個族群，都可以透過植物聯結，帶出個人的情志，以及生活當中的運用。當課程結束時，園療師會離開，但植物一輩子跟他們做陪伴，可能在他身邊，也可能在他心裡。

我有一位朋友的媽媽便很「古椎」，為了照顧家裡的盆栽，女兒邀請她到臺北來，她幾乎都拒絕。一次，媽媽終於答應來臺北，女兒去接媽媽時，發現她手裡竟然拿著盆栽。這位媽媽與這個盆栽的關係，已經不是「我澆水、你長大，然後開花給我看」的關係，而是一種交流跟互動了。

再來看看「活」這個字，部首是「水」，換句話說，要活著就要像水一樣流動；活字的右邊是「舌」，就是表達、聯結，如果再擴大詮釋，小至跟自己的和解，大至跟別人的和解，跟大自然聯結，並像水一樣流動，這樣才會活得有意義。這是我自己的詮釋，與大家分享。（口述／黃盛瑩；撰稿／紀淑芳）

臺東到處是好山好水，滿眼綠生活的人，為什麼需要紓壓？

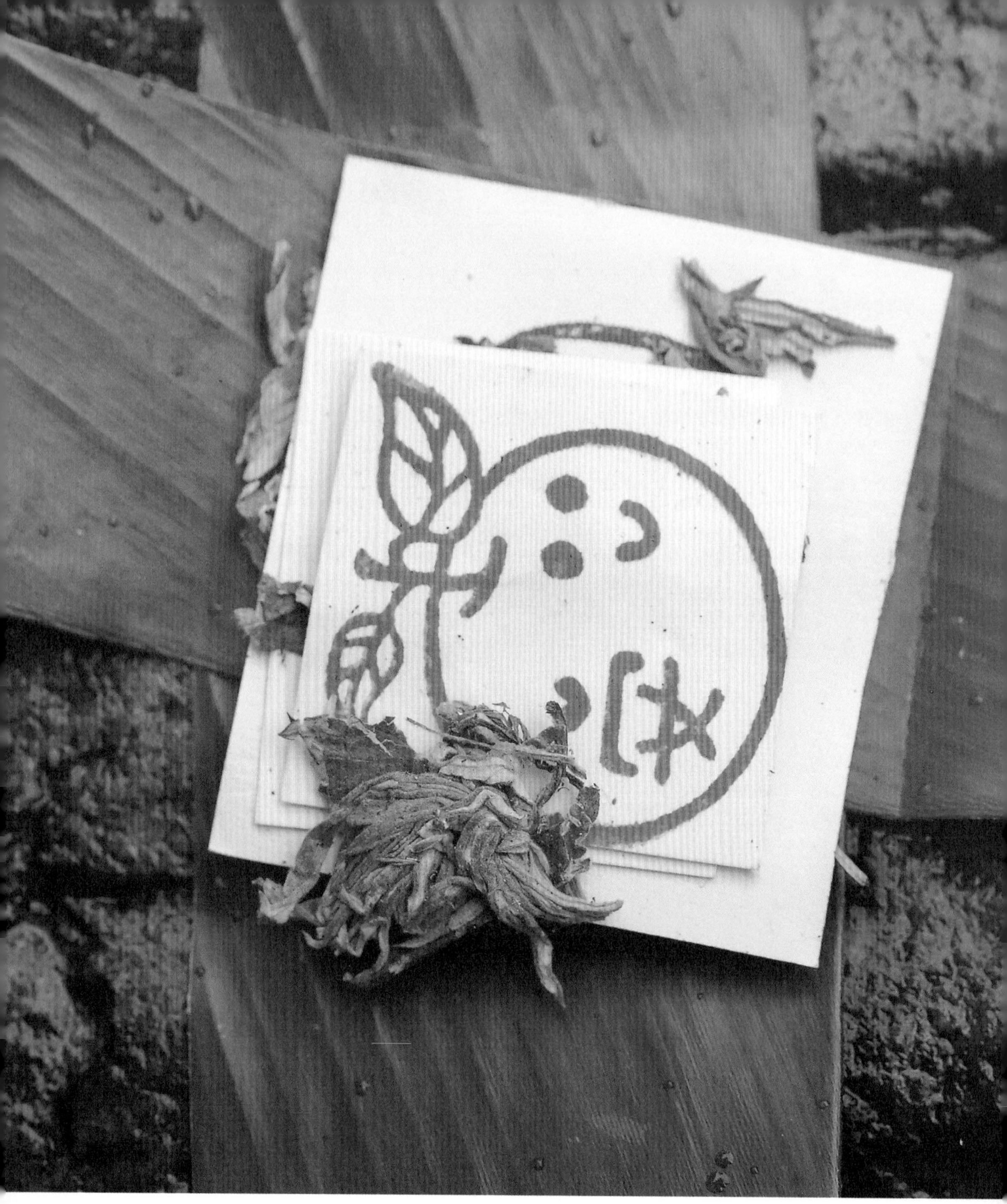

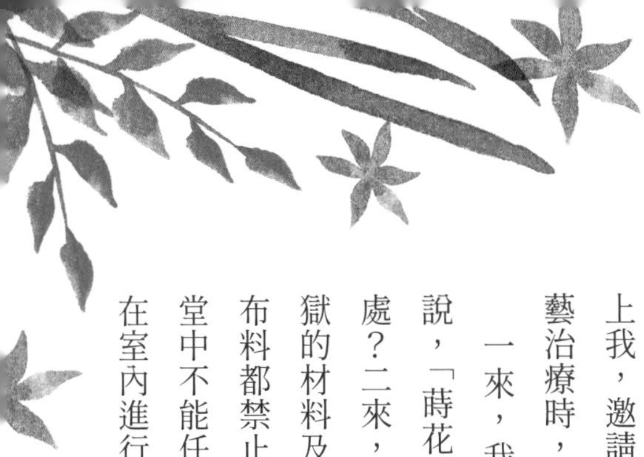

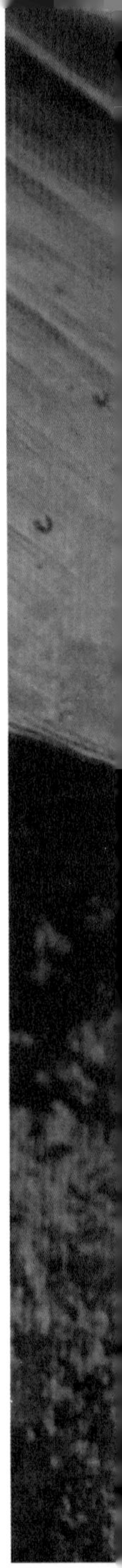

受刑人因爲環境的因素，和植物的聯結甚至比一般人深刻。雄性世界的劍拔弩張，藉著植物軟化，觸動深層的情緒，每每有意想不到的眞情流露。

恐懼中元節

高牆裡的鐵漢柔情

三年前，當桃園龜山臺北監獄找上我，邀請我到監獄幫受刑人從事園藝治療時，我心裡其實滿糾結的。

一來，我心有疑慮。對受刑人來說，「蒔花茌草」會不會太搔不到癢處？二來，依照獄所規定，能帶進監獄的材料及工具限制很多，如剪刀、布料都禁止，不僅如此，受刑人在課堂中不能任意站立或走動，而且只能在室內進行，該如何把植物的元素帶進去？是一大考驗。

運用節氣最多的園療族群

儘管滿懷問號，我還是到監獄做了一次場勘。離開前，我回頭一望，赫然瞥見「矯正署」三個大字，這有點打動我。我細細咀嚼「矯正」這兩個字：所謂的園藝治療，不正是利用植物及園藝活動來幫助人們跨越某種心理障礙，面對自己生命的瓶頸，進而改善身心靈狀態？既然受刑人正在接受法律的處罰，還有什麼是可以幫助他們矯正或改善的事？或許植物可以帶出他們的溫柔心，改善他們的情緒控管……。我這樣說服自己，於是決定試試看。

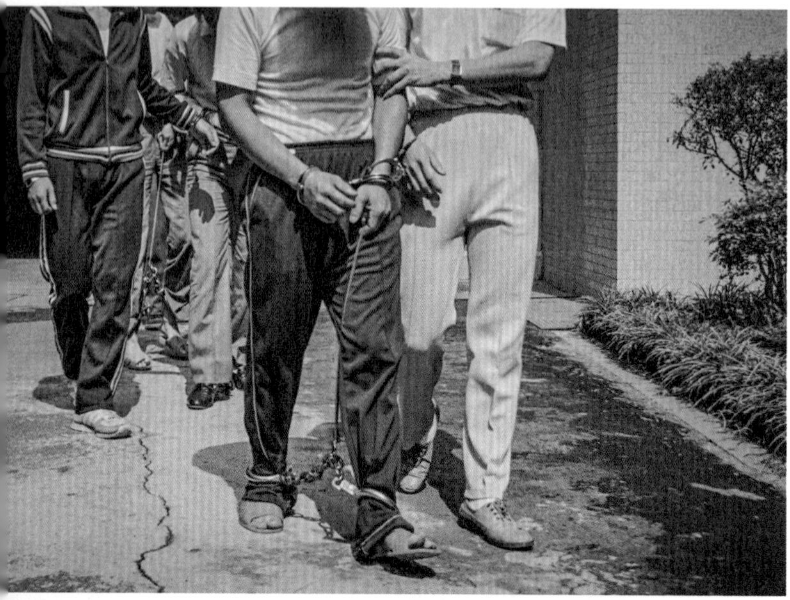
透過植物的「軟化」，受刑人直面自己生命的瓶頸。

三年下來，我每週進到臺北監獄幫受刑人進行園療，每次三小時，前前後後運用了四十幾個教案。面對課堂上七、八十位學員，清一色男性，大多被判刑十年、二十年以上，服刑期間可謂度日如年，也因此，他們是我運用節氣（或節日）最多的一個園療族群。跟隨節氣或節日的遞嬗，讓他們感覺彷彿「光陰陪著一起走」，日子或許過得比較快。

中元節怕鬼，除障包傳遞平安力量

對受刑人來說，農曆七月便是漫漫難熬的季節。高牆裡龍蛇雜處，在小小空間裡群居，帶來莫名的壓力及恐懼，有人甚至熬不過輕生。每到中元節，這些原本血氣方剛的受刑人們，不少人非常「怕鬼」。

每到這時節，我會特別準備民間象徵辟邪去陰的風水植物——艾草、茉草、香茅，以及七顆糯米、一把粗鹽，讓他們製作除障包（又稱平安包）；我請他們把心裡的恐懼，寫在紙條上，放在紅色的除障包裡面。完成後，我讓他們雙手捧著除障包，靠近自己胸前，集中意念冥想。

冥想前，我會告訴他們，如果沒有準備好，不用講給我聽，但切記要從自己的身心靈裡深入去尋找，例如，生活中有什麼事物，是自己想要放手的……。

我印象很深的是，當我讓這些受刑人寫下自己的恐懼時，相較於其他族群大多在五分鐘內寫完，受刑人經常會寫十幾條，而且寫得很具體。感覺得出來，他們對於有朝一日出獄後，重返社會，非常徬徨甚至恐懼：「害怕出獄又碰到藥頭，受不了吸毒的誘惑。」

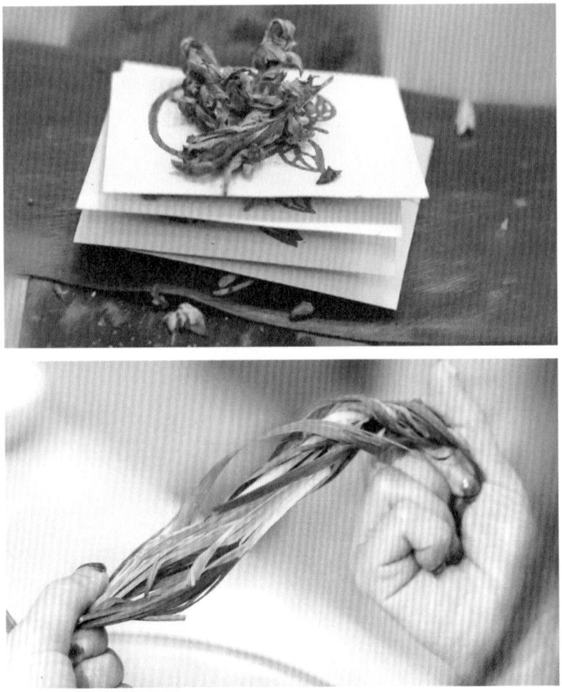

植物能傳遞平安的訊息。

「害怕出獄後，親人已經不理我。」

「害怕出獄時，父母親已經過世。」

「害怕將來在路上又遇到大哥，在路上堵我……。」

對於他們的恐懼，我不會多做詮釋。這樣做，並非讓他們直接去面對自己的恐懼，而是透過植物的力量，傳達平安的訊息，讓學員透過自我澄清，把力量找回來。唯有心靈淨化了，心裡才能讓出一些空間，愛的能量與祝福，才能進得去。「宇宙中最偉大的能量就是愛！」我這樣提醒他們。

鐵漢哽咽：「媽媽，妳身體好嗎？」

「每逢佳節倍思親」或許是一句老掉牙的古諺，但對受刑人來說確實如此，在特別的節日，心情總像五味雜陳的調味罐。

一年母親節，康乃馨價格暴漲，我只帶了十五朵，把全班分成十五組，一組一朵。我請他們寫下送給母親的心內話，然後每組派一個人，由我充當媽媽，坐在大家面前，請他們念給我聽。

別看這些大男們人身上刺龍刺虎，當他們念到：「媽媽，妳身體好嗎？」有人就開始哽咽了，甚至對我說：「老師，我念不下去了……。」

還有一年母親節，我帶了金針花去。金針花又叫萱草、忘憂草，象徵孩子對母親的思念，臺語歌后江蕙有一首歌就叫〈金針花〉，歌詞描寫的即是對母親的思念：

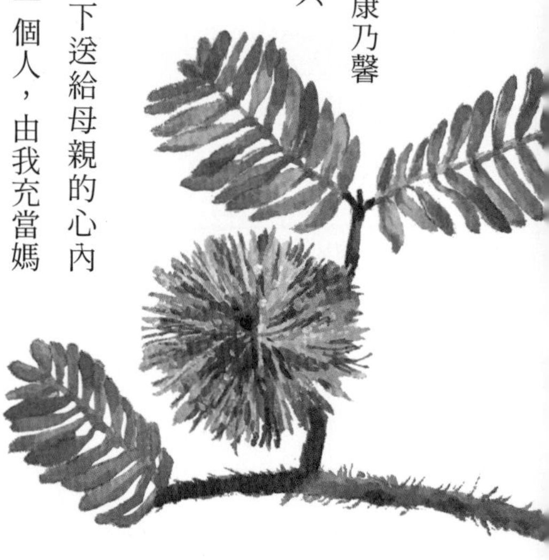

「金～針花　頭犛犛　恬恬開　等
風吹　心內抴　放心底
啊～　阿母啊～　我塊想你　你
咁有想我」

當他們合唱時，現場滿悲傷的。但至少在那當下，受刑人們透過手上的一株金針花，聯想母親帶來的能量，支撐自己勇敢走下去。

雄性世界的劍拔弩張，藉植物軟化

我觀察到，受刑人因為環境的因素，和植物的聯結甚至比一般人深刻。雄性世界的劍拔弩張，藉著植物軟化，觸動深層的情緒，每每有意想不到的真情流露。

其中，「花葉曼陀羅」這堂園療課，最容易讓人講出自己生命的故事。在排花葉曼陀羅時，我告訴他們，心中可以想著某個人，也可以從過去的生命歷程中，尋找一件事情，試著回到事件發生當下，去想想自己當時的感受是什麼？排完之後，我請他們為此命名。

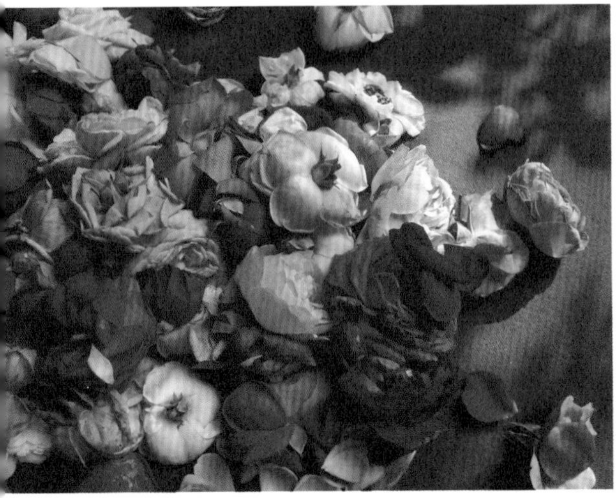

藉由植物自我澄清，把力量找回來。

我記得，有一位因販毒入獄的受刑人，是泰國人，他所排出的花葉曼陀羅跟其他人不太一樣，他排了一間房子，並用菊花葉子把房子圍起來。他說，他在泰國的家就是長這樣子，他很想家。

每個人排出花葉曼陀羅都不一樣，反映出來的情志也迥然不同，有人寫下：「想到兒子出生的那天」、「長大吧孩子」、「媽我愛您，忍耐」，也有人簡短寫著：「心痛」、「重生」、「孤獨」、「回家」……，透過花葉表達內在想說的話。

對於這群曾經血氣方剛的受刑人，每次上課，我都會帶著大家做一個「三十六秒體驗」的靜心練習，修練自己的情志。

我曾經看過一個研究，一個人從

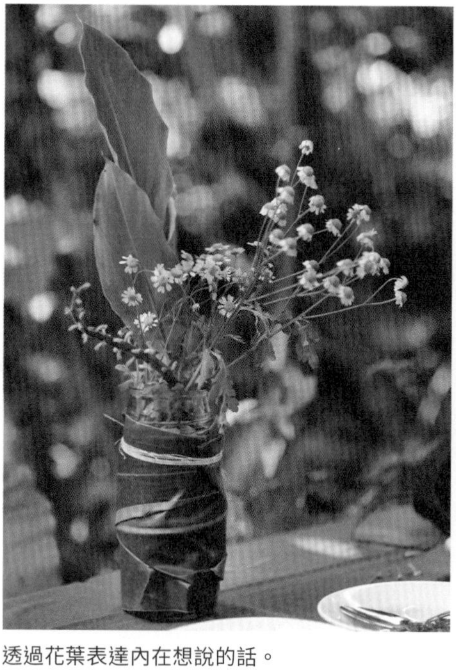

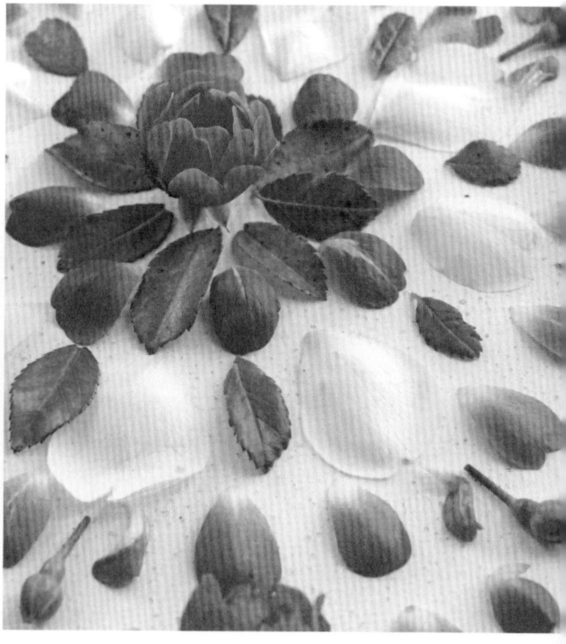

透過花葉表達內在想說的話。

出現動機到付諸於行動，如果超過三十六秒，動機跟行動力會減弱一半。課堂上，我請他們先把眼睛閉起來，心中默數三十六秒，如果覺得時間到了，就把手舉起來。

有人十幾秒就舉手了，其他學員看了開玩笑說：「老師，三十六秒我們已經把人『打死』了。」對於這群學員情緒控管問題，我希望透過每次的靜心三十六秒練習，當有一天可以重獲自由時，忍住三十六秒對他們來說，是容易的。

敷面膜「洗心革面」；薄荷噴劑展笑顏

我也會設計一些教案，讓受刑人在日常中得以運用或紓緩情緒。例如，因監獄環境所致，皮膚容易受感染，狀況普遍都很不好。我常常在課堂上教受刑人「敷臉」。

「我想讓你們洗心革面！」我開宗明義這樣告訴他們，希望他們除了在獄中要有這樣的體認，有朝一日重獲自由之後，也可以用新的面貌示人。

我教他們製作魚腥草面膜，作法很簡單，使用乾的魚腥草、薄荷、少許鹽、以及可以保濕的甘油，加水煮沸，大火關小火煮二十分鐘。煮好後，將素面膜浸泡其中，再敷在臉上二十分鐘。待面膜撕下後，真的差很多。

對於生平第一次敷

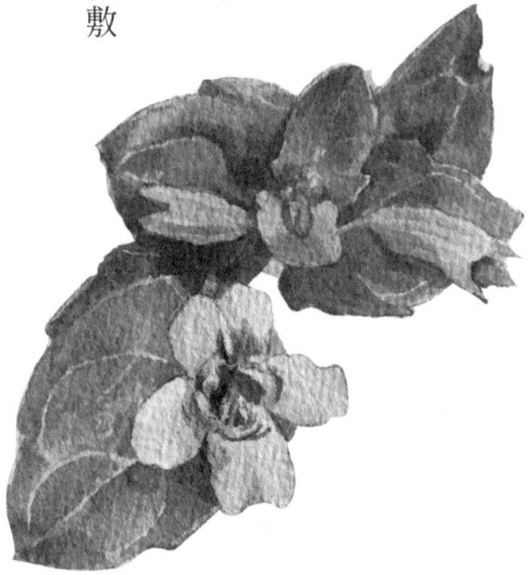

面膜，這些大男人們大多沒有抗拒，只有遇過一位「大哥」曾抗拒把面膜敷在臉上，他改敷在手上，拿下後發現皮膚變很多。第二次，他就放下矜持，直接敷在臉上了。

又如，每到夏天，滿教室都是汗臭味，我則教他們做各式噴劑。例如薄荷噴劑，把薄荷搗爛加純水混合即完成。在搗爛的過程中，就能透過嗅覺和植物聯結，我放眼整間教室望去，受刑人流露出來的表情完全沒有遮掩，大部分人都是笑的。

由於在監獄都吃大鍋菜，我一直認為，當一個人味覺無法滿足，人生會缺乏動機。因此，我會設計一些關於「吃」的教案，例如種綠豆苗，作法很簡單，但大家表情都非常愉悅。

我也會設計一些有獎徵答，獎品則是小包鹽、糖或辣椒，看他們把整根辣椒吃下去時，個個都露出開心的表情。

受刑人無法接觸大自然，但當他們有機會接觸園療世界，不啻打開一扇與心靈溝通對話的機會之窗。植物不說話，「植」想陪伴你。

（口述／黃盛瑩；撰稿／紀淑芳）

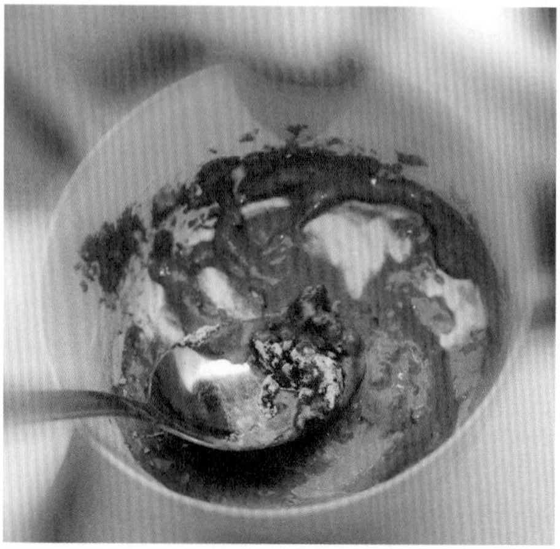

敷面膜「洗心革面」。

雄性世界劍拔弩張，藉植物軟化，將能觸動深層情緒。

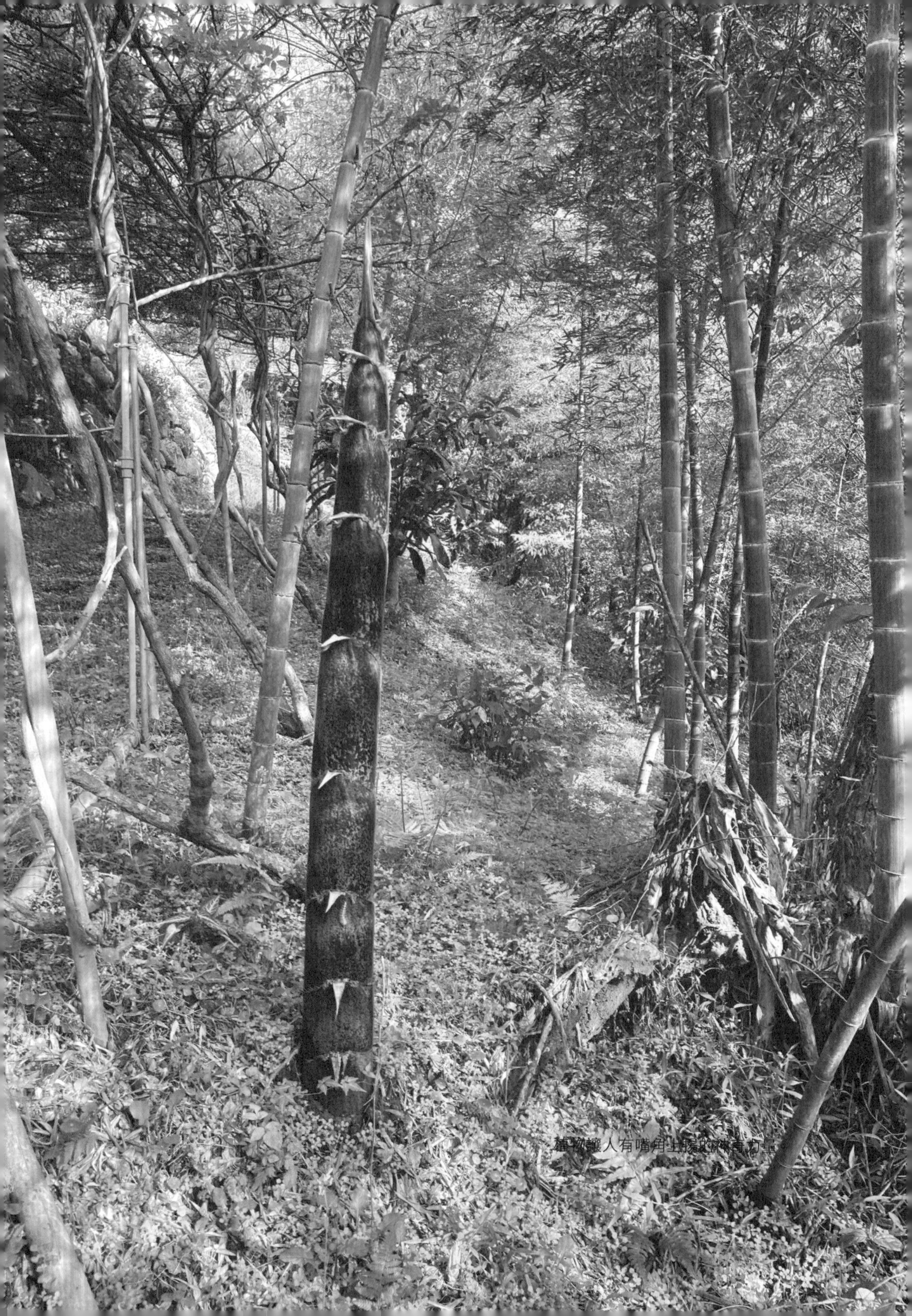

植物讓人有嘴角上揚的神奇力量

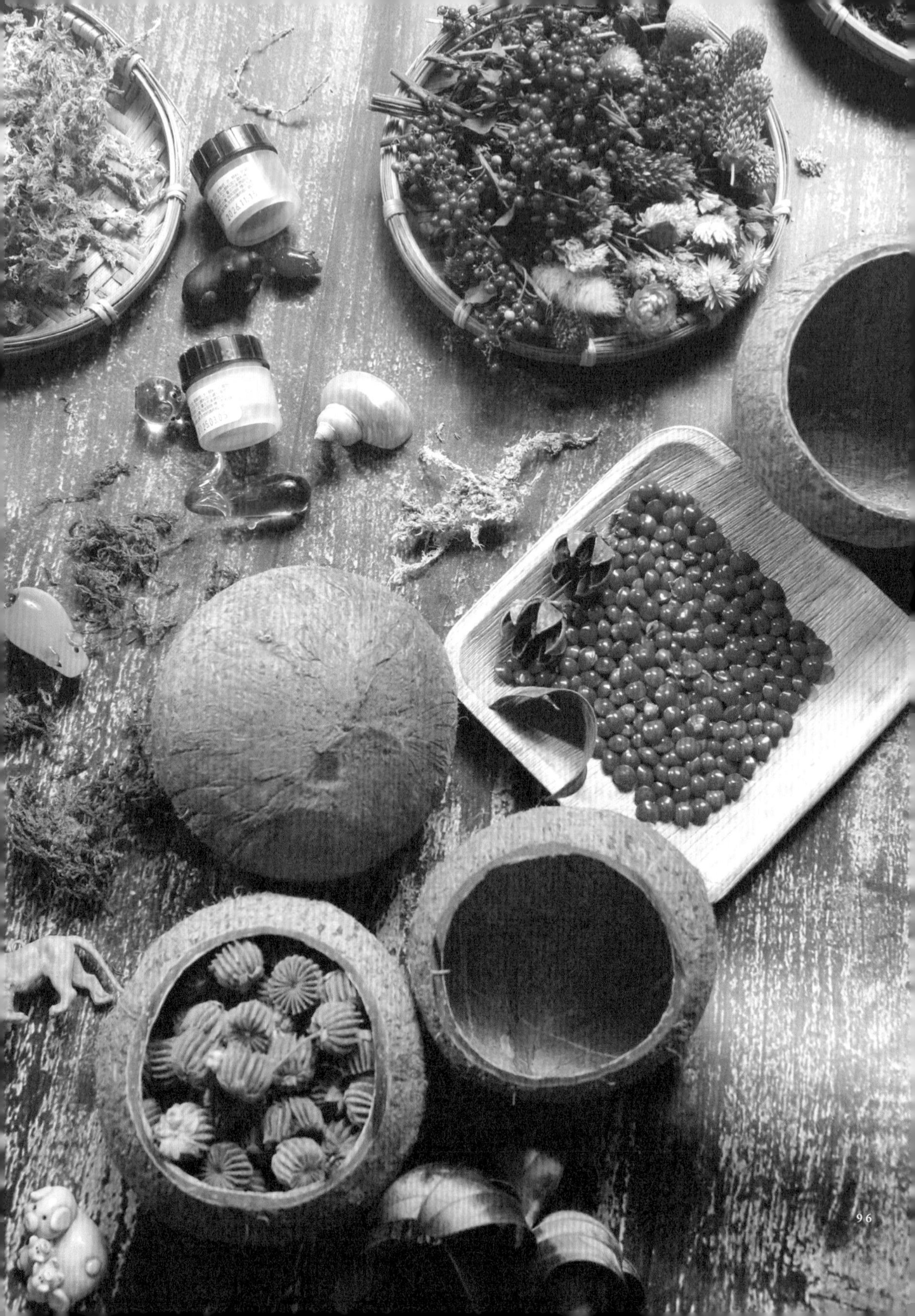

當我們以爲失智者好像完全忘記的事情，透過「植物鑰匙」，失智者彷彿重溫過去美好時光。

打開記憶盒子

那些失智長輩們的美好往事

我常說，園藝治療是植物、個案、與園療師三者互動的過程。園療師是一個橋梁，聯結人與植物之間的關係。因此，在園療課堂上，我通常會請學員先幫自己取一個植物名，當作開場，打開聯結。

就像我自己，我的植物名是「白菜奶奶」。這個名字是小孩們幫我取的。我曾經在帶小朋友種菜時，詢問他們

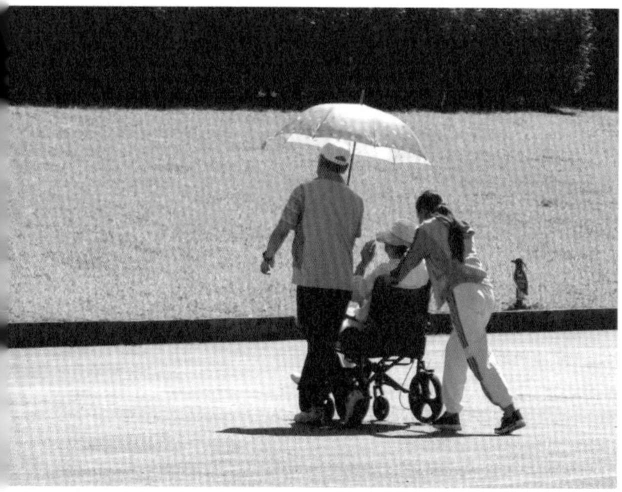

透過植物，打開失智者跟世界的聯結。

最喜歡吃什麼菜，發現最多小朋友認識的竟然是胡蘿蔔跟白菜，小孩喊著喊著最後喊成了「白菜奶奶」，我覺得這名字「老少皆宜」，欣然接受。

「妳就是做白菜滷的白菜喔」

提到白菜大家都知道，聽起來很親切，最重要的是臺語、國語都可以通。有長輩聽了對我說：「喔喔，妳就是做白菜滷的白菜喔。」還有一次，我自我介紹：「我姓黃，植物名是白菜。」一位失智長輩聽了說：「老師，妳是黃白菜。」大家聽了都哈哈大笑，課堂裡一下子就熱絡起來。

相對年輕人普遍喜歡取名薰衣草、矢車菊、忘憂草這類比較文青浪漫的植物名，長輩們取植物名，則臺灣南北大不同。我發現，北部或外省長輩們偏好用「花」替自己命名，如蘭花、桂花、玉蘭花、艾草等；南部或本土長輩們則多會用生活周遭的青菜命名，如菜瓜、韭菜、九層塔，或取水果名，如鳳梨、柑橘等。

從不同的命名當中，除了反映長輩們不同的成長背景，植物本身就是綠色醫生，不同植物，對不同族群來說，也會產生不同情志的聯結。例如，從事園療多年，我接觸過許許多多失智長輩們，失智者就像把記憶關在盒子裡，對於人事時地物常常弄不清楚，但透過植物的力量，有時候就像一

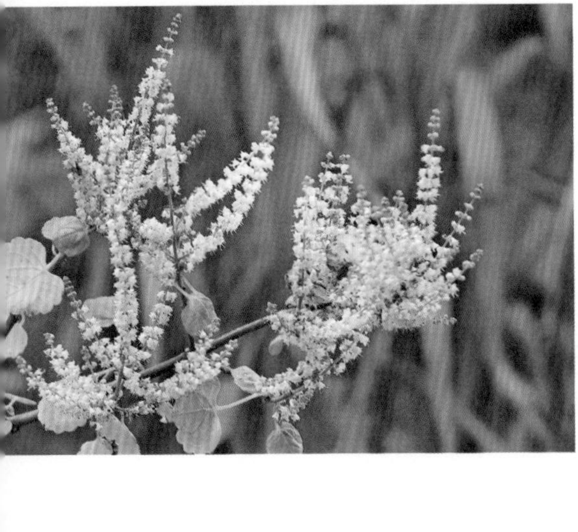

植物是「綠色醫生」，具天然療癒力。

把打開塵封記憶的鑰匙，讓他們在那短暫的時刻裡，重溫往事。

「老師妳來看！
這是一個大陸地圖！」

我在安養院遇過一位失智的張伯伯，頭幾次上課時，他或許認為園藝花草是「女人家」從事的休閒娛樂，上課時顯得心不甘情不願，來得很勉強，也不太願意動手。

一次，大約是聖誕節之前，我教大家做聖誕節掛飾，現場準備了各色豆子——有紅豆、綠豆、黃豆、黑豆，讓長輩們自由發揮，拼出自己想拼的圖案。

這回，張伯伯竟然願意動手了。只見他先用黑豆排出一個地圖輪廓，裡面則填滿了紅豆，拼著拼著，他突然開心地大叫：「老師妳來看！這是一個大陸地圖！」這時，我們心裡知道，一定有什麼「聯結」觸動他的內心，趕緊抓住這個難得的機會之窗，跟張伯伯互動。

「伯伯，你的家鄉在哪裡啊？」只見他拿出一顆黃豆，放在地圖上的某一點上說：「山東。」賓果！張伯伯正確指出山東的位置。我們繼續跟他玩中國大陸地圖，「上海在哪

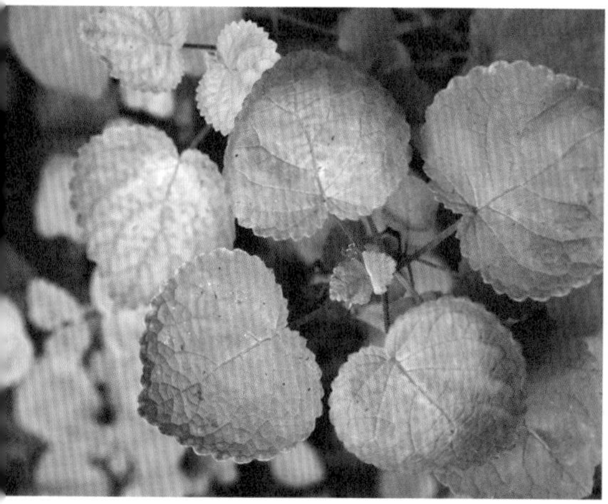

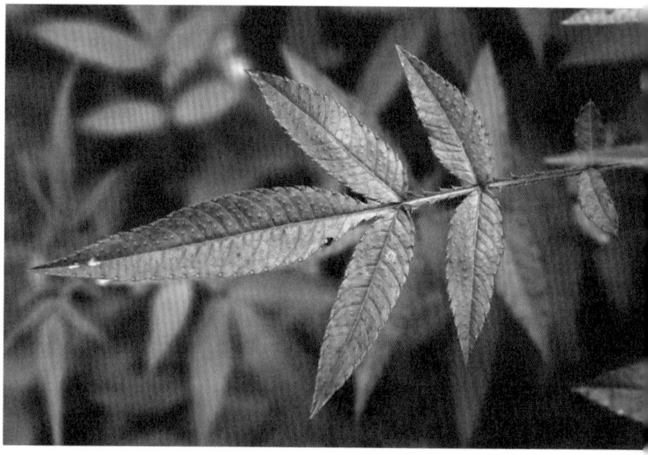

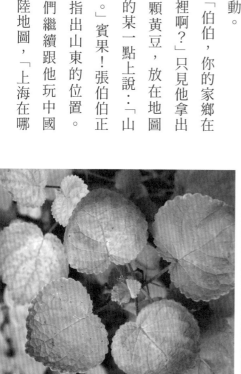

裡呢？」「北京呢？」張伯伯一一把豆子擺在正確的位置上，讓大家都驚訝於阿伯的地理知識。

下課後，我們詢問才知道，原來張伯伯年輕時是位郵務人員，因此對中國大陸大江南北非常熟悉。透過排豆子，年輕時的記憶又被召喚了回來。

特別是在榮民之家的伯伯們，他們一生戎馬，多數都是單身，獨自面對凋零老去，年紀都已經八、九十歲。我到榮民之家上園療課時，都會泡上一壺花草茶，畫一張中國大陸的地圖，「伯伯，你的家鄉在哪裡？」大多數長輩們都會記得。

一次上課，我特別準備了各式花草，有玫瑰、桂花，茉莉、薄荷、檸檬香茅等，我問大家，「如果要選一種花草來獻給家鄉，您會選哪一種？」結果，很多榮家長輩們都選桂花跟茉莉花。這或許跟他們對家鄉的記憶有關。同樣的課程運用在其他族群時，大家選擇的花草較多元且平均。顯然，家人跟家鄉是失智長輩們最不容易忘掉的珍貴記憶。

做薰衣草娃娃憶起已逝的兒子

遇到中重度的失智長輩，我也會運用嗅覺，嘗試刺激一下他們的腦神經，即使他們對很多味道已經聞不出來了。曾有研究指出，嗅覺觸動情緒只要七秒鐘，例如，當有人在公共場合放屁，旁人的直覺反應通常是馬上皺眉頭，嗅覺的刺激是最直接的一種感受。

有一次，在失智同樂會（這是我針

對失智長輩族群特地取的別稱），有一對老夫妻，先生是失智者，太太帶著先生來上課，那次是做薰衣草娃娃。

課程一開始，我便請長輩們先嗅聞一下薰衣草的香味，打開嗅覺感官；然後我請長輩們把薰衣草放進白色的糖果襪裡，做成一個娃娃。

完成之後，我問，「這個薰衣草娃娃叫什麼名字？」這位長輩突然開口說了一個名字：「阿明（化名）。」

我接著問：「你想要跟娃娃說什麼話嗎？」他說：「要小心走路。」此話

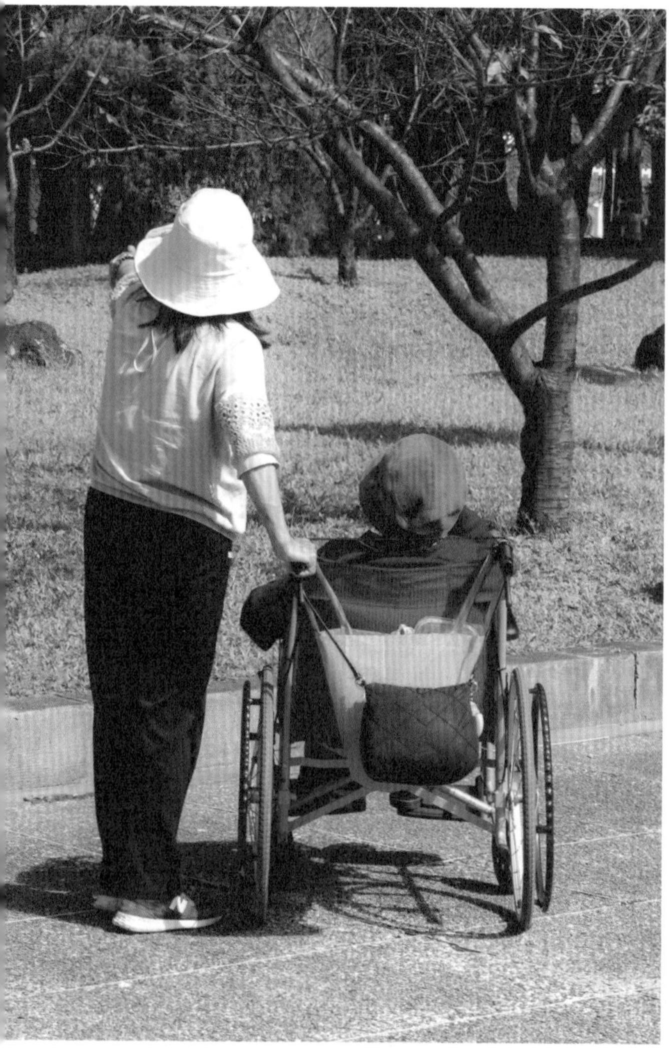

遇到中重度的失智長輩，我會運用視覺和嗅覺，嘗試刺激他們的腦神經。

一出，在旁邊陪伴的太太開始眼眶泛紅。

原來，阿明是他們的兒子，在此不久前因車禍過世。太太以為這段傷痛的記憶，已被中度失智的先生塵封遺忘，沒想到一個薰衣草娃娃打開了他記憶的盒子。

還有一次課堂也是做薰衣草娃娃，這次的案例，卻有點讓人哭笑不得。那次，也是太太陪伴失智的先生一起來，做完薰衣草娃娃後，我同樣詢問：「這娃娃要送給誰？」先生回答了一個名字：「夢娜。」

沒想到，太太一聽，頓時好生氣，當場打了先生一巴掌。原來，夢娜是先生過往的小三的名字。

還有一次，我到廣慈博愛院進行園療，我問一位失智長輩，娃娃叫什

薰衣草等香草氣息芳郁，有助於打開記憶盒子。

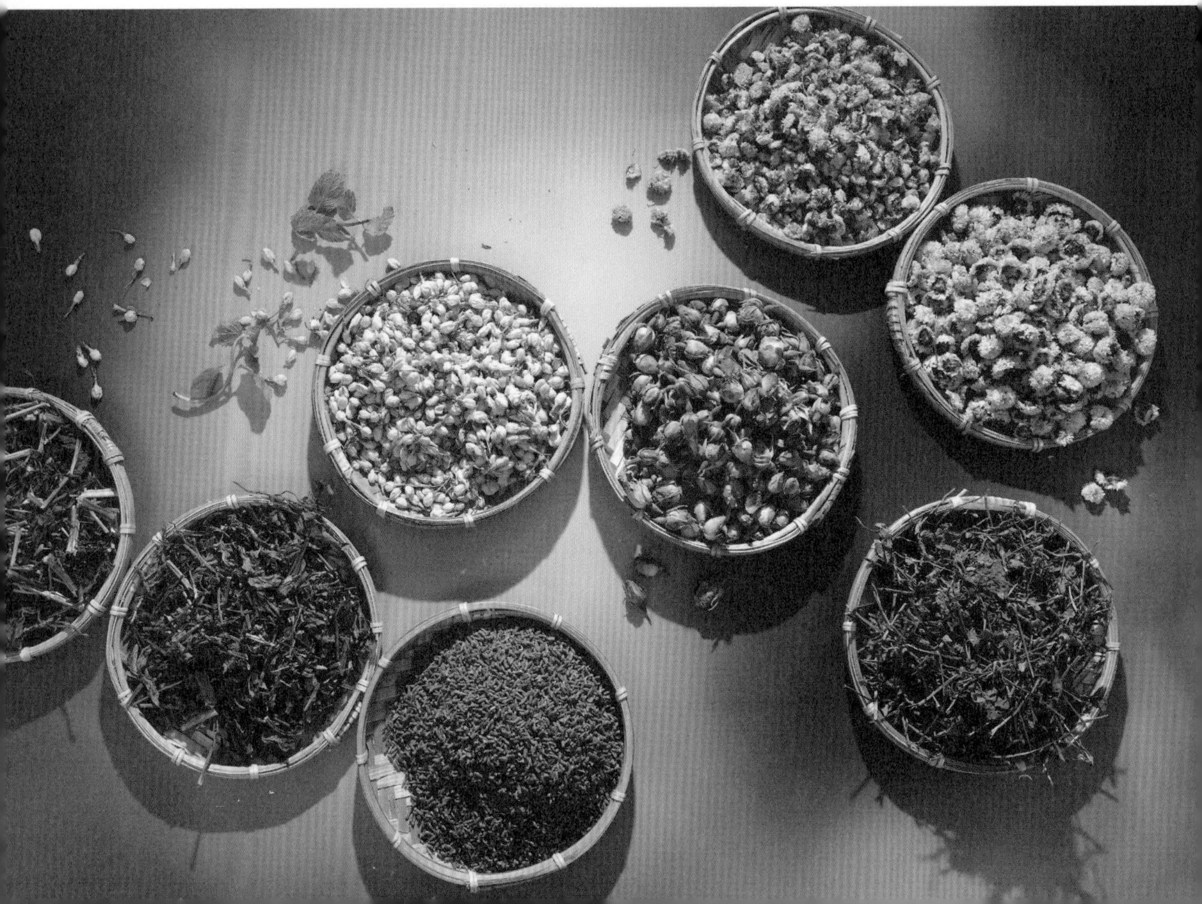

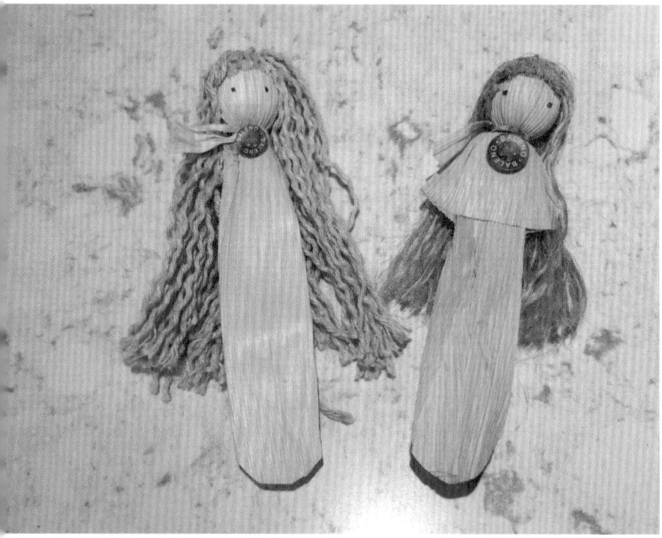

園療師常借用帶長輩做DIY，會激發出想像不到的效果。

麼名字，這位長輩居然跟我說，「叫Charles Bronson。」跟我一同前往的年輕實習生不識查理士・布朗遜（中文譯名）是誰，但我聽了很是驚訝，他是已逝美國著名動作片偶像級演員，長得非常有個性，包括我的母親、姊姊和我都曾經非常迷他。

這位長輩還形容查理士・布朗遜「有鬍子，身體很壯。」當我們以為失智者好像完全忘記的事情，透過「植物鑰匙」，失智者彷彿重溫過去美好時光。

久違的媽媽味，失智阿嬤教做草仔粿

一次清明節，我教失智長輩們做艾草粿。草仔粿是臺灣民間特殊節氣時，家家戶戶都會製作用來拜拜的傳統食物。那次上課時，一位失智老奶奶看到要做草仔粿，突然主動趨上前來，親自示範如何製作，還指導老師要如何做。包括照顧者及老師，一群人全都圍著她，看著她動作熟練，在那個時空當下，一點也感受不到她罹患失智症，也讓大家體驗到久違的媽媽味。

在早年農業社會時代，艾草是民俗植物裡，常常會用到的植物，對許多長輩來說，更是從小到大的生活記憶。

有一次我拿起艾草示範教學，一位阿伯就馬上說，「這就是囝仔嬰著驚，半暝仔罵罵號（小孩嚇到，半夜啼哭不止），要燒水煮草，用來洗澡……。」

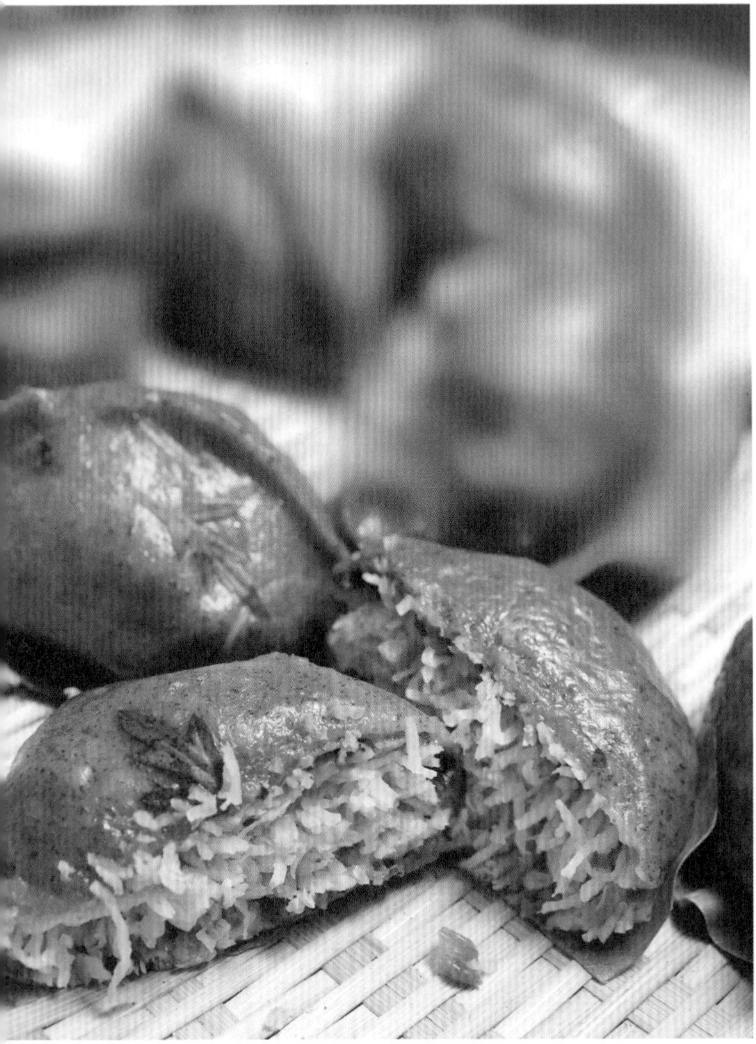

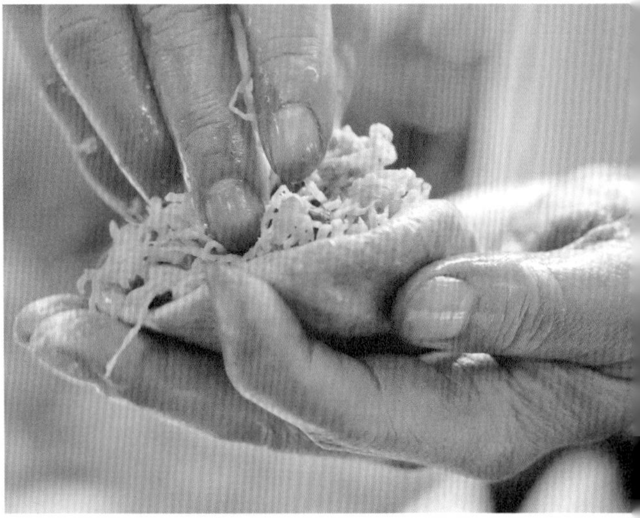

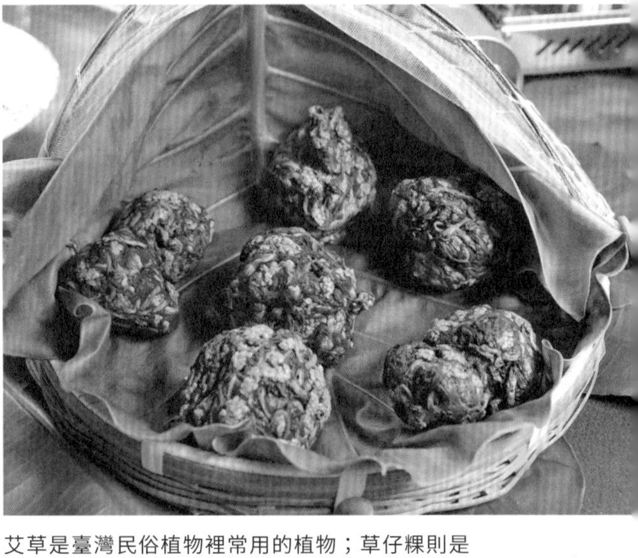

艾草是臺灣民俗植物裡常用的植物；草仔粿則是民間傳統食物，也是長輩們不會忘卻的美好記憶。

一株小小的艾草，打開這位阿伯記憶的抽屜。失智者記憶被喚醒的時刻或許短暫，卻讓照顧者倍感珍惜。

從事園療這麼多年，我有很深的感觸，對待失智長輩，更要重視當下。常常在課堂上，失智長輩只要一聽到電話聲或開門聲，就會說：「我兒子（或家人）來找我了。」我認為對待失智長輩，盡量不要有太多的答應，例如跟他們說：「我會來看你。」他們沒有時間感，會覺得你隨時都會來看他。

珍惜每個當下，或許是對失智長輩最好的陪伴，也是植物告訴我們的照顧指引。

（口述／黃盛瑩；撰稿／紀淑芳）

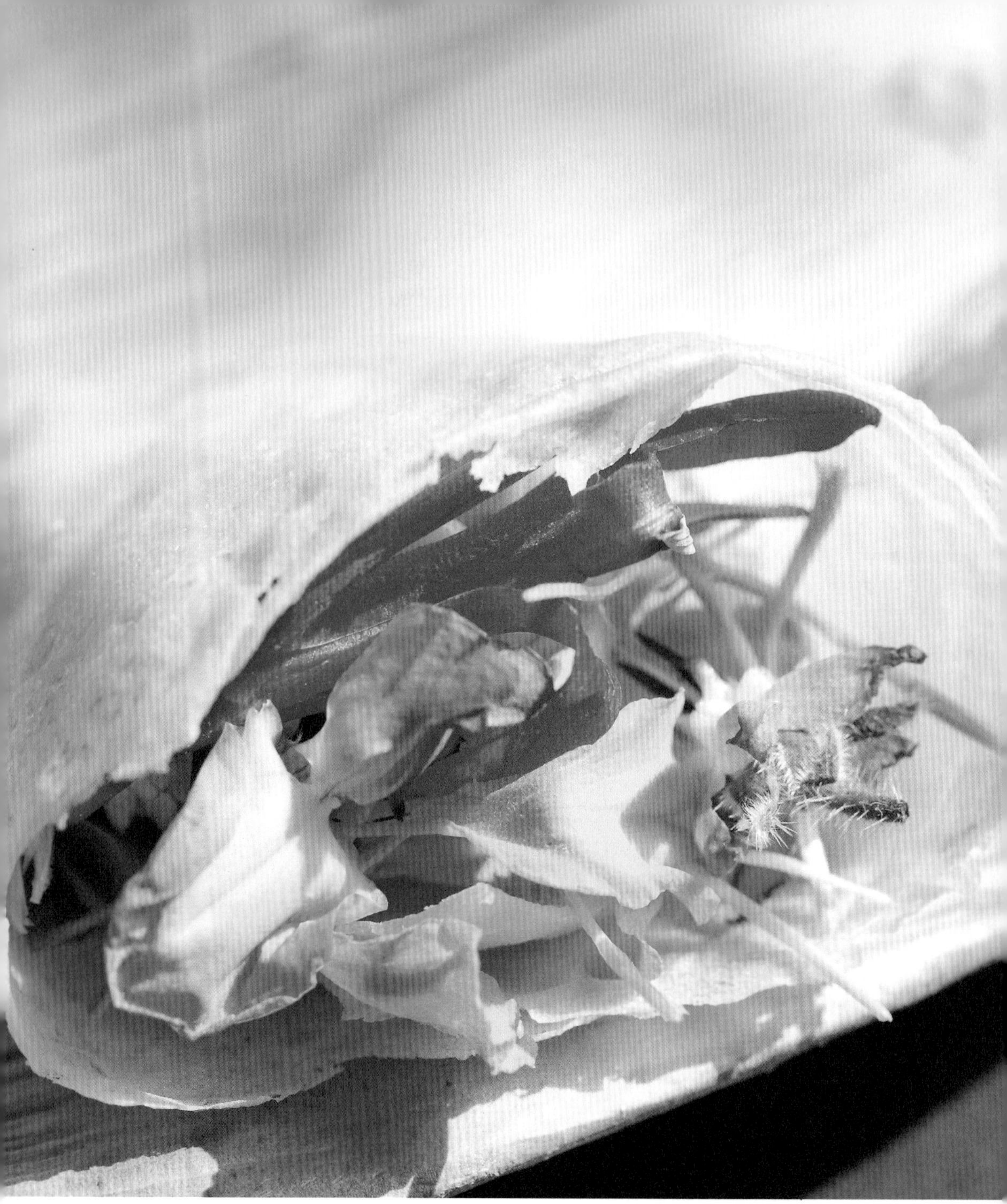

其實，生命到了最終，還是有很多意義層面的東西，可以尋求或好好回憶。

來得及說道謝

寫在袋子裡的一封信

二〇二二年夏季，我因為參與一項醫療單位針對癌症團體的研究案，來到福山植物園。在封園時間，園方特地為了該研究案開園兩天，讓癌症病患進行醫學試驗以及園藝治療。

由於層層政策保護，嚴禁人為開發破壞，園內的山林谷地至今仍保有自然的面貌，動植物種類豐富，當我們搭車沿著崎嶇山路前進，在地運匠甚至跟我們抱怨：「這裡很無聊、很難玩（註：因為人為設施少）。」但對因病蟄居的癌友們來說，著實是一趟身心靈療癒的難得旅程。

交樹朋友，傾聽大自然說話

我印象最深刻的，是在進行「吶喊」這個課程。我當時帶著癌友們，來到一個山坡上，面對空曠的山谷，望向無際的天空，請他們心裡先想好一件事情，可以是詛咒、可以是罵人的話、也可以是爆破的聲音，我要他們大聲地喊出來。

一開始，學員們幾乎放不出聲音來。透過漸進的引導，一次又一次的練習，學員們終於可以「撕心裂肺」似地大聲叫喊出來，「好久沒有這樣盡情地吶喊。」他們開心地發現自己可以做到。只可惜，第二次當我們要再進行一次吶喊練習時，遭到園方禁止，因為怕我們會嚇到猴子及其他野生動物。

在福山的那兩天，山上清風徐徐，我帶著學員，穿梭在樹林間，並要他們找出兩根樹枝，把自己的雙臂比出樹枝的形狀及方向，假想自己是一棵樹：當風來了，身體便隨著風輕輕地左邊晃、右邊晃。在大自然中，與樹木超聯結，我感覺學員們在那時刻，整個人是擴張開來的。

來到林間，自然少不了要「交樹朋友」。我們提供學員們一人一張草蓆，讓他們尋找一棵讓自己感覺很舒服的樹，臥席躺在樹下，聽聽樹朋友想要跟他們說的話。

「生命力」、「慈祥」、「照顧」、「包容力」……，學員們陸續分享自己從樹朋友那裡聽到的話語，大多是很正面的詞彙。我們一邊泡著在地香草沏的茶，一邊請學員們試著將從樹朋友那裡取回的七個詞，造出兩個句子。

「可憐……」，其中一位男性癌友寫下這兩個字。他選擇的是一棵有許多洞的樹朋友，他認為那棵樹是被啃食，才變成這樣；而他自己就像那棵樹，不停地吸收養分，好讓自己枝繁葉茂，去照顧家人。他說，他知道自己罹患癌症跟個性有關，不停地付出。

「你付出的感覺是什麼？」我問。

「累了。」他回答。

我告訴他，「那就對了。你付出的當下，那是一種選擇；現在累了，也是告訴你的一個訊息。」「樹想要告訴你的，說不定也是知道你累了，這樣就夠了。」他突然轉身，低頭背對我……。

我請學員們把那天寫的兩句話帶回去，或記在筆記本裡，或貼在冰箱等顯眼處，日後每當讀到這兩句話時，心情就像回到那天的福山一樣，並從中得到力量。

找一棵樹，聽聽他們想要告訴你的話。

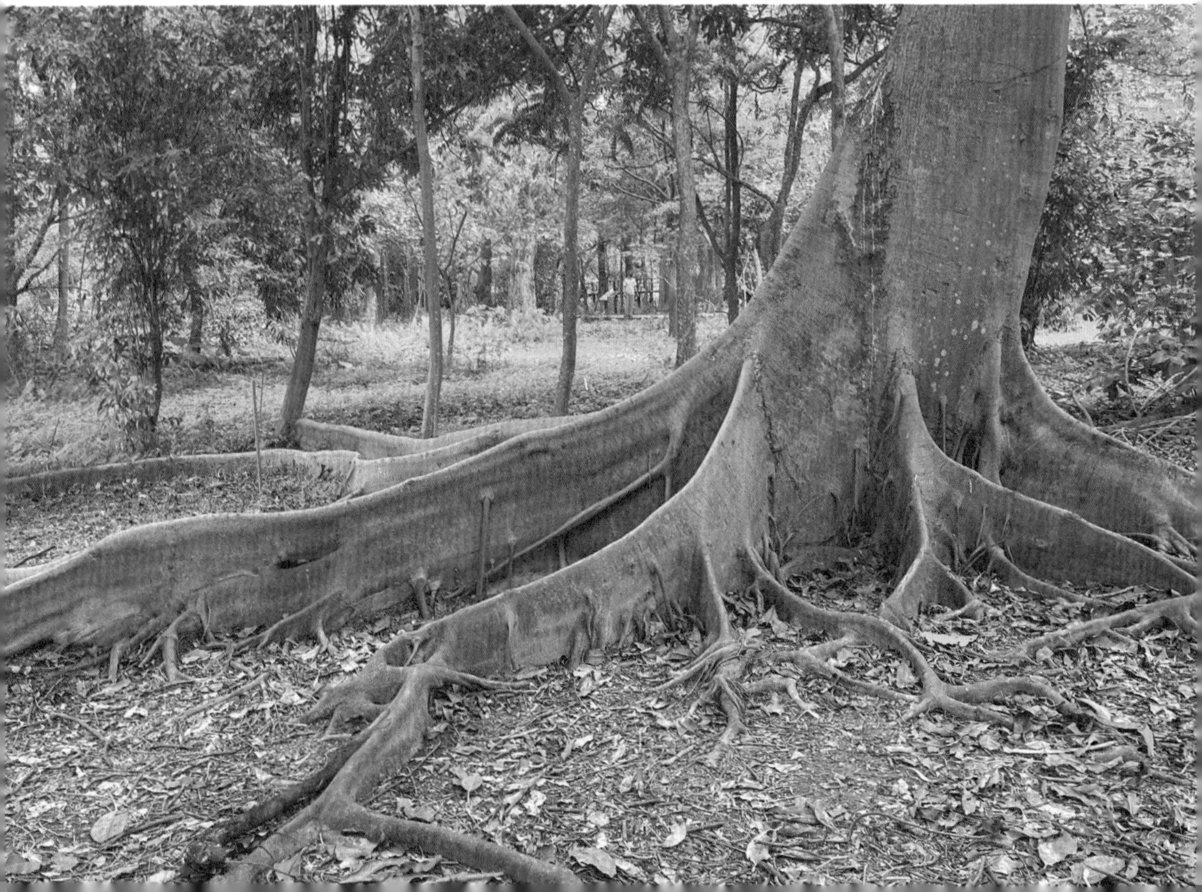

一顆水苔球，漾滿阿勇哥的感謝

不是每個人都有這樣的機會到大自然，尤其是對生病的人。我從二〇〇九年四月開始到長庚醫院的安寧病房從事園療，二〇一三年開始，又加入腫瘤科病房。其中，住進安寧病房的人，都是經過兩位醫生判定，不再進行積極性治療，安寧病房是「人間、天堂」的轉介點，也是這些病患到天上當天使之前，在人間的最後一哩路。

在《南丁格爾與近代護理》一書中寫道：「看不到天空的病房，對病人的心靈是個很大的虧損，而心靈的痛苦比身體的苦痛更深刻。人就是需要看到天空，甚至在床邊擺幾朵小花，對於一個殘弱的病人都是很大的鼓舞，為心靈帶來喜悅。」

作為一個園療師，當每次走進安寧病房，我並不是帶著凝重的心情去，而是把植物帶進去，創造一個點狀的情境，一個通道，帶進季節以及大自然的氣息。

阿勇哥是我在安寧病房遇到的一位病患。那一次，我要帶領大家做一個承載祝福的水苔球。阿勇哥坐著輪椅，插著鼻胃管，由看護推進來。

「要不要做水苔球？」我問，他顯得痛苦，無力地搖搖頭。

「沒關係，那我讓看護來做，可以嗎？」他點頭同意，自己繼續待在角落一隅，手托著頭，顯得若有所思。

看護在紮水苔球時，我又走過去問他，「你要不要來看看？」他同意了，我把他推到看護旁邊看著。突然間，他開口說他想親手做一個送給妹妹，但手沒力，會抖。志工於是和他一起合作，請他拉著繩子，代他綁水苔球。

過程中，我們不斷和他互動，「這裡加幾圈，好不好？」每個步驟都會詢問他的意見，他只是拉著繩子，一直放一直放，待水苔球完成後，再問他，「你要不要寫幾句話？」

阿勇哥寫下了「妹妹，我愛你。」這幾個字。

沒有結婚的阿勇哥，病中都是妹妹照顧，他想用這顆水苔球，表達對妹妹的感謝。最後，我們邀他拍一張照片，告訴他洗出來之後，可以送給妹妹，他露出了久違的微笑。看到阿勇哥從痛苦、沒有生氣，一直到後來願意讓我們拍照，讓我很感動。

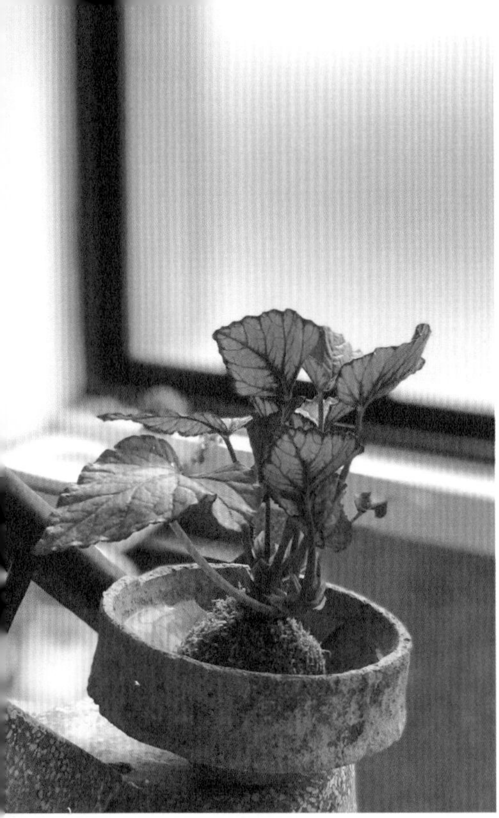

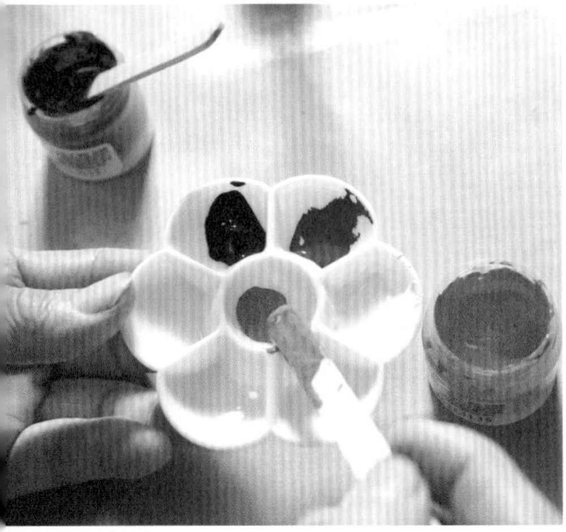

一顆水苔球可以表達說不出口的感恩。

「寶貝，滿滿的愛永遠給你」

在安寧病房裡，有太多生命故事上演著。有一次課程，也是做水苔球。一對年約四十來歲的夫妻，走進交誼廳，我看他們哭腫了眼，邀請他們參加課程，他們先是搖搖頭，坐在旁邊的小客廳休息。

我不放棄，又詢問他們，「我把材料拿來這邊，讓你們自己做，請志工協助你們，好嗎？」他們點頭。水苔球完成後，我請他們在祝福卡上，寫下想說的話。

「寶貝，滿滿的愛永遠給你，爸。」「寶貝，不管你在哪裡，媽媽都希望你幸福快樂！」

我沒有多說什麼。在安寧病房，語言是最多餘的。我後來得知，他們

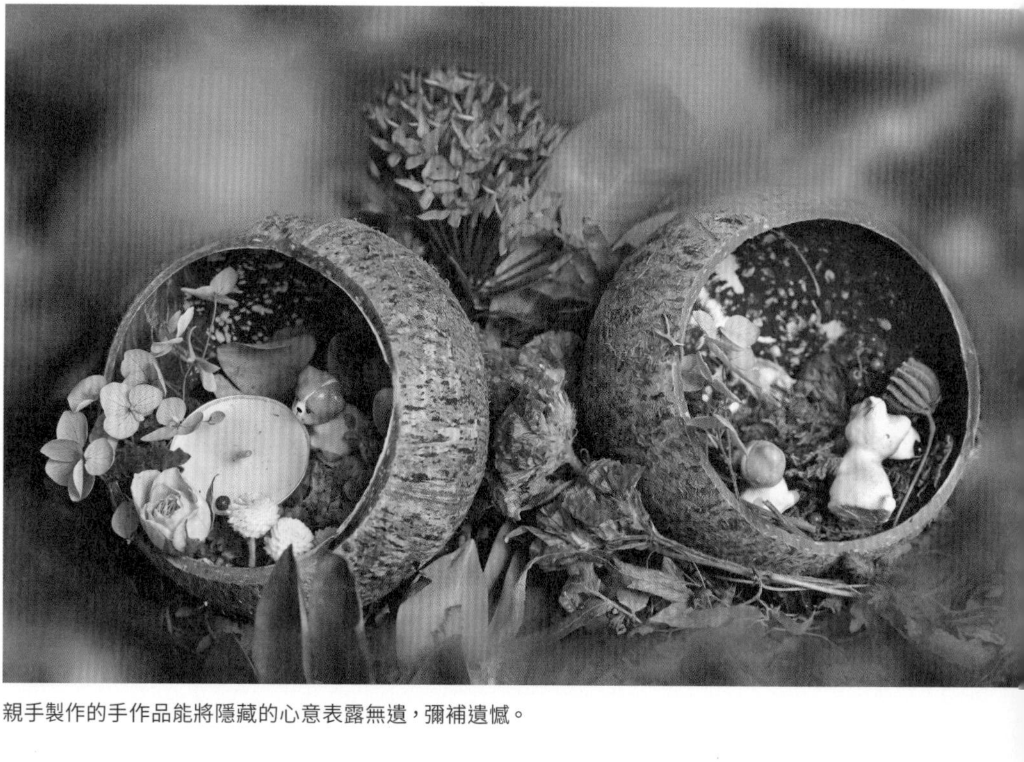

親手製作的手作品能將隱藏的心意表露無遺，彌補遺憾。

的女兒才二十歲出頭，當時已經住在安寧病房。待我們後來再去，發現植物沒有帶走，就知道病人已經走了。足堪安慰的是，當時透過這兩顆水苔球，讓爸媽來得及說出對女兒的愛。

接受植物無言的撫慰

另一個小女孩，住進安寧病房時才僅是個國中生。我記得那時是秋天，去之前，我買了一個素面的牛仔布皮包，並且在安寧病房外的山坡，採集了一些葉子，讓女孩在皮包上做葉子拓印，並用紙條寫下心情或想說的話，小女孩寫完後，把卡片放進皮包，她說，等她走了，可以拿給媽媽看。我沒問裡面寫了什麼，只說「好。」看到女兒如此貼心的舉動，在一旁的媽媽哭到幾乎崩潰，需要旁人攙扶。

太多的生離死別，在安寧病房頻繁上演著，護理師心情經常跟著起伏波動，流動率很高，他們每次看到我都說：「老師，我們好需要被療癒。」除了病患本身，安寧病房裡園藝治療的對象，還包括他們的家人、看護、護理師乃至醫生。

「其實，生命到了最終，還是有很多意義層面的東西，可以尋求或好好回憶。」一位社工如此分享。透過植物的力量，讓病患接受植物無言的撫慰，並且拜託植物，傳遞正念與祝福，只要心裡頭有大自然，病房裡也能有春天。

（口述／黃盛瑩．撰稿／紀淑芳）

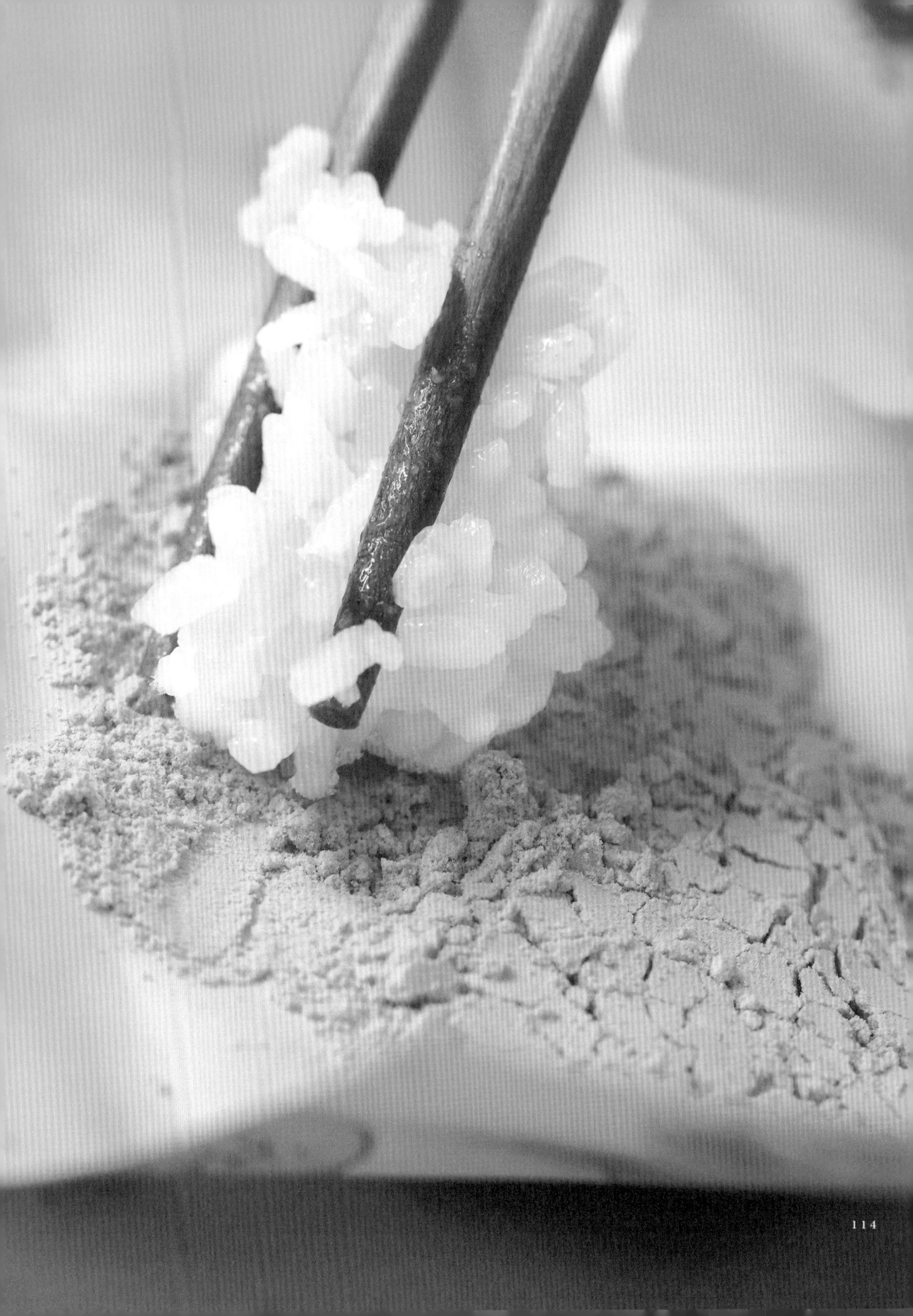

何不在大安森林公園或外籍看護經常去的公園，規劃「東南亞植物區」？讓植物來做爲長輩們與看護之間的情志橋梁。

這就是家鄉的味道！

東南亞姊妹們的解憂植物

鄉愁是什麼滋味？

從事園藝治療多年，我接觸過許多來自東南亞的學員們，當他們在課堂中看到來自家鄉的植物，那種眼睛發亮、心流直竄的表情，我便知道，植物正在撫慰他們化不開的鄉愁。

近二、三十年來，來自東南亞國度的朋友們，或在臺灣組成家庭，或到臺灣工作，不僅帶來家鄉的文化及美食，也讓臺灣社會有了更多元的風貌。但是，離鄉背井所帶來的文化衝擊、生活挑戰以及心理調適等問題，藏在一般人看不到的背後。

味覺，啓動和家鄉的聯結

幾年前，我應YWCA（基督教女青年會）東區新移民社區關懷據點的邀請，針對東南亞姊妹們進行園療課程。因應族群特性，我在設計教案時，會特地尋找跟東南亞地區相關的植物，如香茅、越南香菜、薑黃、樹薯、七葉蘭（香蘭）等。植物神奇的力量在於，當它們一出場時，往往會自然而然地帶出人們平時不輕易外顯的情志，屢試不爽。

每次上課，只要我一拿出東南亞姊妹們熟悉的植物，整個課堂裡立刻哄鬧了起來，她們會開始用家鄉話，嘰嘰喳喳地交談討論，表情也瞬間變得不一樣。這時，我會跟大家說：「從現在開始，妳們可以盡情地講十分鐘，之後，就要開始講中文了。」

對任何人來說，透過味覺，是最能和家鄉產生聯結的方式。薑黃即是東南亞國家人民廣泛使用的辛香料。她們跟我分享，在東南亞國家會使用薑黃母，磨成泥，倒入水中加熱；完成後，得要站著慢慢喝，而且腳趾頭要抓著地，喝到身體發汗為止。根據東南亞姊妹們講述，這樣做可以有溫熱子宮的效果，月事也會比較順，所謂教學相長，我也學到一課。

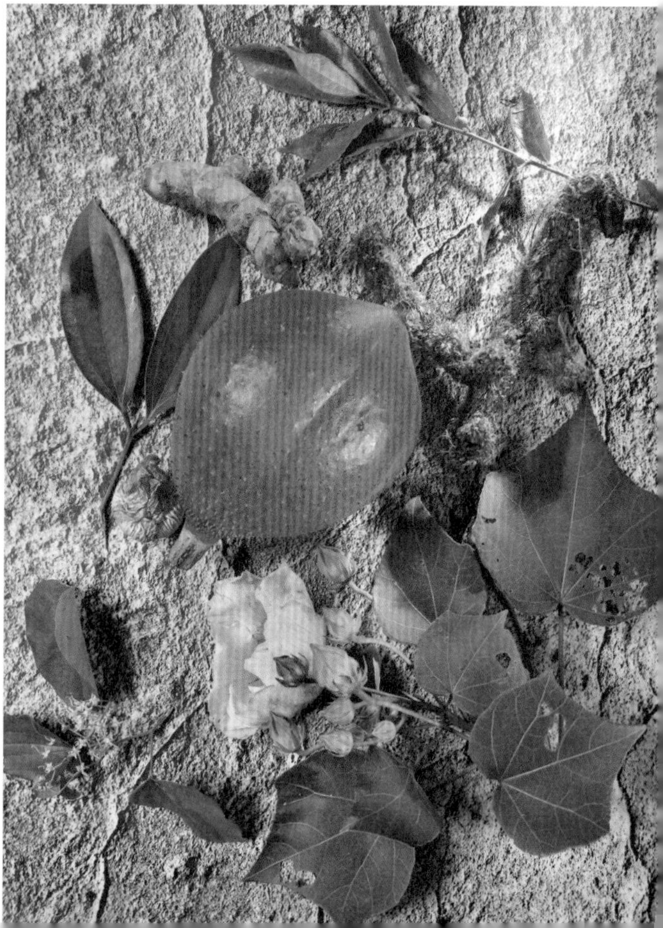

因應族群特性，設計教案時，會特地尋找跟東南亞有關的植物。

臺灣跟東南亞有很多相同的植物，到農場上課時，往往不待我講解，學員們便會自己開始熱烈地指認，還會跟我分享她們在家鄉不同的食用或運用方式。

例如，樹薯不僅是小時候的零嘴，

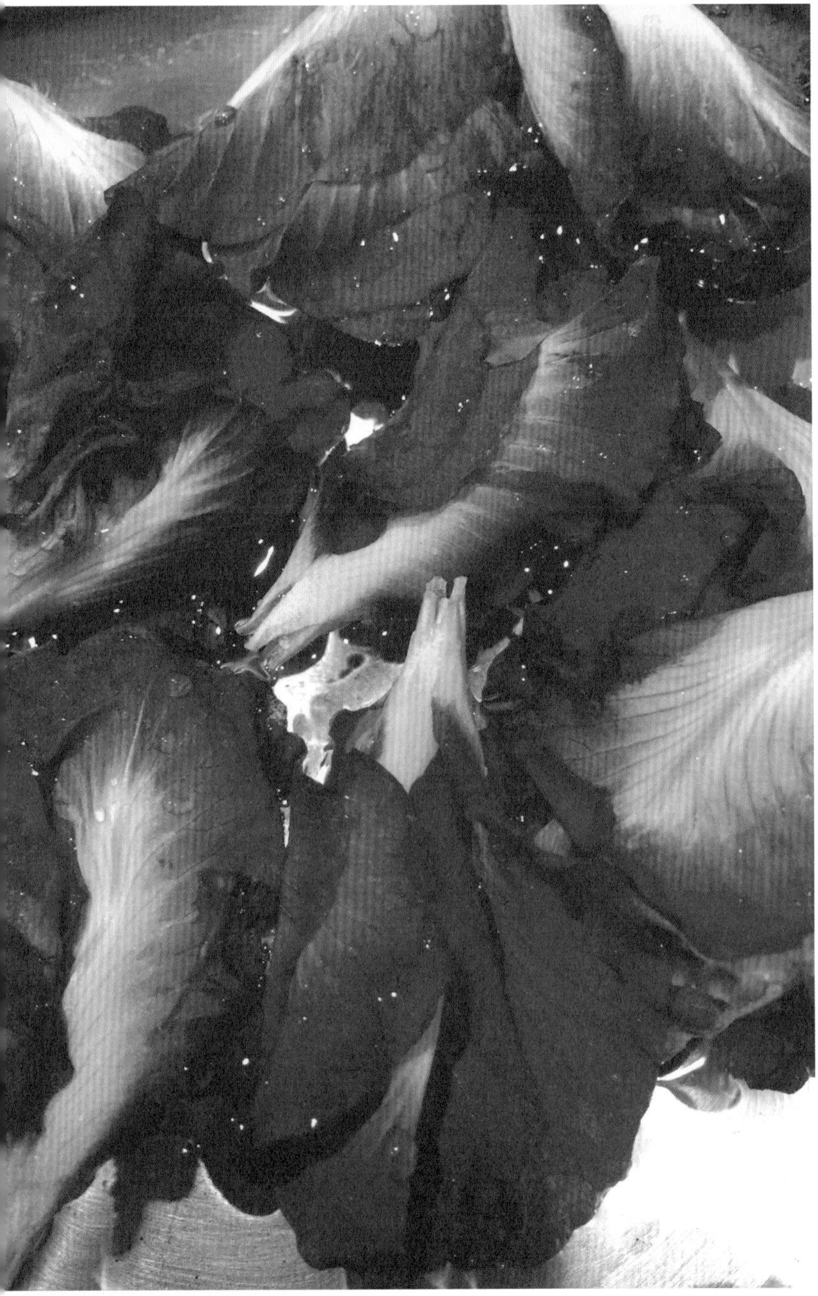

蝶豆花常用於東南亞的飲料、娘惹糕和藍花飯。

她們也會用樹薯的葉子，折一折，變成一條項鍊或是手環，有點像小時候的童玩。

又例如，臺灣人不吃香蕉花，但在東南亞，人們會將香蕉花涼拌來吃。

還有，臺灣人覺得青芒果很酸不太敢吃，東南亞朋友卻愛吃。記得我過去在啟智學校服務時，有很多東南亞籍的朋友，因為他們愛吃青芒果，因此，學校的芒果樹，果實從來沒有等到成熟過，就全都被摘來吃。他們把青芒果削皮後，就沾著特製的調味料吃。

植物，帶出她們的故事……

透過植物，帶出跟家鄉的聯結；因為植物，東南亞姊妹們也說出了自

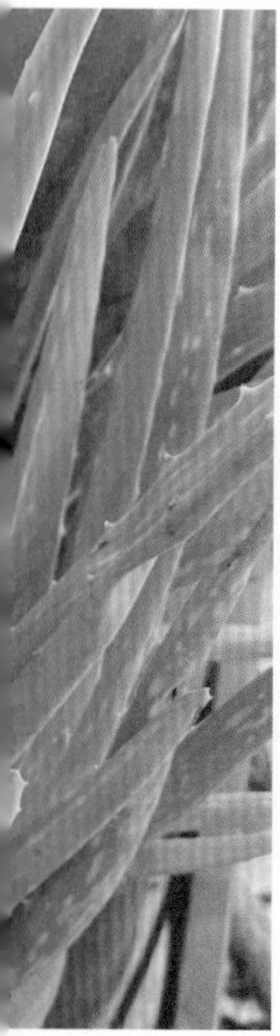

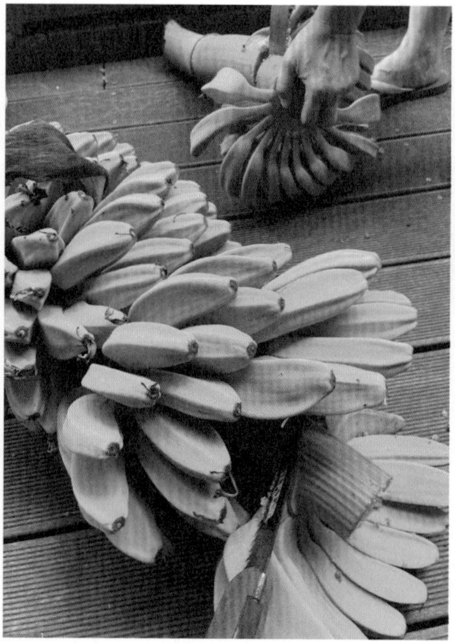

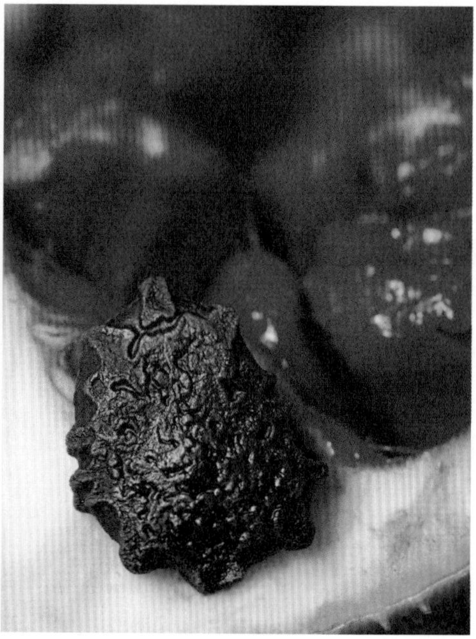

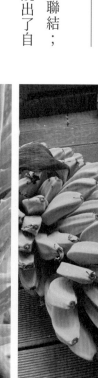

己平時不輕易說出的遭遇及故事。

我曾經幫十對受到家庭暴力保護令保護的母子，進行園療課，體會到新住民家庭所面臨的問題。我記得那次是在榮星花園上課，課堂中，我介紹左手香。在傳統用法中，左手香被認為是天然消炎聖品，能舒緩疼痛、感冒發燒等症狀。我在課堂上教學員們製作左手香咳嗽糖漿、左手香柳橙汁、防蚊疫，讓大家在生活中可以運用。

上完課後，一位媽媽跑來跟我說，她想要自己種左手香。她告訴我，她的孩子常常突然發燒，尤其遇到晚上時間，她因為中文不好，心裡很急，卻不知道該怎麼辦。現在知道有這樣的植物，可以在小孩突然發燒時，用來先救急，因此想要自己種。

還有一次，我在內湖婦女中心幫袋鼠媽媽團體上園療課，學員都是單親媽媽，其中有兩位是嫁到臺灣的東南亞姊妹。我那天帶了兩支大蘆薈，蘆薈也具有消炎作用，我教學員製作

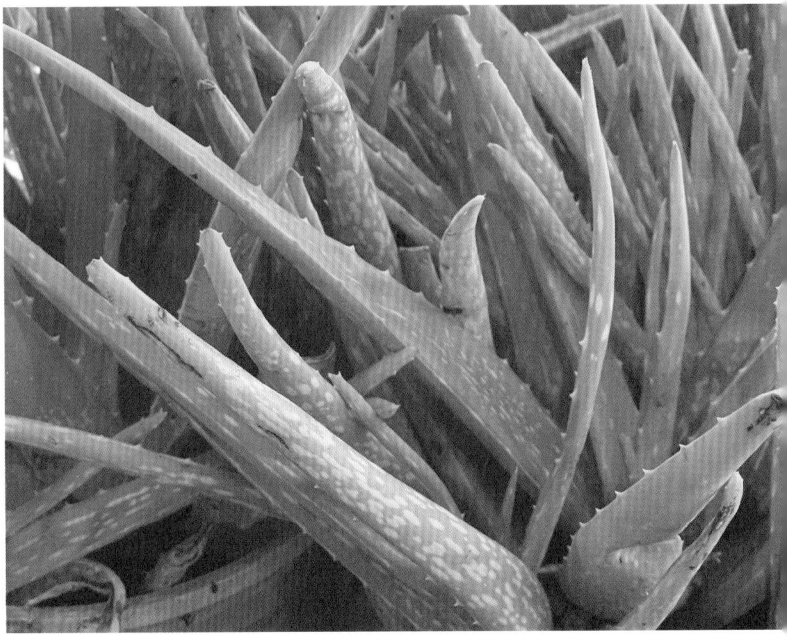

蘆薈／香蕉／木鱉果

蘆薈蜂蜜汁、蘆薈面膜（蘆薈加一點綠豆粉、擠一點檸檬混合），另外，我還教她們用蘆薈皮抹頭髮，可以潤澤保黑。

課堂中，我看到其中一位東南亞姊妹不知何故臉部腫得很厲害，我趕緊用刮下來的蘆薈皮，讓她敷著臉頰，她說她嘴巴內側也受傷，我讓她把蘆薈肉含在臉頰內側。待課堂結束時，這位姊妹的臉已經消腫了一大半。她私下跟我說，她是因為被先生家暴，才傷成這樣，讓人看了不捨。

園療師的夢想：公園裡的東南亞植物區

我常常在想，對於臺灣社會中愈來愈多的新住民或新移工，園療其實可以在日常生活中扮演相當的角色。作為一名園療師，多年來我有一個夢：在外籍移工常去的公園，相關單位能規劃「東南亞植物區」。

隨著臺灣進入高齡社會，來自東南亞的社福移工人數漸增，且以女性為看護及幫傭的主力。相信很多人都看過這樣的畫面：在公園裡，東南亞籍的看護朋友們和坐著輪椅的長輩，兩者間的聯結或溝通非常少，通常外籍看護們圍成一圈聊天，或是滑手機，長輩們則自成另一圈，或者發呆，啥事也不做。

曾經有一次機會，大安森林公園管理者因為要做 healing garden（療

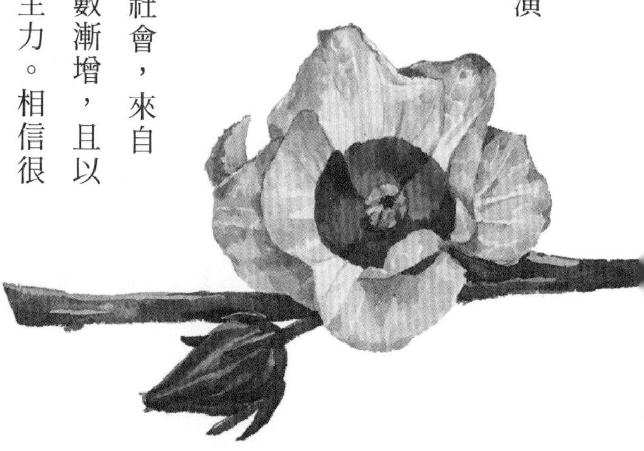

癒花園），找我們去旁聽，因而刺激了我的發想：何不在大安森林公園或外籍看護經常去的公園，規劃「東南亞植物區」？讓植物來做為長輩們與看護之間的情志橋梁。

如果這個夢想被實現了，未來公園裡的畫面變成是：當阿公、阿嬤到公園散心時，外籍看護們一邊介紹自己家鄉的植物，分享家鄉生活的種種，一解思鄉之情；長輩們也可以透過聽聽說說，刺激一下腦神經。透過植物，替他們的日常生活增溫、增色，豈不美事一樁？

（口述／黃盛瑩；撰稿／紀淑芳）

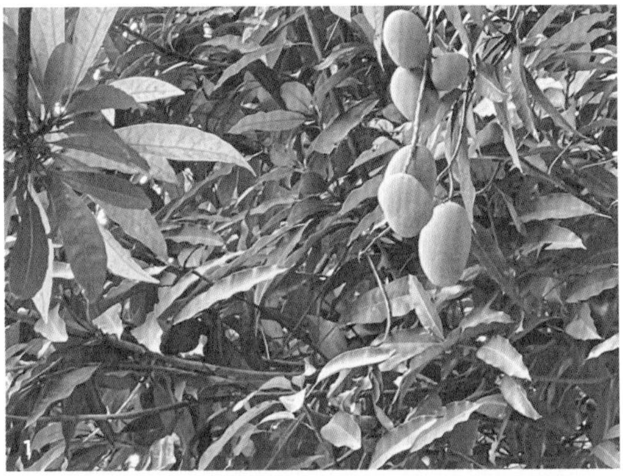

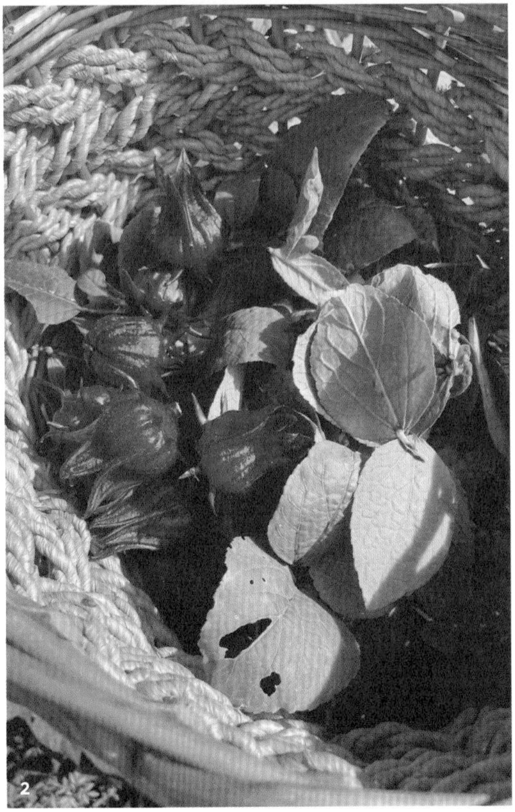

1　青芒果。

2　洛神花茶是臺灣夏季常見的清涼飲料。

劉雨青

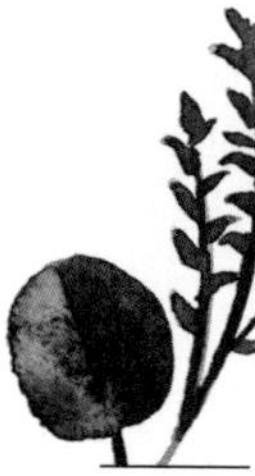

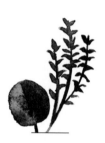

臺北藝術大學美術學系畢，年輕時是憤青＋魯蛇廢青，找尋自我價值和土地認同的過程中接觸到園藝治療，漂泊的心漸安然落地。現將園藝治療視爲一種社會實踐，致力於將植物帶入兒少、特殊、銀髮等族群的生活，將臺灣本土植物文化融入園藝治療活動當中，並以kitchen garden爲青草生活之履踐。

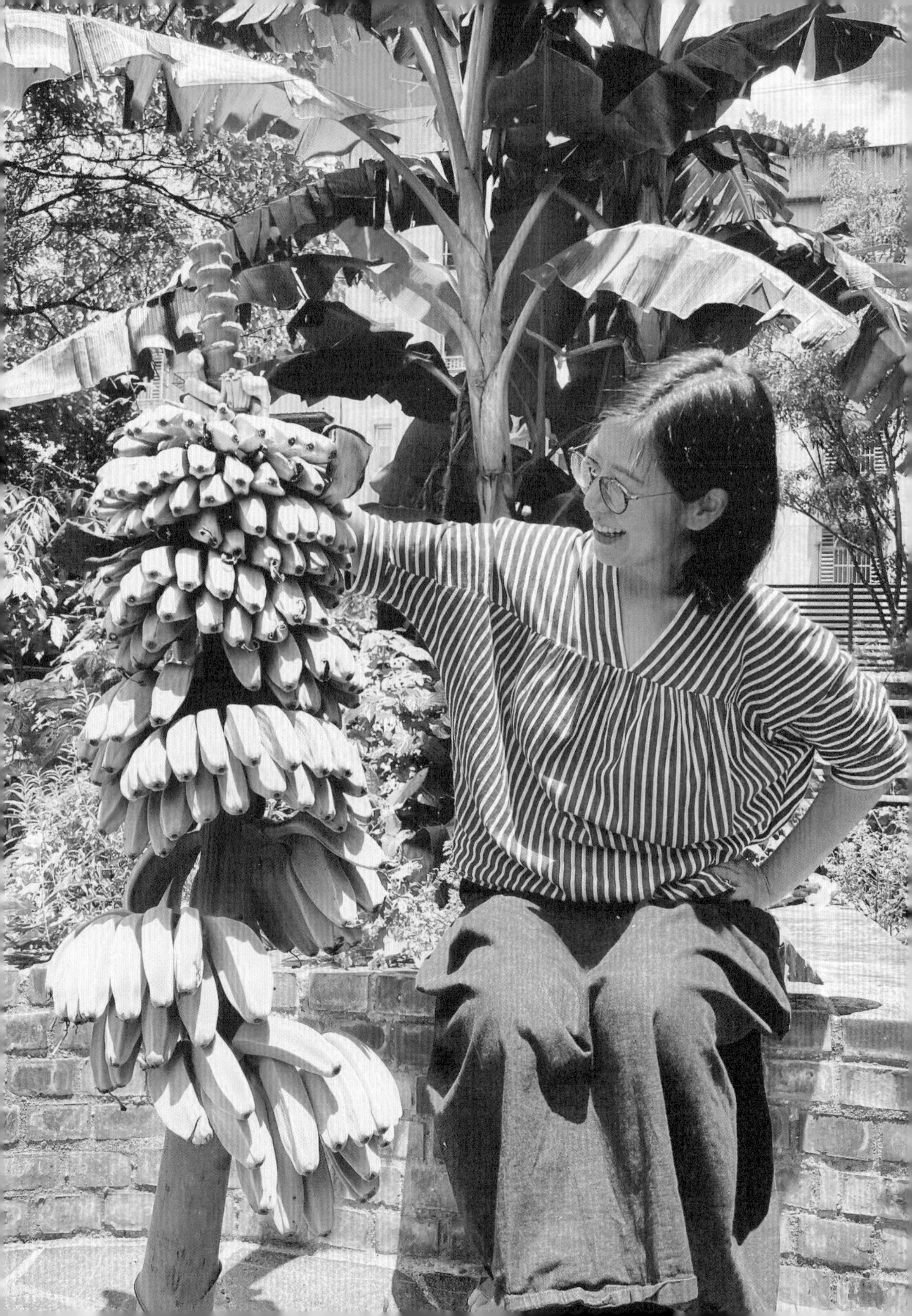

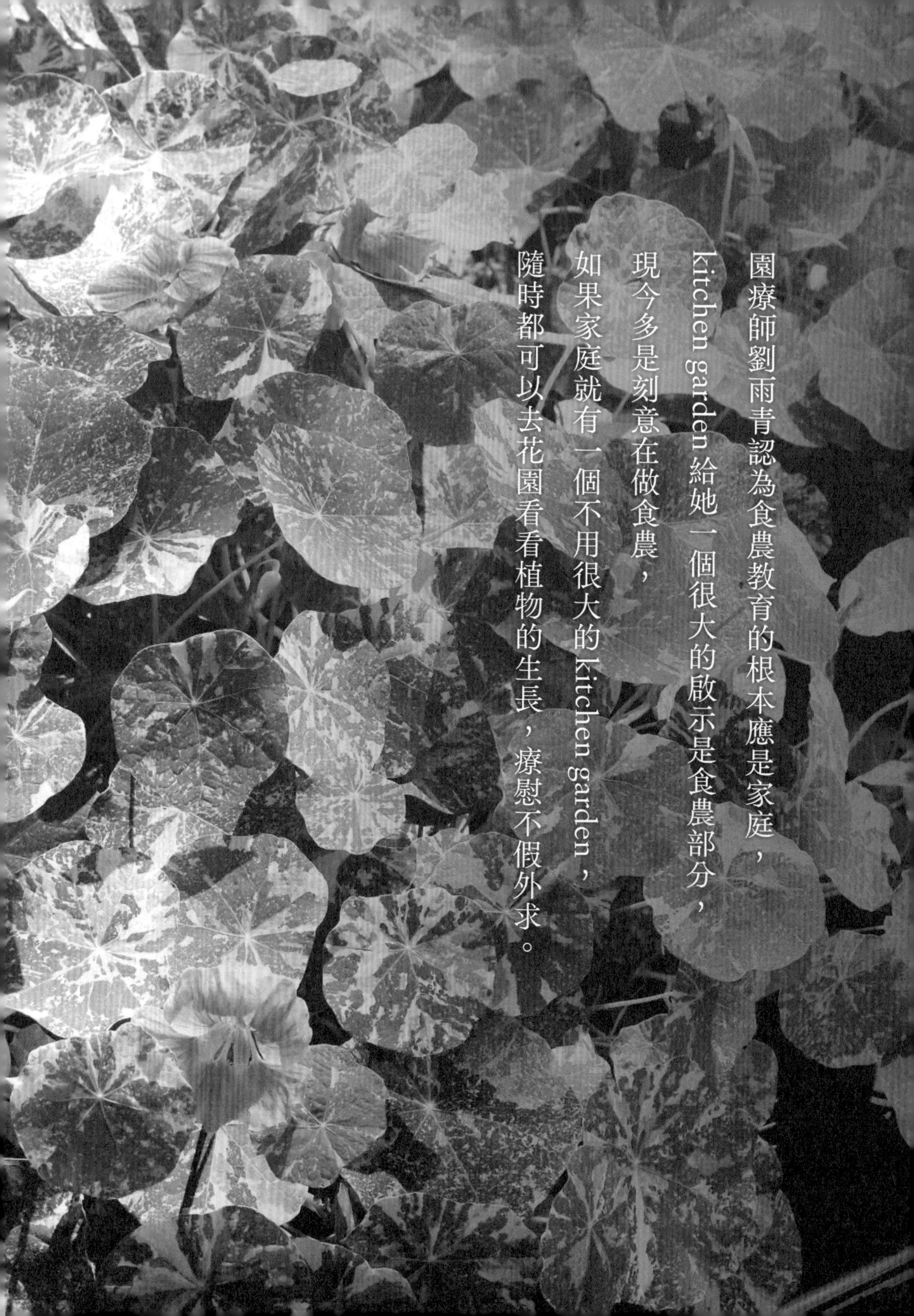

園療師劉雨青認為食農教育的根本應是家庭，
kitchen garden 給她一個很大的啟示是食農部分，
現今多是刻意在做食農，
如果家庭就有一個不用很大的 kitchen garden，
隨時都可以去花園看看植物的生長，療慰不假外求。

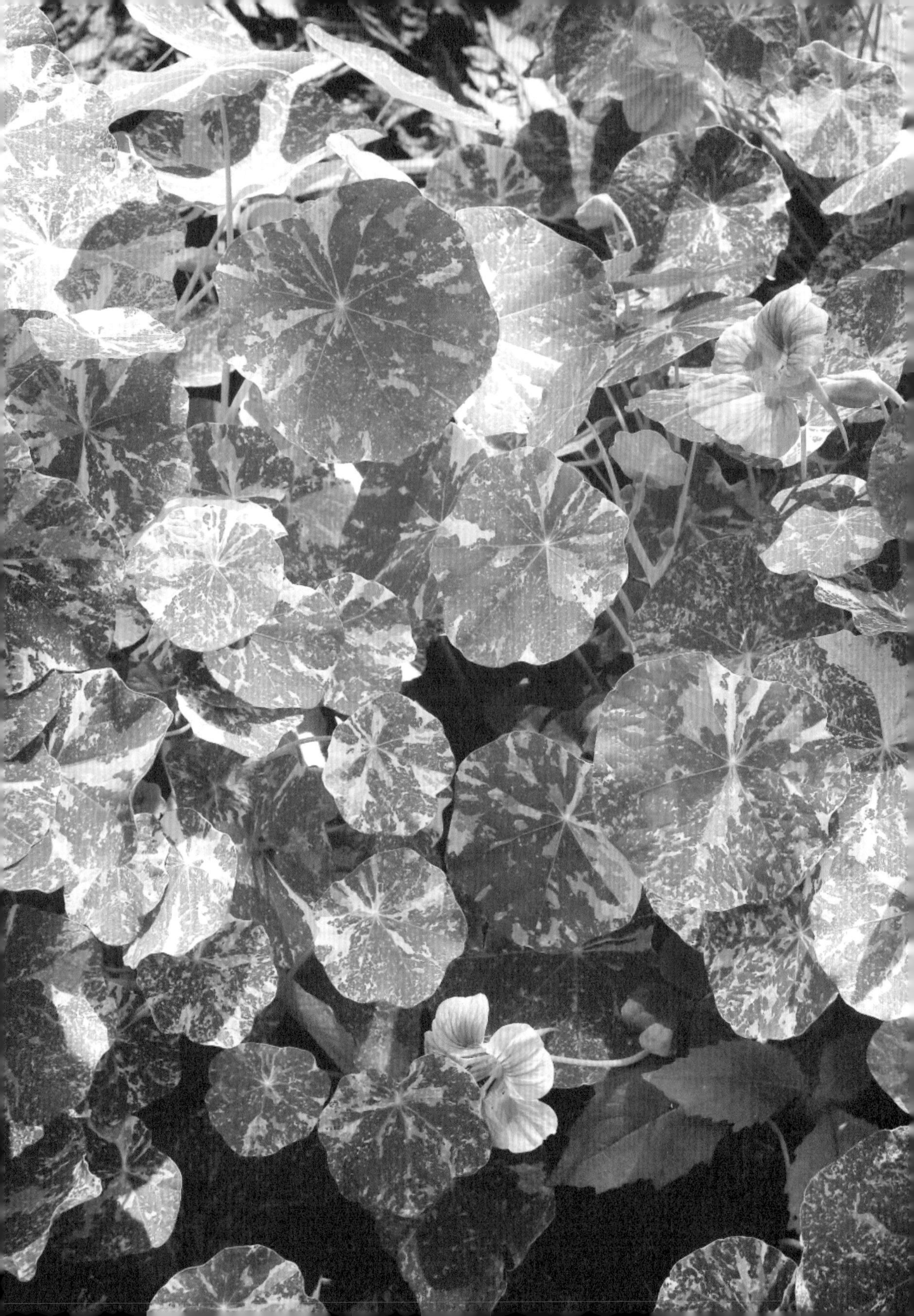

走兩步可到的療慰之地

圓一個園療師的kitchen garden夢

擁有一個kitchen garden，在十年前就是我的夢想。吃，占了很大一部分因素，更少不了療癒、保健及讓我跟大自然的韻律有聯結。

我的kitchen garden大概是這樣，說是kitchen也不是這麼kitchen，不是全部栽種可食的。原則上，是以園藝治療師的kitchen garden來定義，它在我走兩步就可到之處，工作累了要休息，或忙碌生活中的空檔，隨時都可以去那裡療癒一下，澆澆花、看一下植物的生長。

享綠意空間、落實食農教育

想要有一個kitchen garden，首先是空間方面的感受。現代人，有時會跟大自然脫離了關係，可能是空間上的問題。去年，我在找房子時，就想為什麼以前的房子是有前後陽臺？

kitchen garden建置後，孩子也跟著到來，植物伴隨其成長。

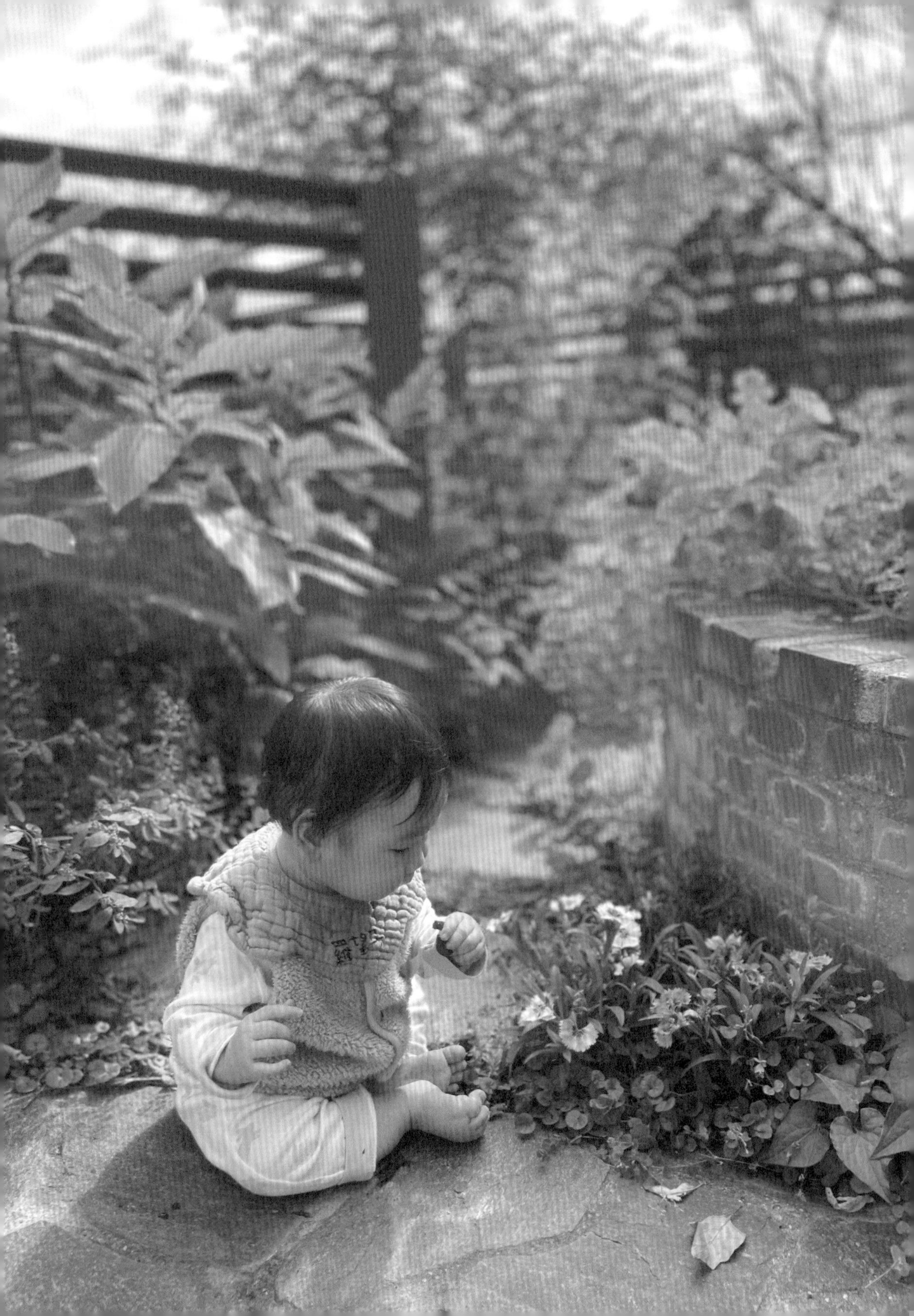

那種半戶外空間很重要啊，至少可以有個內、外，有個緩衝，這個空間是可以有綠意的。但是今日人們好像連這些綠意都不要，寧願割捨戶外空間而不是縮減室內空間，是房價太貴？還是覺得這個是可以捨棄的？導致很多新建房都缺少了陽臺部分。

對我而言，是寧可室內小，但戶外要大，這樣的物件卻很少。最終找到選定的這一戶，室外總坪數和室內一樣，室內是二十一坪，戶外的陽臺加kitchen garden也將近二十坪，在所有戶數裡，算是單價最高的，卻滿足了我對kitchen garden的描繪。

再則，在做園藝治療時，常會跟食農教育聯結，食農教育強調從土地到餐桌，我們現在吃的東西卻很單一化，對桌上的食物也不知道它的幼苗、花長什麼樣？其實，食農教育的根本應是家庭，但從傳統廚房封閉、隔絕家人參與廚房工作的空間配置，就可以看出各種不友善。

kitchen garden給我一個很大的啟

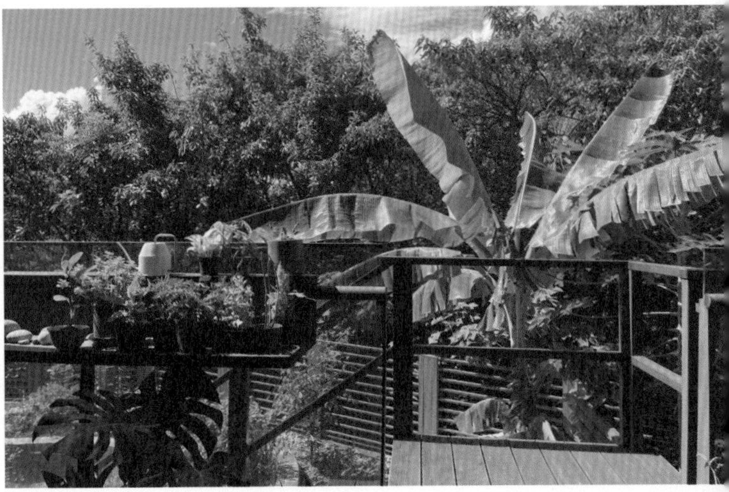

家中陽臺下幾步階梯，便可到達kitchen garden。

一步步實踐我對kitchen garden的描繪。

示是食農部分，現今多是刻意在做食農，如果家庭本身就有一個kitchen garden，不用很大，猶如我家只有十坪，就可以提供非常多的食農教育，而且是很根本的做法。

也是生命教育、土地教育、文化教育

我的小孩，小名「羅望子」，從她開始會爬、會坐，就把庭院的許多植物都拿來吃，不到一歲吃過的植物，可能很多大人都沒吃過或不敢吃，例如雞屎藤，她從小就有各種不同的味覺刺激。當然因為我有相關知識背景，會注意她吃了什麼，原則上都是沒問題的才會讓她嘗試。而且我的庭院都是自己堆肥，不太會有農藥殘留

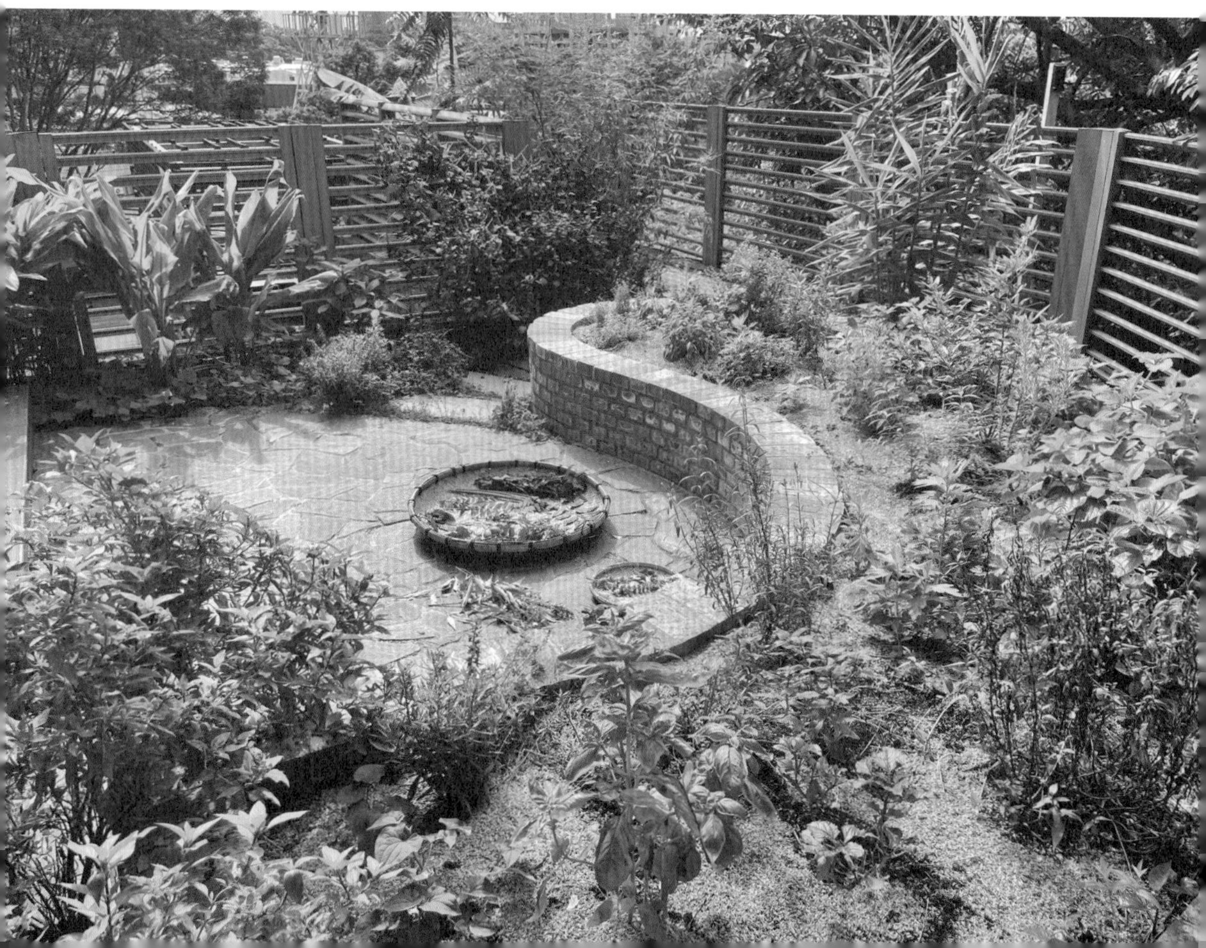

的問題。之前我把一顆放到發芽的馬鈴薯丟到庭院，不久它自己長出來，開花後又結馬鈴薯，「羅望子」長大以後，就知道馬鈴薯的一生是長成什麼樣。

我也在庭院種些菜，並在居家開放式廚房做料理，馬上吃掉，這樣的食物里程幾乎是零。

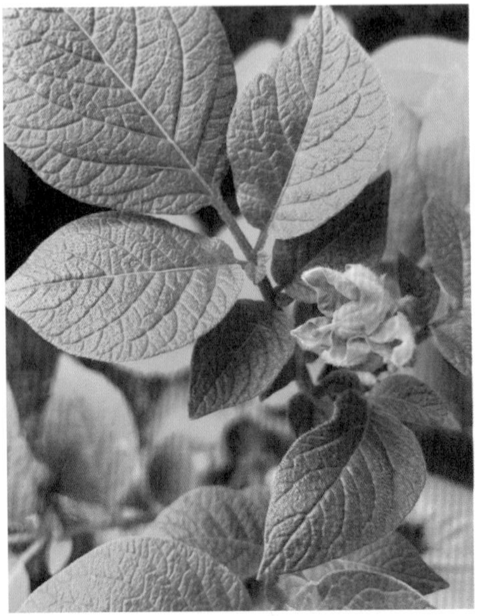

發芽的馬鈴薯丟到庭院，開了可愛的花。

所以，有個有採光、陽臺的房子，就是一個食農教育場域，放個小小長條型的盆栽，種些可食的植物，比如蔥薑蒜、或前身是紅蔥頭的珠蔥，種起來了，可以馬上料理，把珠蔥切碎煎蛋，也可灑在味噌湯上等等。

這就是一般家庭可以提供給小孩的食農教育、土地教育，但是家長本身要有意識，從家庭做起才是最根本的。不需刻意，或把這些責任丟給學校，畢竟有些活動也是做做樣子、很片段，沒有真正帶孩子去栽種，跟植物的生命週期做陪伴。

對園藝治療師而言，陪伴植物是很重要的。植物的生命週期其實都可以反映到人身上，植物與人都有生老病死。種植物，它不只是食農，也是生命教育、土地教育、文化教育。

在家裡就可藉著kitchen garden提供小孩食農教育、土地教育。

豐富可達成的田園夢

從另一個層面來說，很多人都有田園夢，尤其是都市人，無論是我上一輩或是同輩，都對自己種菜或是自給自足的生活有一點夢想。

我當然也很嚮往有一大塊地，終極目標是有個綠色照護農場（Green Care farm），但在現階段，是不可能的，除非中樂透吧！我非常務實也清楚知道，要有收入、要養活自己，而園藝治療師的工作必須接案，接案得在都市，案量才會穩定。因此，有一個kitchen garden，對我分外重要。

而我們的長輩，有些在事業上有成就、富裕後，就會開始買地。不過，也許是覺得太累或體力無法負擔，他們多不會實際在農地種植。或是只

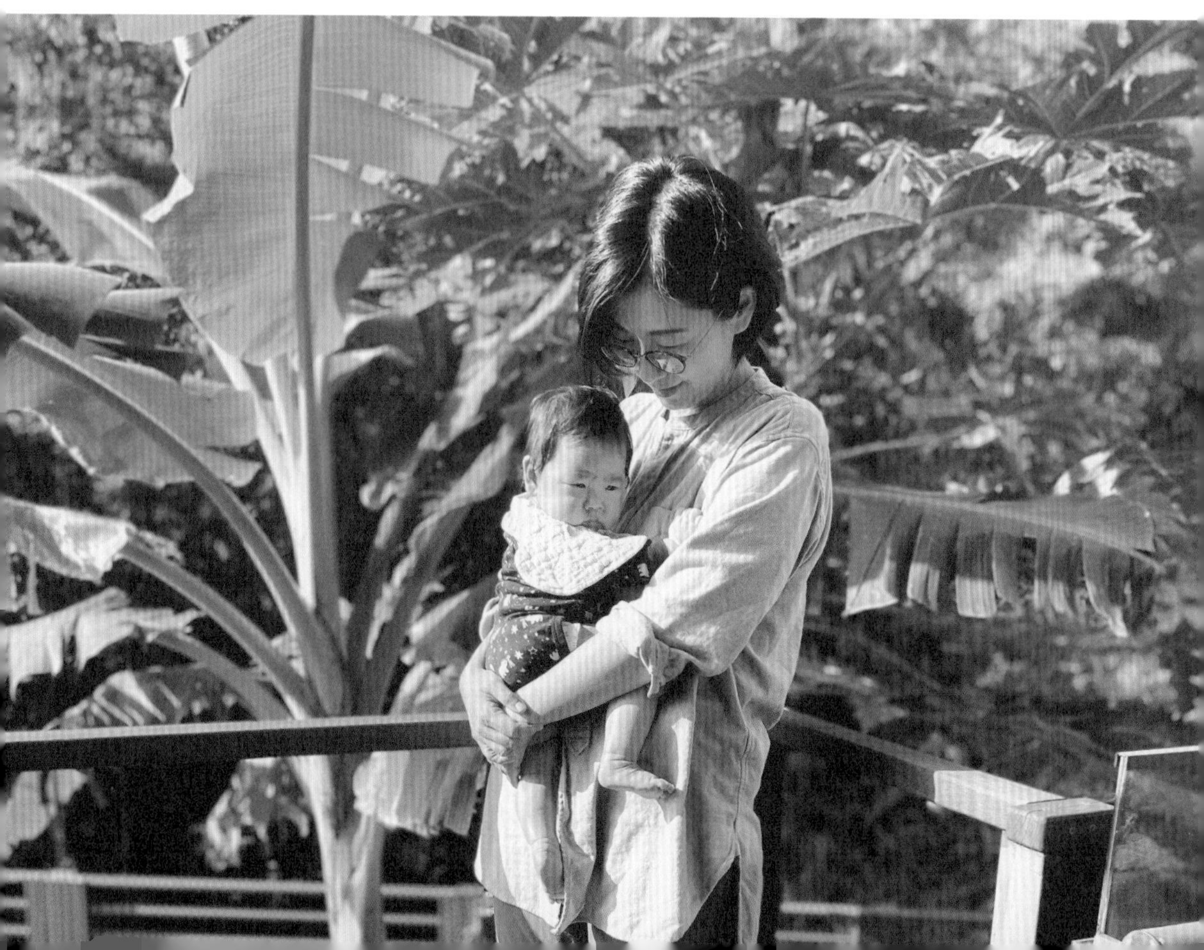

種自己想種的、找人幫忙種，花錢去維護一個農場，沒有親自去耕種，這跟土地間的聯結是什麼？有塊地，有時反而成為心理負擔，或只是為了圓夢而夢，卻跟土地不親近。

所以，現階段能擁有一個十坪的kitchen garden，我就已經很知足惜福，而且在很侷限的空間裡做到最大的可能，反而是我喜歡的，也許明年又是另外一番樣態吧，開始養養雞。

就算是小空間，還是有無限可能。因為小，廚餘堆肥、養蚯蚓、做酵素都自己動手，自己做的廚餘和肥料，也足以供應kitchen garden，不用額外再去買肥料或養地，就是慢慢地做。如果地太大，反會成為負擔。

回過頭來講，我覺得人跟土地間的關係，還有與植物之間的關係，就是人要輕鬆，土地才會輕鬆，植物也才會輕鬆。所以，在我有限的能力範

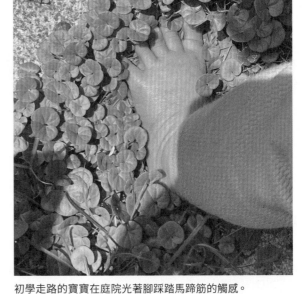

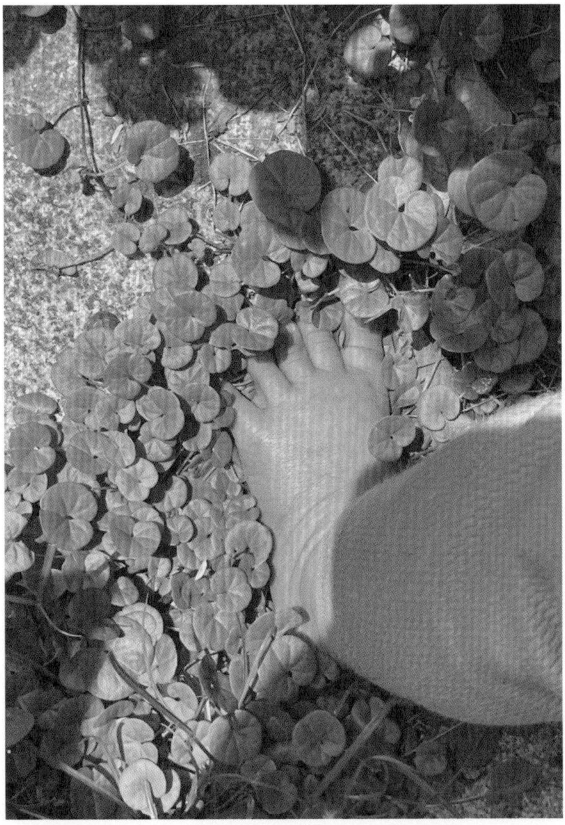

初學走路的寶寶在庭院光著腳踩踏馬蹄筋的觸感。

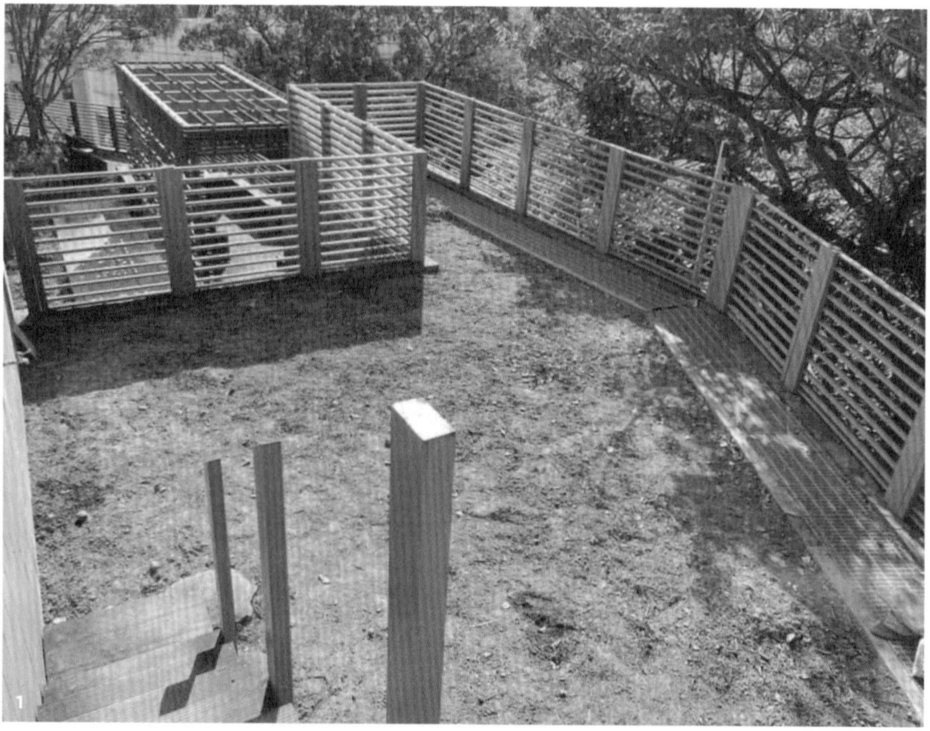

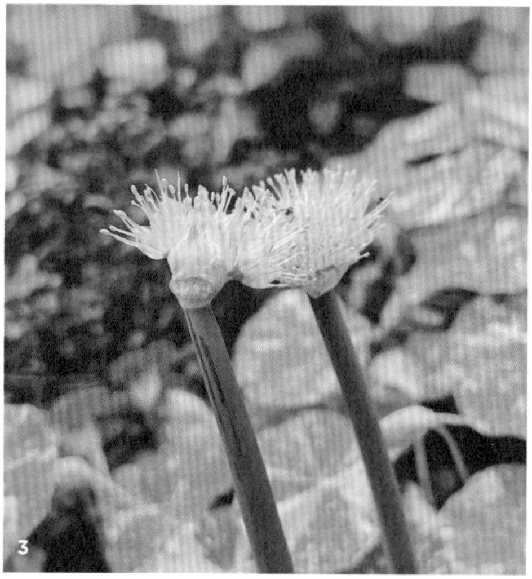

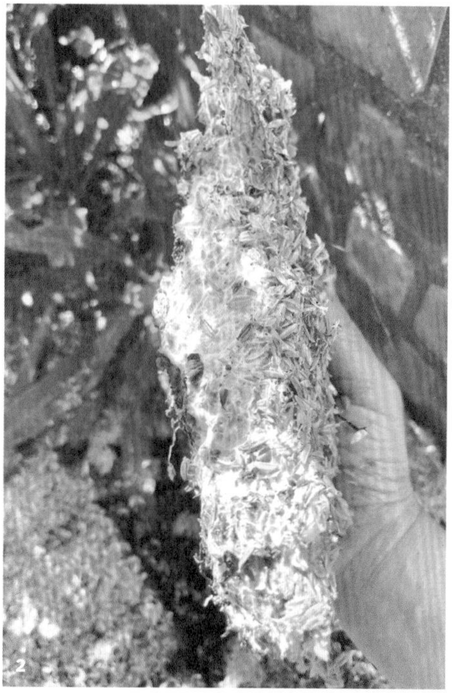

1　約十坪的庭園原先都是芒草，需大舉清完不透氣排水的建築回填土。

2　鋪得厚厚一層的粗糠發了香香的好菌，外型像天貝。

3　吃不完的蔥段連根植入高床，結了蔥「花」。

園內去做我可以做的事，目前這樣的大小、這樣的規模剛剛好，也許幾年後，這處都完善了，有餘力再做更多的事情。目前，我還是在小小的 kitchen garden 裡面學習。

也因為我的 kitchen garden 是小小的，所以不可能到自給自足的程度，不過，它可以讓我的生活更豐富、飲食更多樣化，就是所謂的生物多樣性。從事跟自然、植物有關係的工作者，生物多樣性是一個最高的宗旨，因為生物多樣，環境親生命性高的話，這個環境就會比較健康，它的生物鏈、物種的多樣性是最豐富的。

反應到 kitchen garden 上，一種植物它可能會帶來不同的昆蟲、不同的菌相。我栽種的植物雖然量不多但多樣化，而土壤裡面的菌或生命、生物就會更多。飲食因為栽種的多樣化，更是可以豐富。我不是只種地瓜葉或季節性蔬菜，也會種辛香料、保健植物或當季可食花卉，餐桌上，就豐富了餐盤、精采了味蕾。飲食多樣化，吃的品項繁多、顏色多彩，會攝取到更多大自然的微量元素，我們也會更健康。

栽種多元是很重要的事，因為栽種多，土壤下的世界就會很豐富，然後吃的百種千樣，在堆肥上面也是呈現多樣，這就是一個好的循環，我也參與到這個循環鏈。

與植物關係更緊密的 kitchen garden

為何叫做 kitchen garden 呢？

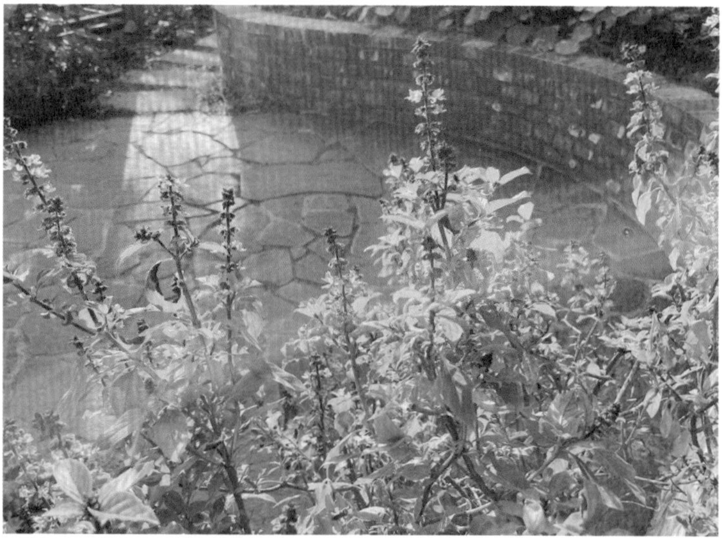

我的kitchen garden包括食農教育、園藝治療、生命教育。

kitchen一般講是廚房、garden是庭園。不過，有些廚師可能很會料理，可是對栽種不懂、對植物的特性不甚了解，本身沒有真正種植過，或有些人很會栽種、是園藝家，卻可能不會料理，所以kitchen跟garden過去總是有些斷裂感，kitchen是kitchen、garden是garden，garden在臺灣的發展就是一個庭院或是以服務視覺為主。

我的kitchen garden可以說滿另類的，當kitchen跟garden連在一起成為kitchen garden時，就被賦予更多意義，包括食農教育、園藝治療、生命教育，我們跟植物間的關係也更加緊密。

園療師是一份用植物服務各個族群的工作，kitchen garden就是我身為園療師的生命實踐，剛好是我人生這個階段，很想要去做的事情。

（口述／劉雨青，撰文／王靜如）

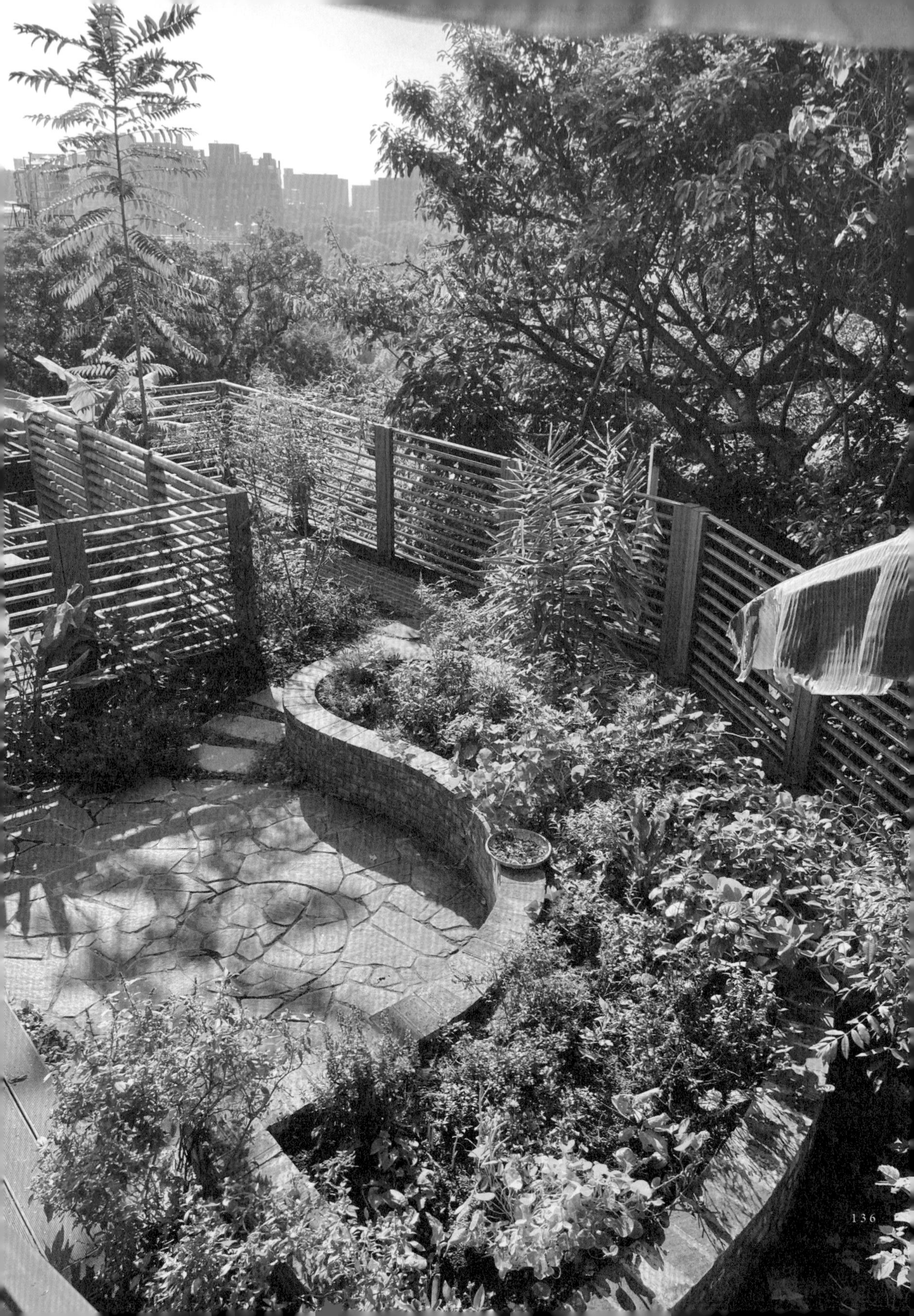

我一開始對這個廚房花園的空間想像，不僅是栽種而已，還有後續的加工跟植物生產線，是植物「家」工廠的概念。

園療師的kitchen garden高低差不一樣

傾向於陪伴到植物的生命週期結束

十坪大的kitchen garden，我大概花了十來萬請工班重新施作，做了高床、石板地、工作臺和改造地板、樓梯等，以更符合我的需求。

首先，做了一個高臺。我的kitchen garden一開始是一個平面，就算預算有限，也決定找師傅來做高床，就是提高的臺面、提高的植栽空間，是用磚去砌的，高度大概六十公分。

一開始安排植物位置時，就要預想好高低差

這個高度有諮詢過景觀設計師，是針對healing garden療癒花園，就是有治療目的性的花園設計者，他們建議：如果要拉高栽種臺面，最適合的高度是小腿的高度，就是坐在上面，可以當椅子。最終，臺面設定為六十公分。

這樣的高度，在栽種時比較方便，不用彎腰；也可以當椅子休憩，家人來庭院，不用額外去拉椅子。也意外發現，女兒「羅望子」在學站的時候，這個高度剛剛好，可以扶著，也可以站著抓到植物。

高床的規劃主要是栽種比較矮的香草類植物，像百里香、馬鞭草、檸檬香蜂草、薄荷、薰衣草，還有油菊，不同的季節，會穿插種些矮種的花卉。像冬天種金蓮花，春天就是香菫、三色菫，以裝飾高床。原則上，高度不會太高，否則會影響其他植物的光照度。

當然，也保留一些地植空間，讓會長較高的植物，選擇種於地植。一個小重點，我們在栽種時，要先預想好它會長到多高？然後跟其他植物間的空間要預留多少？基本上，要有一個這植物最大會長到多高的概念。在安排植物位置時，一開始就要預想好高低差，想想它會不會擋到其他植物的光。

像九層塔，通常會讓它生長到約九十公分，就不種在高床上，種地植使它可以盡情生長。薑科植物的南薑、薑黃，會長到快兩公尺，還有月桃都一定是地植。

種在高床上的迷迭香或薰衣草，若長到超過預期高度，可能變巨無霸，就會適時修剪。植物跟植物間，要有一點間隙會比較好，像奧勒岡、百里

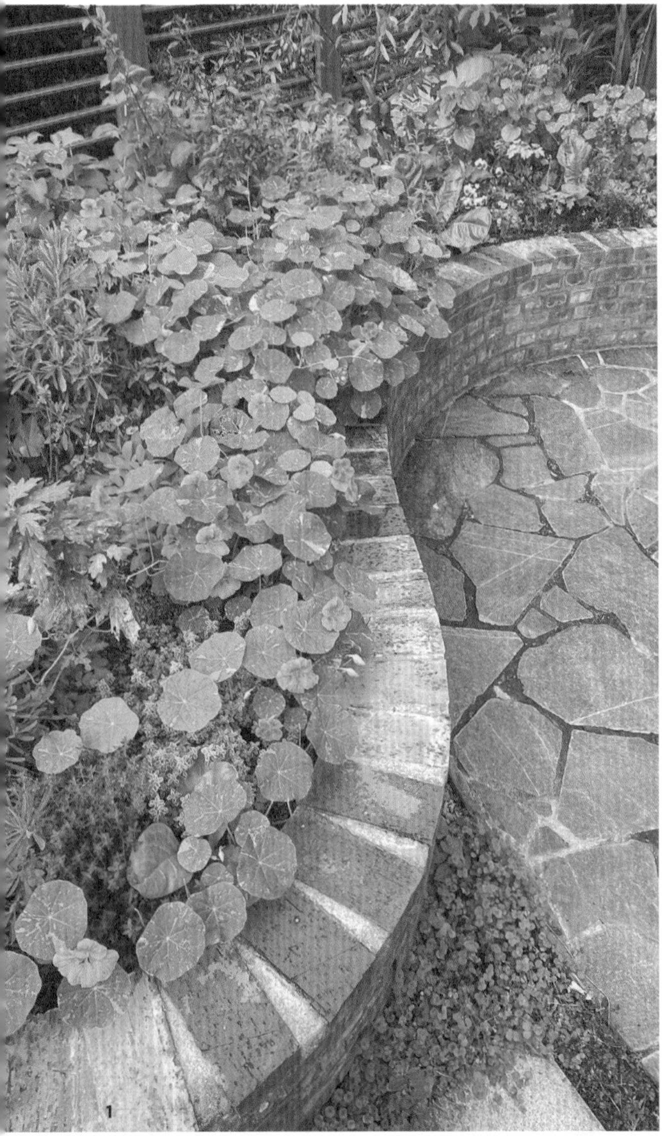

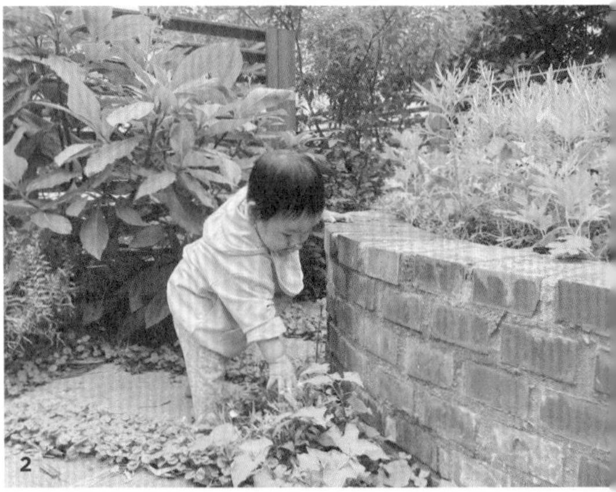

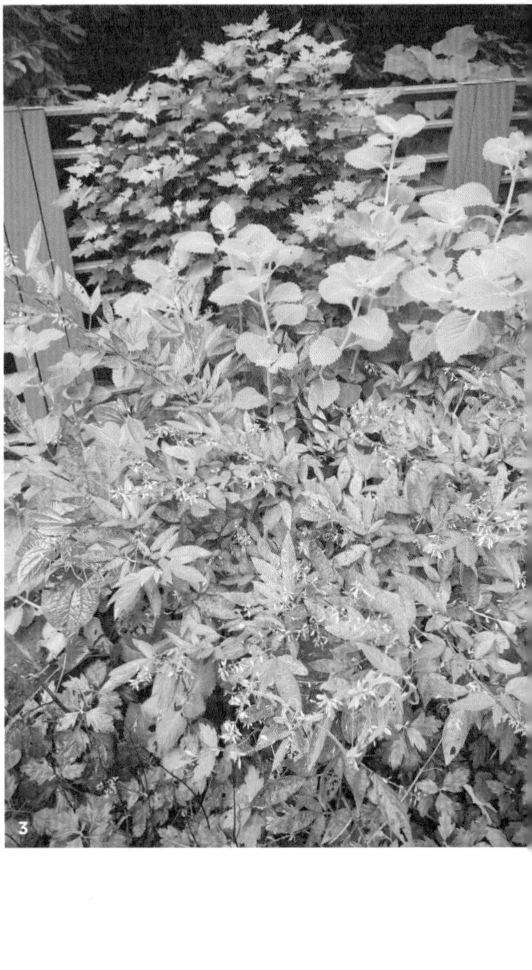

1　高床在不同季節會看見植物的消長。

2　六十公分的高床高度很適合學走路的幼兒探索。

3　將面積有限的高床發揮最大效益，依照使用頻率栽種得有層次又方便採集，是一門技巧。

香，都是矮矮的，不會長到太高、蔓性的，就可以種在高床上。

要有個足夠的晾晒植物空間

另外，就算栽植空間沒那麼大，我還是期待這kitchen garden有個足夠的晒植物空間，最好就在採收旁，於是請師傅造了一個圓弧形的石板鋪面，主要用在晒草、晒植物。我們這種栽種狂人應該是一有空間，就會想要把它種滿。但是，我很愛種植，也很重視植物種完後的處理，這就是一般栽種，跟真的有把植物拿來運用的差異。

這石板地，在天氣炎熱時晒植物非常方便。譬如，前陣子魚腥草長得很好，不只生鮮用，採收下來就需要晒它，鋪在石板上，大太陽下一個下午就乾了。

這個空間，未來也可以上些戶外小課程，或著「羅望子」長大後帶朋友來玩，就可以在戶外直接與植物做互動。

在邊旁上，還設置了一個工作臺面，有洗手臺、工作臺，從採收植物、清洗到曝晒，都可在這小小空間完成。樓梯下也設計了儲藏空間，可放些園藝資材。這些規劃，是我一開始就對這個空間的想像，不僅是栽種而已，還有後續的加工跟植物生產線，是植物「家」工廠的概念。

關於種植規劃，這裡才十坪左右，不能種太高大的木本植物，否則沒有空間種其他植物，於是十分克制想種很多品種的欲望。原則上，這kitchen garden種的，第一是園藝治療上課可以使用，第二是在生活上面可以有很多互動關係的植物。

我的kitchen garden，就是栽種辛香料植物、香草植物、保健植物，或是季節性蔬菜，及特意栽種些臺灣原生植物，全部是用混種的方式，讓它們自然消長。也種一些救荒菜，像牛皮菜，一時缺菜就可採來吃。另外，全都綠色太無聊，於是穿插種些可食花卉。

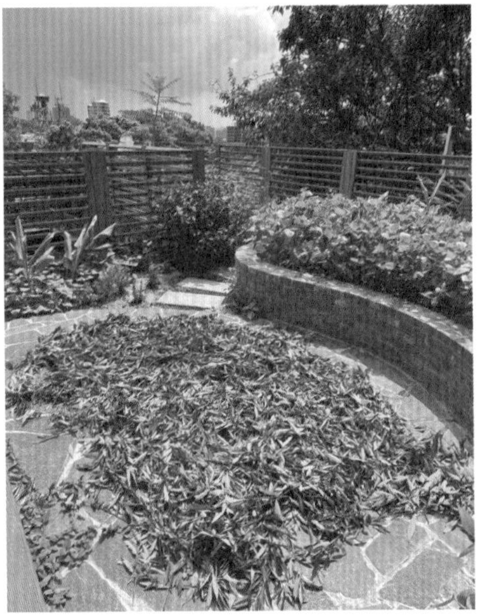
晒馬告葉。

原則上，kitchen garden裡的植物，我都傾向於陪伴到它的生命週期結束，會讓它的生命盡頭走到底，就算它已經不好看或要枯萎了，也不會即刻移除，而是讓它自然死亡。這也是從植物隨季節的彼此消長、到死亡，學習生命教育。

以前栽種空間比較小，有些感觸不會那麼深。現在這個kitchen garden，看著種下的一株紫蘇苗開花結子到得了兩百棵紫蘇小苗，這些植物從整個大環境去吸收陽光、空氣、水，還有土壤裡面的能量，真心覺得是個神奇的過程，是大地一直在滋養我們，植物給我們的回饋如此豐盛，我們豈能不照顧好這個環境的能量，也一定要更加注重植物的生活環境。

（口述／劉雨青，撰文／王靜如）

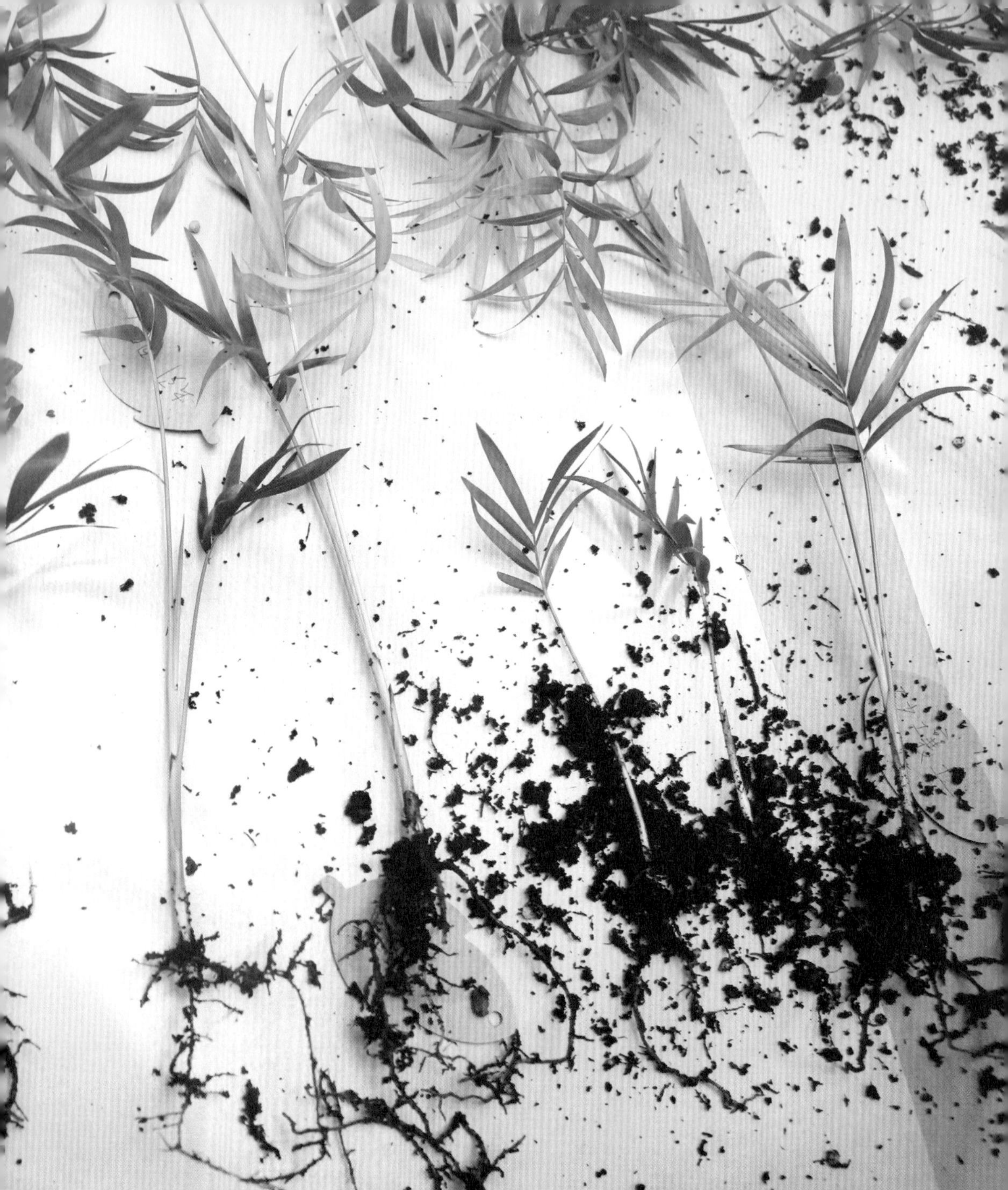

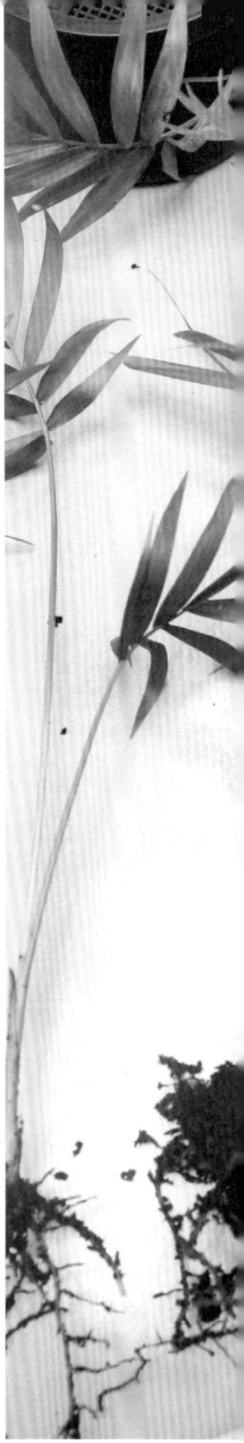

這些野草如果沒有太強勢的影響到栽種植物，會讓它們一起共存，因爲野草自己來，不是人爲的，是一個很珍貴的緣分。何況，還可以增加土壤及kitchen garden裡的多樣性。

當土壤的活性出來後……

土顧好了，野草也來了

我的kitchen garden一開始只是個十來坪的小庭院，當初看到它時全長滿了芒草和一點大花咸豐草。翻開土，是建築回填土，上層都是黃色，沒有任何黏性或是有機質，再往下的土則呈現黑色，代表這是個排水很差、完全缺氧的土壤，土層很硬，有機質也很差，沒有蚯蚓、生物很少。

那時雖然很想趕快種下植物，但是，土是我更在意的，養土的過程絕不能馬虎，土要養好，植物才會種得好，我持續在做堆肥、養土，改良土質。

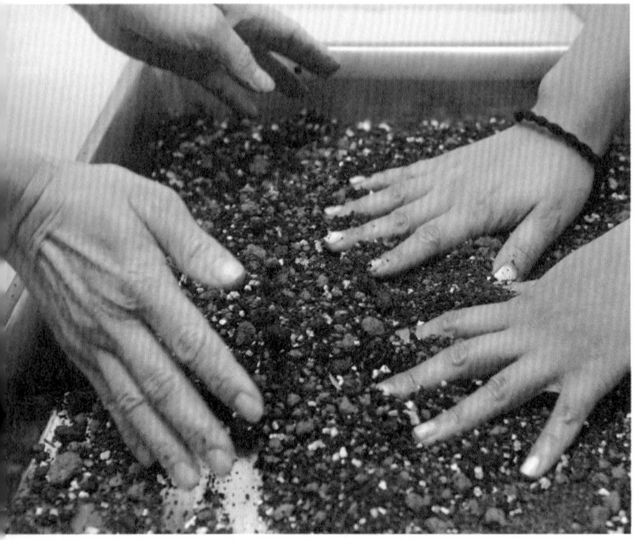

初買回來的土　先讓它活化

搬進新厝前兩個月，只要來視察裝潢工程，都會隨手帶些生廚餘，在那兒挖洞、堆肥。廚餘本身，有很多活性物質與微生物，可以把它埋在深一點的地方，慢慢改良土壤。也做了環保酵素，它不是給土壤營養，是促進土壤活化，讓微生物的菌相增加。入住後，就更頻繁照顧土，一直在做堆肥，備置一個數層高的大蚓箱，將廚房廚餘適合蚯蚓的餵蚯蚓、適合堆肥的就堆肥，每天都在堆肥，加速養土的過程。

養土真的很重要，卻常被忽略。我跟其他人在栽種上面有個很大的差異：就算沒有庭院，例如以前住小公寓只有陽臺，也是種了很多花花草草，但一定會有一個大大的養土盆，去固定養土。而且住公寓，有個基底土，後續自己堆、自己養，所需要的土壤不用扛上搬下，會比較輕鬆。新買回來的土，是絕不會直接拿來種植物的，會先讓它養一陣子。一般買回來的土是培養土或填土、花土，這些土應讓它再養一下，把蚯蚓肥及堆養土很重要，一般買回來的土是培養土或填土、花土，需要讓它活化。

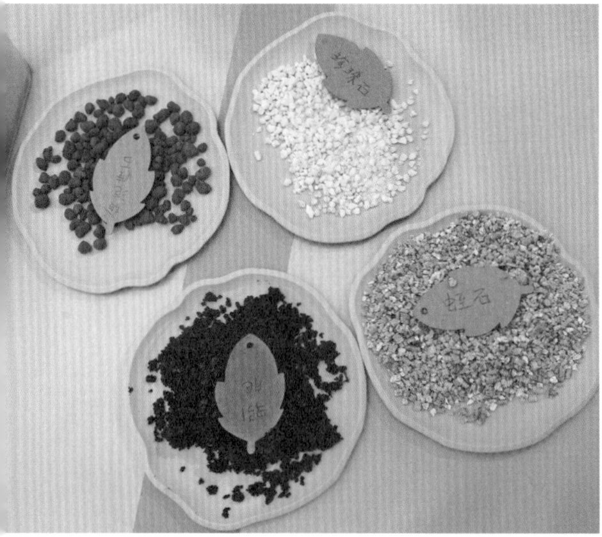

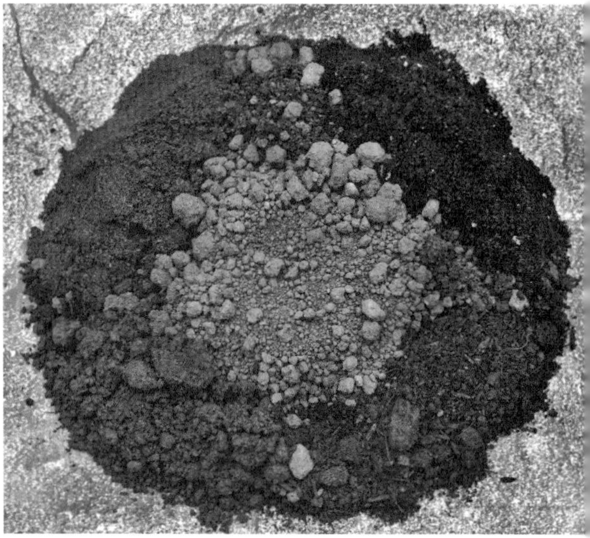

好的肥料放進去，再噴些酵素，讓它活化，直到這土有點香氣，摸起來有濕度又鬆軟，團粒結構很好時，才用這些土去調土，種植新植物。在花市買的盆栽也一定要換盆，很多人沒換盆、換土，那些土的肥力或健康程度是不夠的。

撒把豆科植物，顧住氮肥

在面對kitchen garden時，因為還有其他陽臺，於是雙管齊下，準備了養土箱，同時養土和養庭院的土。養土其實很簡單，就是用自己的能力去做堆肥、蚓肥，還有酵素。一開始庭院的有機質很少，就常去撿落葉，讓它加速腐化，翻土時，把落葉跟著廚餘在做堆肥時攪進去，慢慢養土。

在堆肥、噴酵素、翻土後，開種時，有些土壤是裸露的，我也會跟朋友要一些粗糠和稻稈，再撿些落葉，覆蓋土壤的表面。畢竟，炎熱夏天微生物也是喜歡舒服的濕度、適宜的環境，所以要做土壤的覆蓋。

說真的，在養土時看到土很肥沃，那種欣喜程度其實不亞於植物種得很好。

而kitchen garden裡的高床，因為栽種臺面提高，需要重新覆土，這時，還是要養土。也是忍著不種現在想要種的植物，而是撒了一大把綠豆種子，讓豆科植物長在新的土壤上面，用比較友善的方式，把氮肥顧住。

種植物的三大主要營養元素是氮肥、磷肥跟鉀肥。栽種時，植物的葉子要先長得好，主要是氮肥要夠，

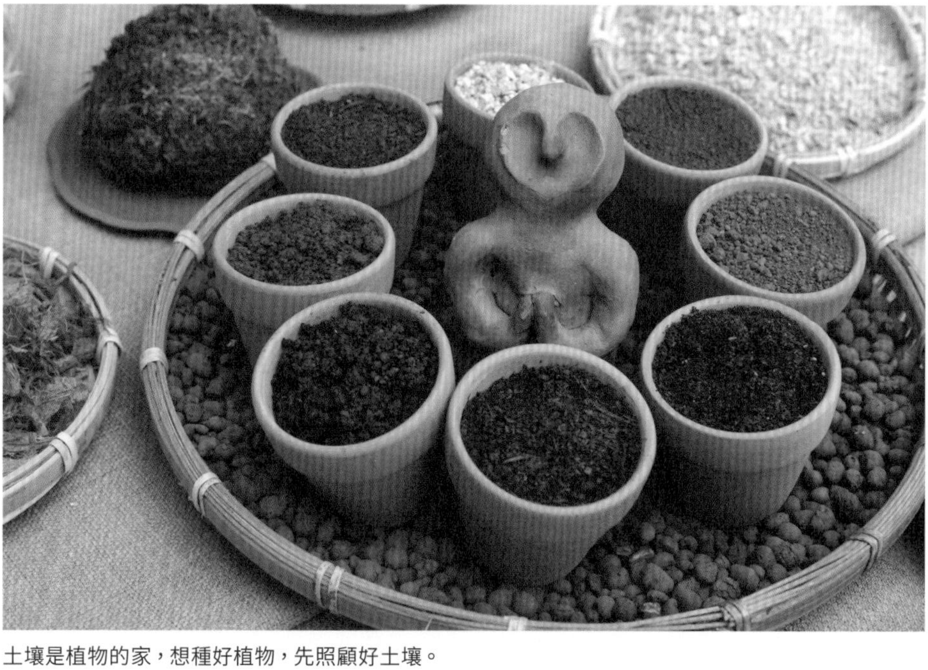

土壤是植物的家，想種好植物，先照顧好土壤。

才會開花結果。而豆科植物因為長得快，像綠豆幾天就發芽；再加上根部有根瘤菌，會把大氣裡的氮固定在土壤中，增加土壤的氮肥，會讓土壤漸漸轉變。

感動的是，在照顧這塊地、這個小空間的過程，從一開始的滿庭園都是芒草、土壤很爛、沒什麼生物，到再多種了一些植物，土壤的活性出來後，昆蟲變多了、野草也跑過來了。

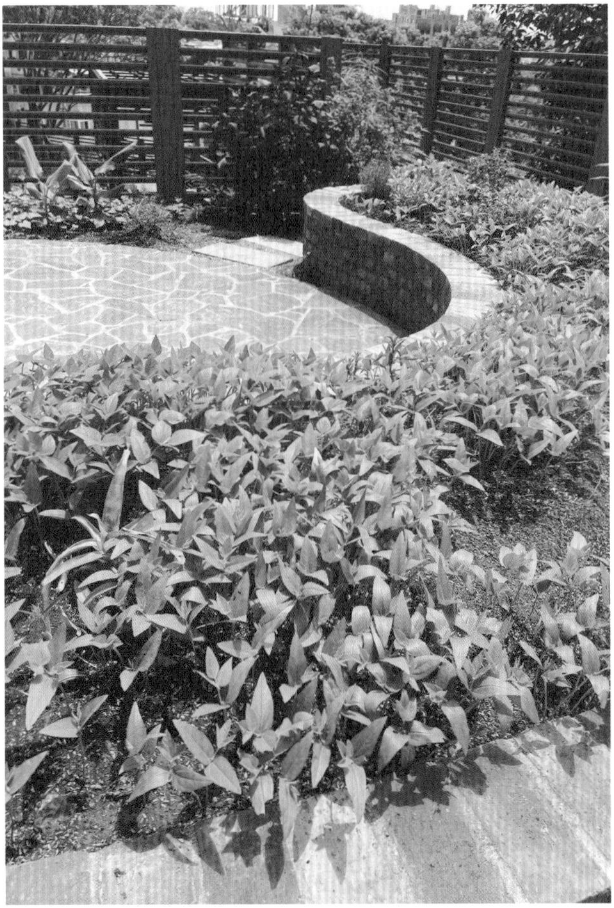

高床覆好土後，在正式栽種前先撒上半包綠豆種子。

野草是大自然與季節的代言

沒錯，就是野草跑來了！

從夏天入住新家，一開始只有芒草和一點大花咸豐草的庭院，到了冬天，開始有很多不一樣的野草跑來了。雜草其實是這個環境或大自然給我們的一個訊號，觀察這些自己跑來的植物，可以同時觀察到大環境的多種面向。譬如，如果長出一些樹苗，表示有鳥類叼種子過來，或是這些植物被風吹過來了，而且因為這塊地是適合、這個土是它可以活存下來的，它就長出來了。

我的kitchen garden秋冬開始有很多不同的雜草跑出來，像是馬蹄金、酢醬草、細葉碎米薺，還有也是臺灣野草、很漂亮的鴨舌癀。那細葉碎米薺，花蓮的朋友說是阿美族的野菜，臺北很少見，然後我家的院子還有盆栽裡，都自己出現了。

一路到了春天，常見的春天野菜，如龍葵、黃鵪菜、小金英、昭和草、鼠麴草都來了，開始可以在這一塊地看到季節變化了。這時，剛好園療課要教春天的野菜，講到日本有「春七草」的文化，就是指這一塊土地最早冒出來的七種野草，因為富含春生的能量，所以要把這春七草吃進肚，讓我們身體的升發能量跟植物一樣充滿神奇，是一種聯結土地很好的方式。也因此，到雲來寺或其他地方上課時，就採摘了庭院的野草，汆燙後分享給大家。

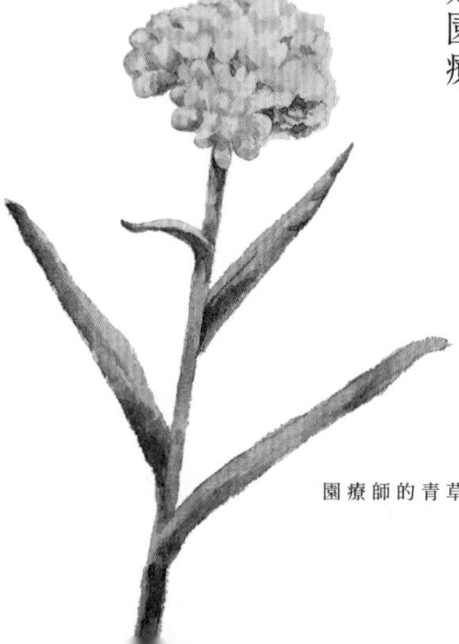

來到夏天，之前開得很茂盛的龍葵就沒了，植物相又不一樣，開始超多野莧，野莧、刺莧、莧科就是夏天的植物，也出現佛氏通泉草。那時，廚房剛好沒菜，就把野莧摘一摘，拿來煮湯，即是一道美味。

季節不同，出現的野花野草也不一樣。不過，除了自己跑來的野草、路邊常見的野草，我希望kitchen garden的原生植物可以多一點，也開始種一些臺灣原生植物，像是季節性的巴陵石竹是臺灣原生種，還有馬祖油菊或是阿里山油菊、新竹油菊、山菊、田代氏鼠尾草等等，都是臺灣

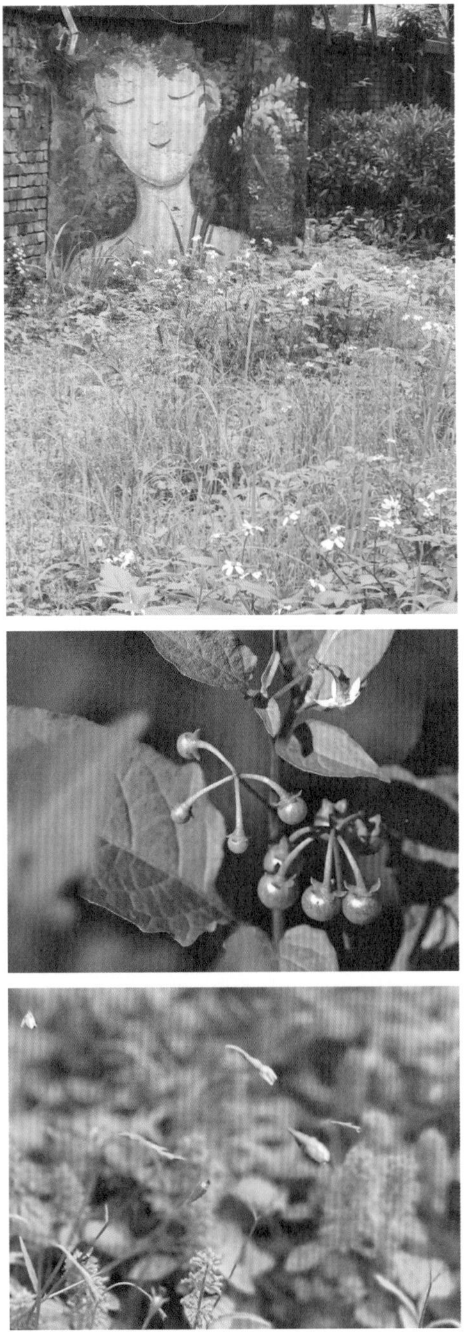

每一個季節，都會出現不同的野花野草。

原生種，希望在明年開始，我家野草也有原生種的野草，而且原生種的比例能夠增加。

這些野草如果沒有太強勢的影響到栽種的植物，會讓它們一起共存，因為野草自己來，不是人為的，是一個很珍貴的緣分。何況，還可以增加土壤、kitchen garden裡的多樣性。

植物有蟲或生病，本是自然中的必然

我喜歡一個比較「野」的庭院，是低度人為控管的，栽種的植物就算有一點競爭關係，也無妨。看著某些植物，如金蓮花在秋冬非常強勢，把整個高床都占滿，然後開花。但是它的季節過後，就開始弱化，其他適合夏天的植物就整個冒出來，這不是很有趣嗎？一個小小庭院，這些植物都在那，它們都沒有死掉，可是彼此的消長，是一個觀察季節變化的好方式。

分享另一個有趣的現象是：去年種下的艾草，冬天時被介殼蟲騷擾，看似快完蛋了，到了清明節以後，卻突然變得很強健，長得非常活躍，介殼蟲也自己走了。老實說，我不太擔心kitchen garden裡蟲的問題，有蟲這件事，可能只是因為這植物最適合它的季節不對，在不適合的季節，它長在那邊，整個狀態與生命力就不會那麼強健，容易被蟲騷擾。

植物有蟲或是生病，本來就是自然中的必然，不需特別用外力，像辣椒水、肥皂水強迫除蟲。它就是告訴我們，這個植株現在是一個狀況不好的時候，你是要讓它撐過去？或是把它修掉？這就是一個選擇。老實說，直到今日我都不會耗太多力氣去控管這個庭院，最關注的還是土壤的活化跟環境健康，還有植物的健康，持續的堆肥。

這又回到種植物的哲學，就是給老天養最省力，不要去逆天，順著大自然的時序走，觀察植物彼此間的共生、互生、消長、競爭關係，都會有各種驚喜。

（口述／劉雨青；撰文／王靜如）

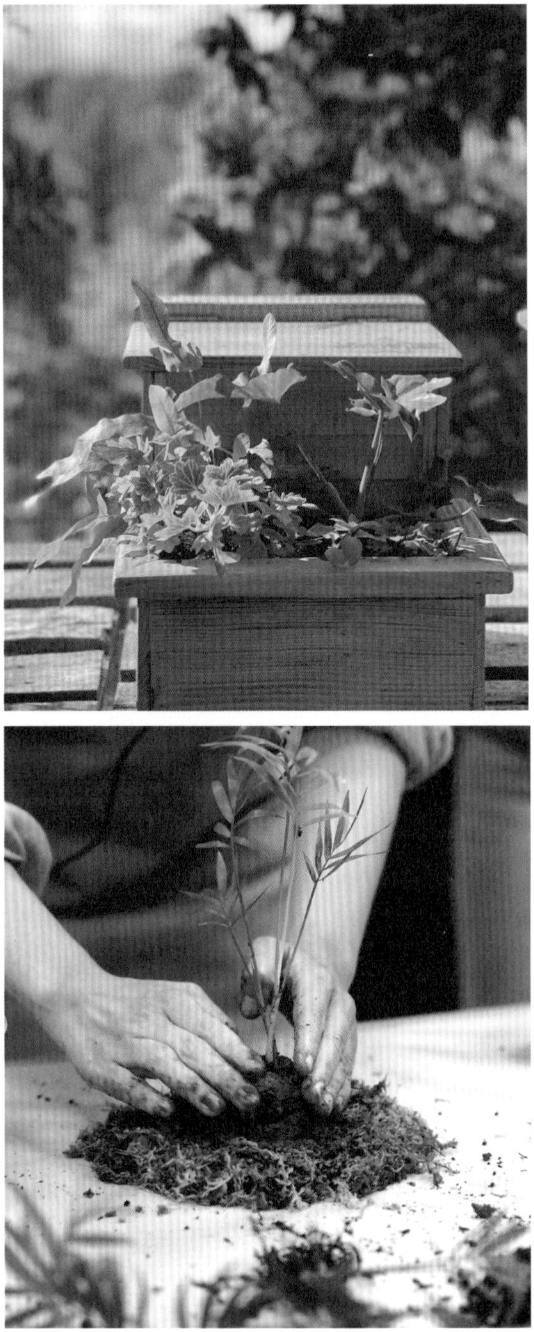

種植物最該關注的是土壤的活化，還有植物的健康。

若我種下的是可食花卉，可以陪伴完植物的生命週期，花開得多，從花裡得到的滋養就更多。可食花卉的花有不同的顏色、味道，這些都是大自然的顏色，搭載了不同的植化素，植化素裡又蘊含很多人體所需要的微量元素。

從廚房菜園到餐桌

視覺、味覺，豐富餐盤，照顧健康——可食花卉

春天的時候，常可見遍地紫花醡醬草、黃鵪菜、鼠麴草等，開著漂亮的小花，這些野花野草有些是可食的，在日常生活中可拿來入菜或做裝飾。一把紫花醡醬草的莖，調製成清爽沙拉，再以花裝飾，好吃又美麗。

而一般插花，只是視覺上的欣賞，通常最漂亮的時候就是插好的那一刻，接下來就開始慢慢見證花朵的枯萎、殘落。

所以，在還沒有這個庭院時，就常想著在園藝治療上分享可食花卉。

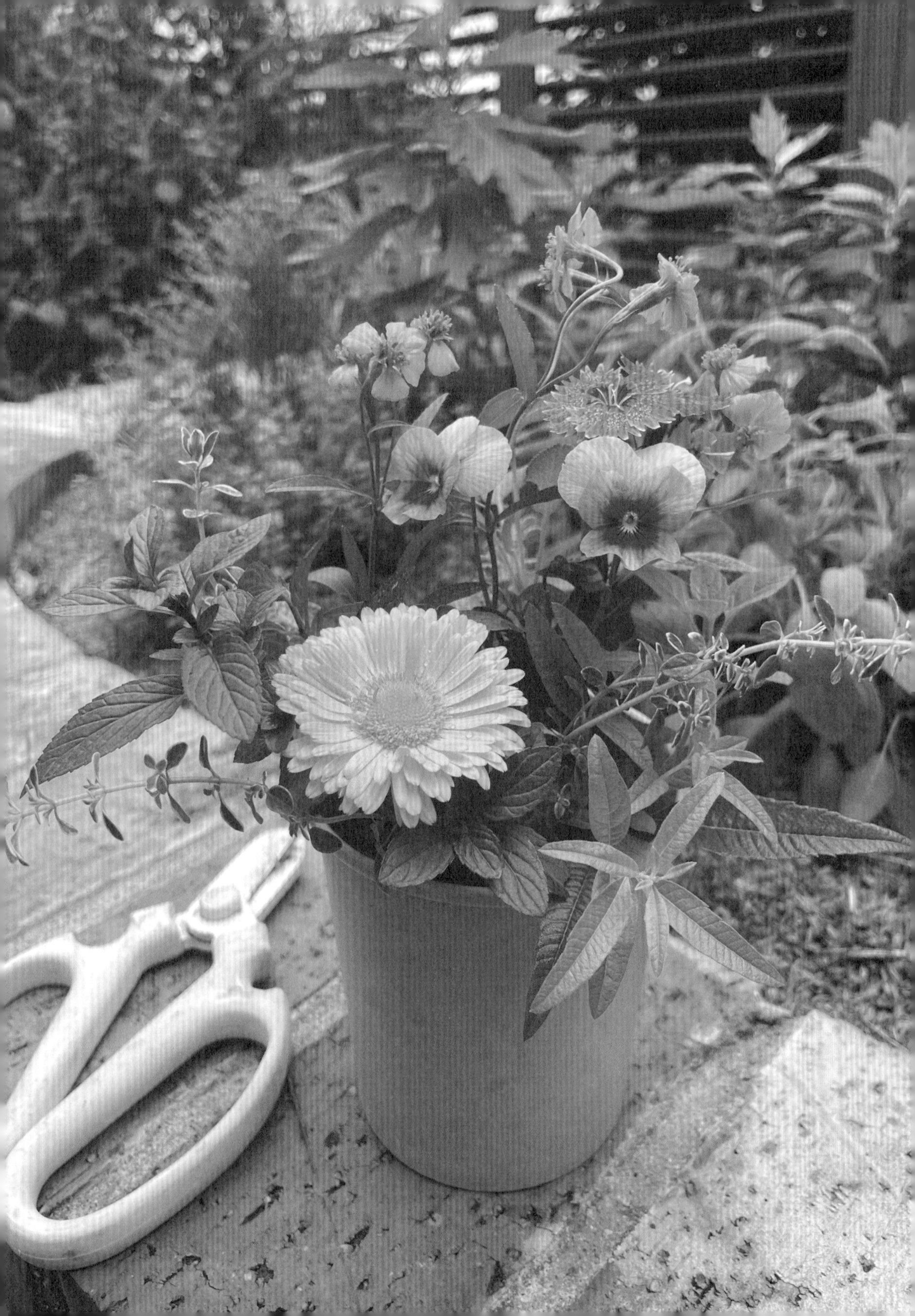

思考著，若我種下的是可食花卉，可以陪伴完植物的生命週期，花開得多，從花裡得到的滋養就更多。可食花卉的花有不同的顏色、味道，這些都是大自然的顏色，搭載了不同的植化素，植化素裡又蘊含很多人體所需要的微量元素。可食花卉不只是視覺，又有味覺，豐富我們的餐盤，同時照顧人們的健康。

另外，可食花卉可以增添kitchen garden的絢麗顏色，花卉令人賞心悅目，也可招蜂引蝶。那麼，何不在我的kitchen garden裡，種下多樣的可食花卉，不管什麼季節，一定有正在繽紛開花的植物，達到一舉多得的目的。

金蓮花豐富了廚房料理

在所栽種的季節性花卉中，印象最深刻的就是金蓮花。它吃起來帶著芥末味，花的特色很顯著，可增加沙拉或菜色的視覺、味覺豐富度。之前種了七十元一盆的金蓮花，沒想到開花開得非常誇張，一天開一百多朵，非常漂亮。

心裡不禁想著，這金蓮花怎麼開花開得這麼用力啊？花開了不摘，就會謝掉，好可惜。於是，除了留一些給昆蟲、蜜蜂，就摘下些分享給親朋好友，也

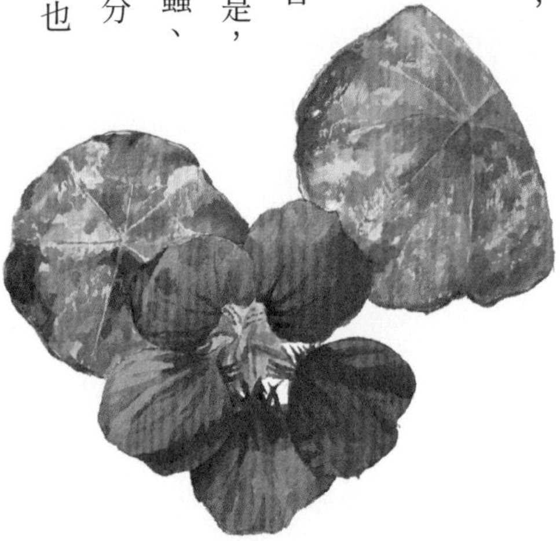

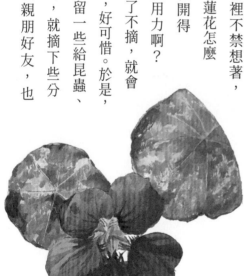

開始研究金蓮花盛開時，要怎麼大量使用？試著以金蓮花做些奇奇怪怪的菜，蒸蛋、煮湯或煸油，做浸泡橄欖油，也拿來泡康普茶，甚至帶去上課，不單只作盤飾用。

有一次就帶著採收的金蓮花去某會計師事務所舉辦紓壓活動，預計品花草茶同時介紹大家品嘗金蓮花。妙的是，多數人對於吃花這件事感到非常存疑，質問真的可以吃嗎？大多是不願意吃的。可惜了！現代人的飲食，比較受到侷限，我們的文化也少在吃花。

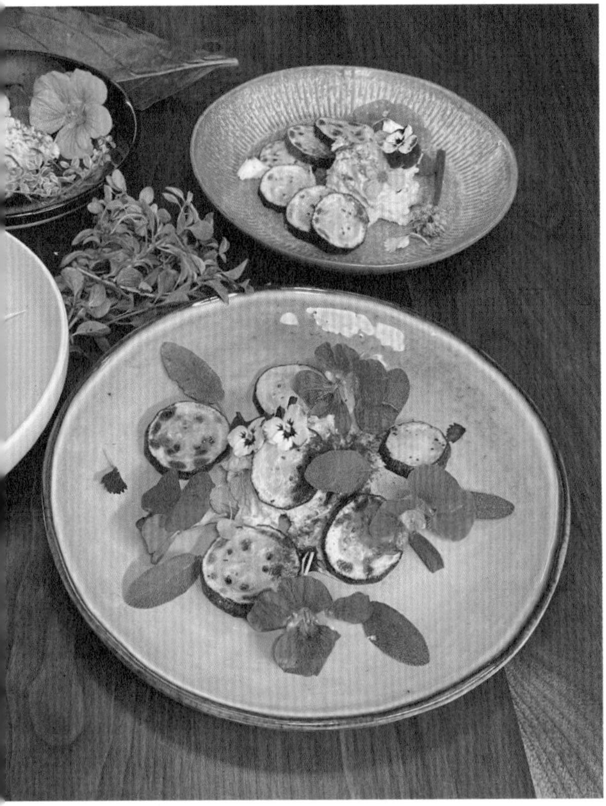

簡單的鷹嘴豆泥和煎櫛瓜，加上可食花草妝點後，增色不少。

其實，金蓮花是高級米其林餐廳做盤飾、沙拉盤最常用的可食花卉之一，我也滿喜歡把金蓮花及一些可食花卉帶到園藝治療的活動課程分享。

金蓮花的盛開是場意外，也豐富了我廚房料理的一些想法。

經濟實惠的可食花卉

在kitchen garden裡，種一些可食花卉，隨季節開花，不用刻意，就能一直維持庭院中有花可賞。譬如春天有石竹、三色堇、香堇菜，夏天有夏堇、秋海棠，還有南薑、魚腥草、假酸漿都在開花，花朵漂亮，不只可食，也是辛香料植物或保健植物。

四季秋海棠就是常見路邊種一排、不甚起眼的，很耐長，花有白色、粉紅色，也有深一點的紅色，而海棠本身和花都是可以吃的。也種了蘭嶼秋海棠和水鴨腳秋海棠，都是可食、可入菜。在蘭嶼，會以蘭嶼秋海棠打果汁；陽明山有很多水鴨腳秋海棠，在山上很渴時，可以咬一咬它的莖葉，酸酸的，頗能解渴。

這些看似不起眼的花，像三色堇超便宜，一盆才八元，卻是可食。在路旁常可見工程管理處一整批栽種，花謝就丟掉，但這些植物的生命週期其實都還沒有結束，仍是會開花，只是不好看了，就全部被扔掉。我剛好看到時，就會撿起帶回家繼續種，它也繼續開花，直至生命週期結束。

六月時，庭院中的月桃花開得很漂亮。我家隔壁庭院，就沒有這種會開花的植物，甚至因為要種菜，不讓植物開

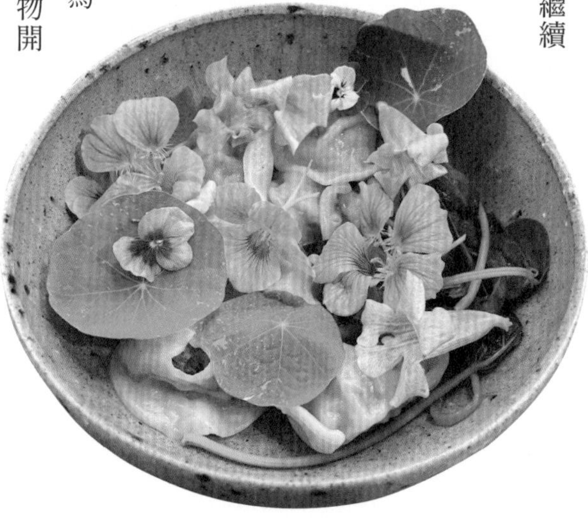

水餃配蒜香藤花很對味，當然也少不了金蓮花、葉裝飾。

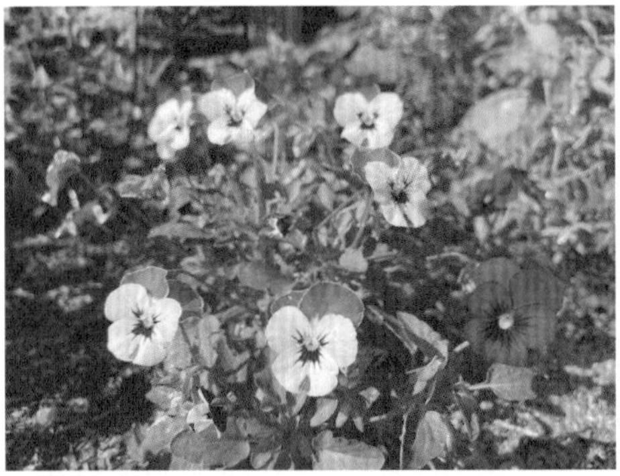

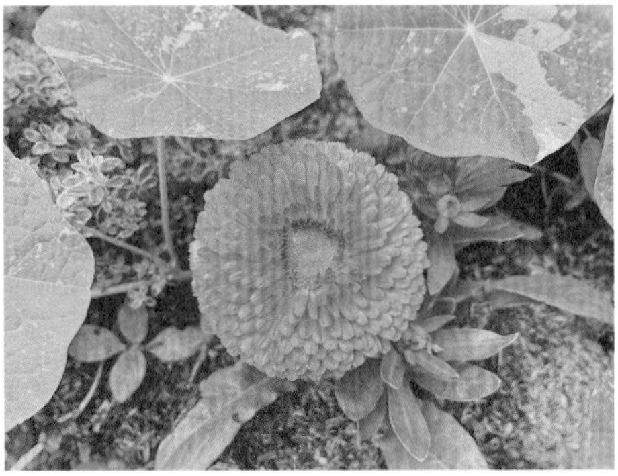

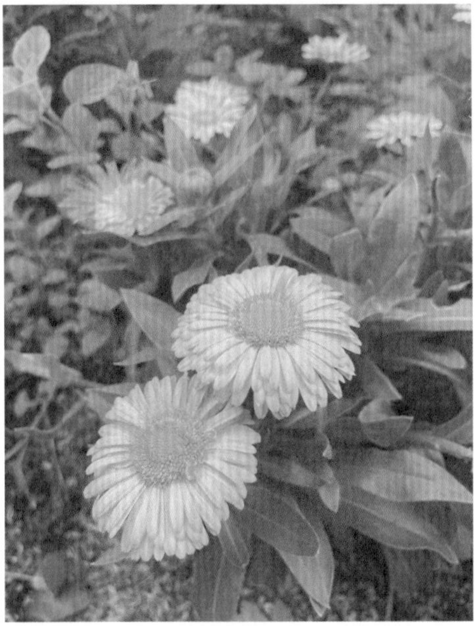

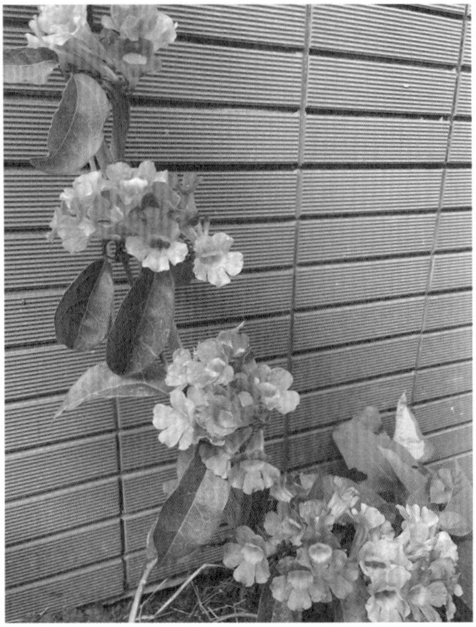

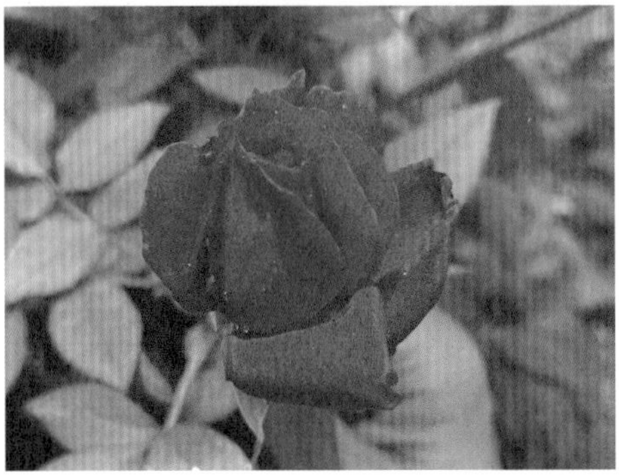

三色堇、金盞花、玫瑰、蒜香藤等都是可食花卉。

花。但在我的庭院中，吃剩的蔥段、有帶梗的，會被種到高床，讓它一直長、一直長，然後開出可愛、可以吃的蔥花。

很多蔬果的花都很漂亮，何不種下？

有時，就是將一些廚房剩餘的菜種下，又得開花，這是另一種回饋，讓植物的生命延續，再從植物那邊得到許多，包括視覺上的享受，然後可以吸引很多昆蟲、蜜蜂、蝴蝶過來，不用刻意栽種，也並非一般園藝景觀那般講究視覺的花園。

教授許久可食花卉的課程，也發現很多蔬果的花都很漂亮，茼蒿、洋蔥、蔥、豌豆、南瓜、小黃瓜都有著美麗的花，很多人卻辨認不出來。可以食用的蔬果花朵，幾乎都可食，只是有些沒味道，有些帶點澀味，像蝶豆花其實不好吃、有點澀，烹調起來卻藍藍的，有花青素很賞心悅目。

建議大家在種植物時，不要只聚焦在果實上、不要只吃常見的蔬果，疏苗時，花也可拿來裝飾或吃食。小黃瓜、南瓜的花，汆燙一下其實很美味。月桃花的花瓣，可以做花釀，野薑花更是普遍食用。

不過，可食不代表好吃，像金蓮花就有獨特芥末味，小黃瓜的花很甜美，海棠花也不錯。石竹、三色堇是顏色繽紛，卻沒那麼好吃，但裝飾餐盤就頗賞心悅目，是另外一種視覺上面的享受。

夏天，火龍果的花很可口，既可

炒也可烤。曇花，是天然的起雲劑，泡在水裡，水會變得稠稠的，有天然的清甜。在柬埔寨，他們會把食物裝在蓮花的花瓣裡，連著花瓣一起食用。紅色的香蕉花苞片，也可拿來裝食物。

吃花這件事，是非常享受的。edible flowers可食花卉，如果把花拉出來看，在飲食上，可有更寬闊的發揮空間。

（口述／劉雨青；撰文／王靜如）

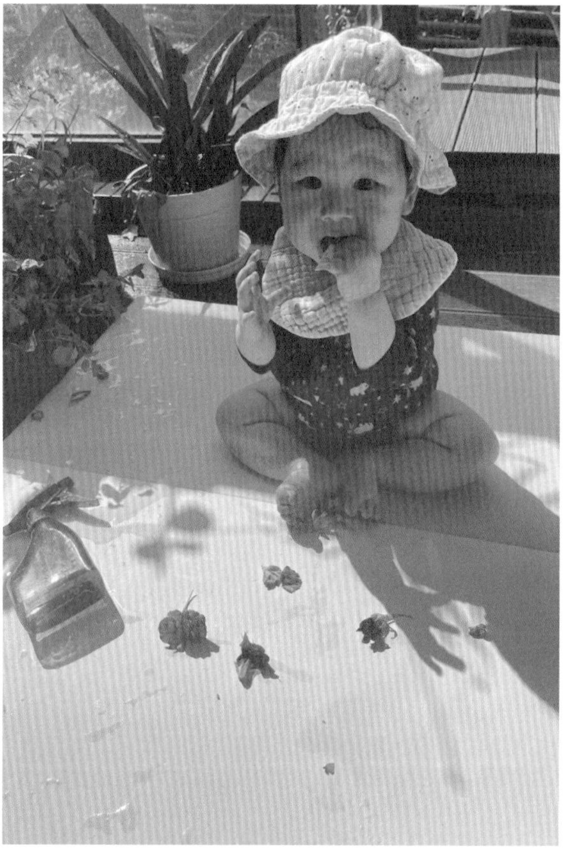

許多蔬果的花都很漂亮，也可食。

保健植物是園藝治療工作上的好幫手。因爲這些植物本來就用於治療人們生理上的問題，當我們知道怎麼運用它又去確實操作，就很容易在生活中產生很多關係。

從廚房菜園到餐桌

跟我們生活關係非常緊密——保健植物

我的工作是園藝治療師，保健植物在園藝治療上非常重要，它在過去被定義為藥草，主做藥用，但八〇年代藥事法通過後，這些藥用植物就不能再宣稱療效，變成是保健植物。

為何說保健植物在園藝治療上是好幫手呢？因為這些植物本來就用於治療人們生理上的問題，當我們知道怎麼運用它又去確實操作，就很容易在生活中產生很多關係。

這些保健植物有些是季節性、有些是多年生，跟我們生活關係非常緊密，且大多只要種植到自己夠用就好，在坪數不大的kitchen garden裡

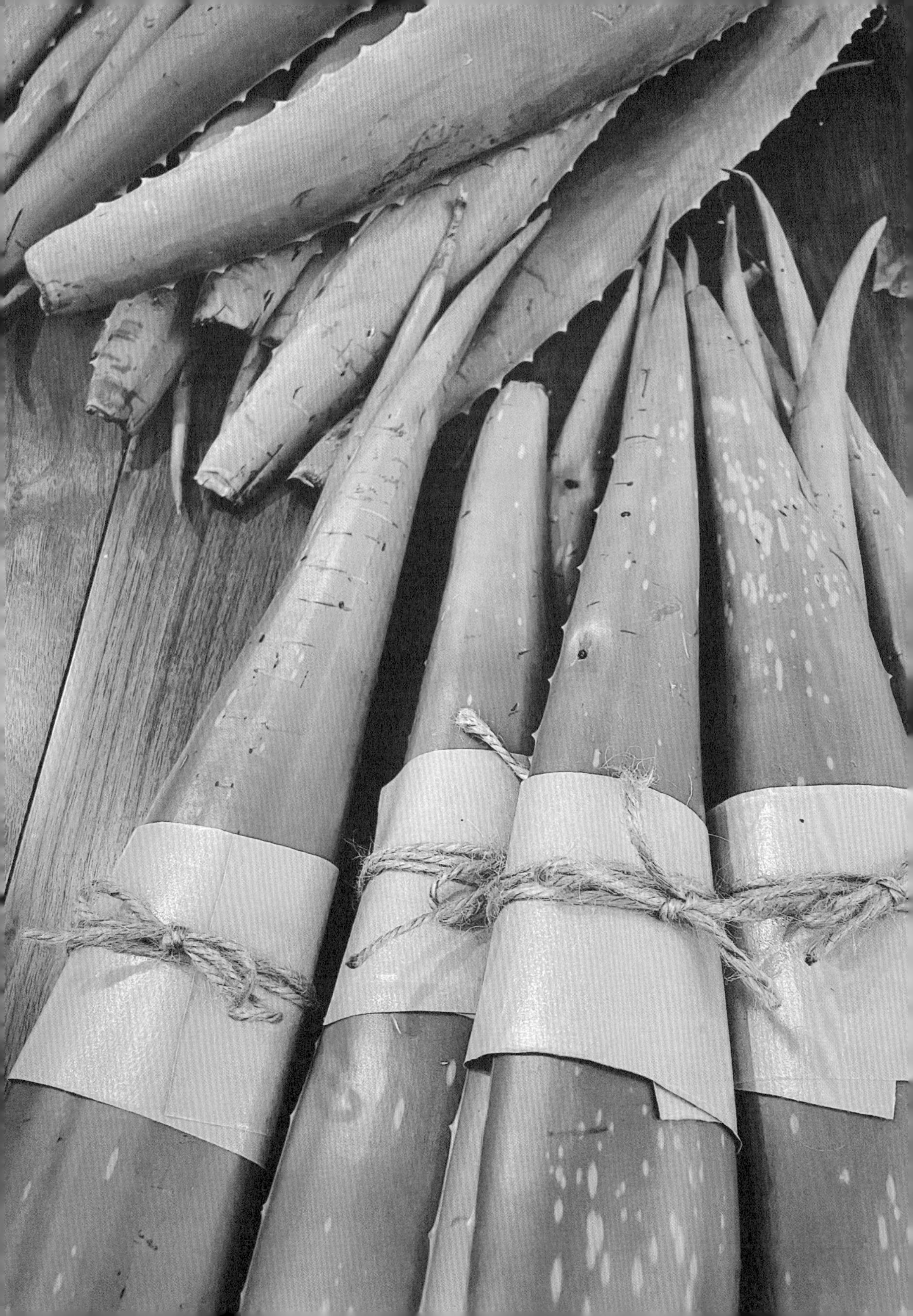

尤其適合。如下就都是適合居家栽種的保健植物。

蘆薈

在我家中一定會種的就是蘆薈，品種是食用蘆薈，常在路邊看到很多爆盆的蘆薈，但都小小株的不好用。我種蘆薈一定有一株讓它長成很大株，當它開始長側芽，就把側芽都摘掉，才會長得夠大，在使用或食用上倍加好用。盆栽所種的就讓它冒側芽，得以在課程中分株給學員栽種。

可以入菜的蘆薈，很適合現今越來越熱的氣候環境，非常好種。保健植物有個要點是生命力要很強，種植不需大力管理，只需稍微控制、不讓生長太氾濫。

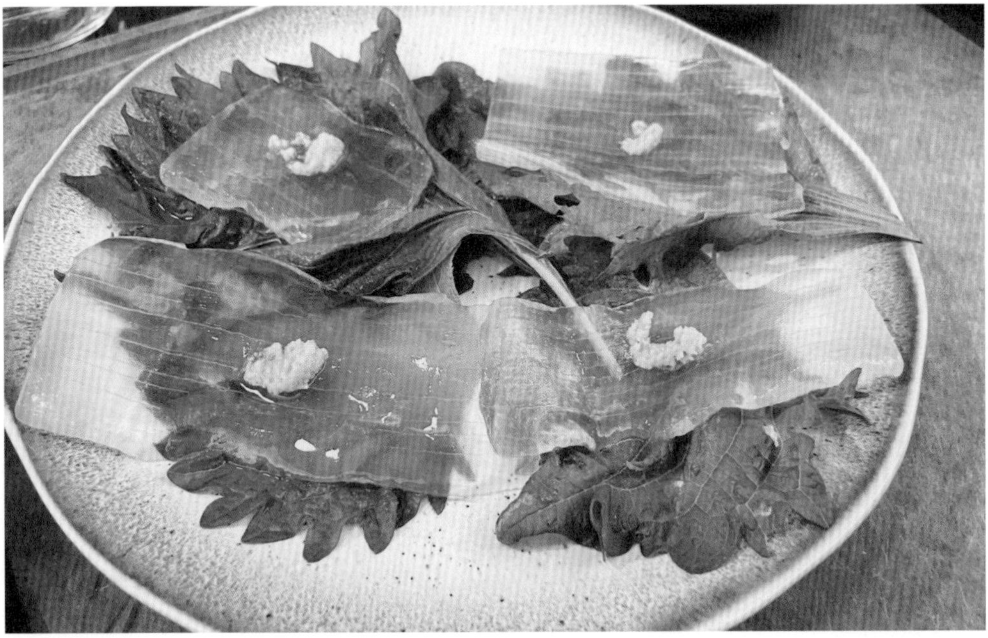

蘆薈加上綠紫蘇一起吃，口感超像生魚片。

蘆薈有很多水溶性膳食纖維，夏天時可當作kitchen garden料理的素材。將蘆薈去皮，肉挖出，稍微汆燙後去除黏液，再加一點醬油、芥末，配上也是保健植物的綠紫蘇一起吃，口感超像生魚片。

最簡單的食用法就是打成檸檬蘆薈汁，或是煮成比較清爽的蘆薈排骨湯。蘆薈沒有經過久煮，不會融化，一直放在水裡才會化，很適合煮清爽的湯品。

在生活的應用，從小很喜歡煮飯的我，經驗不足時，常會被鍋子邊緣燙傷，一般是先用水沖幾分鐘，再塗抹燙傷藥膏；經驗上，若是馬上敷上蘆薈，痛感即刻消失，可鎮定皮膚。

左手香

左手香又叫到手香，和蘆薈一樣都屬夏天的植物，通常在園藝治療課程中教扦插，因左手香太好種了，是必教的。在kitchen garden裡種了幾乎整個左手香家族，除了一般的左手香，還有圓葉左手香、檸檬到手香、斑葉左手香，也有左手香的親戚「麝香木」及不同於廣藿香的臺灣原生種廣藿香（臺灣刺蕊草）。

它們的使用方式不太一樣，最常用的就是左手香。

其實，在熱帶地方，像加勒比海地區或印度，都是拿來做料理或入菜，這開啟我對左手香的想像。通常做kitchen garden，尤其是保健植物，除了應用外，會盡量開發飲食方面的運用。因為燙傷、受傷不是每個月、每天都會碰到，如果懂得食用，左手香修整下來後，就可好好使用。

左手香在印度，俗名是Indian borage印度琉璃苣；在南美洲，叫Cuban Oregano古巴奧勒岡。研究它的料理方式，在加勒比海地區，會拿古巴奧勒岡做成烤肉的sauce，就是淋醬，跟大蒜及一些香料搭在一起，烤完肉就把它當作肉和烤雞的沾醬。

從中可理解到在氣候炎熱地方吃烤肉烤雞會非常燥熱，沾醬就用蒜頭、檸檬汁、左手香、鹽，重點是左手香有消炎效果，較不會上火。於是，就試著以左手香做沾醬，還滿不錯的。

一般吐司麵包沾花生醬較燥熱。若將左手香打碎，再混合到花生醬裡，效果相抵消下，做成麵包和餅乾的抹醬，吃起來可消火，不易冒痘痘。但記得左手香加入的抹醬要現做現吃。

在南印，左手香也被當作沾醬，會跟椰汁、香菜籽一起打汁，打出來的醬汁非常有印度風味，令人懷念起在印度自助旅行的味道。

左手香，單吃時並不好吃，又有點辣。若打成果汁，無論柳橙或葡萄，加進左手香一起打成汁，接受度都非常高，從小朋友到銀髮長輩、失智長輩都喜歡。打果汁或入菜時，一開始不能放太多，要視個人體質，若本身已在拉肚子，建議先不要吃或淺嘗就好，當身體可接受時，再多加一點。

左手香還可以拿來去除魚腥味，魚先用鹽醃，再把左手香剁碎，平鋪在魚身上，醃個一小時以上，即可以蒸或煎的方式烹調。

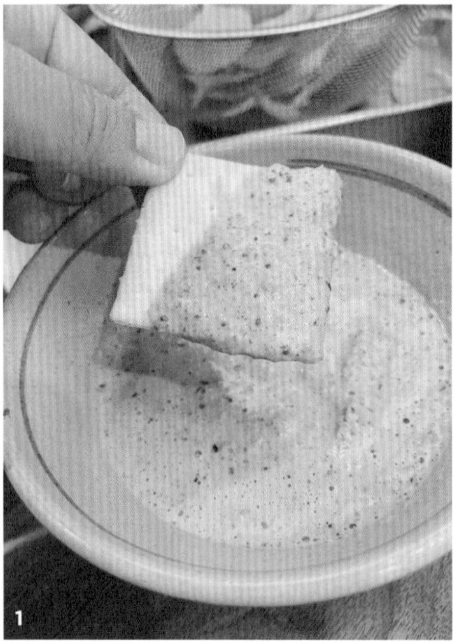

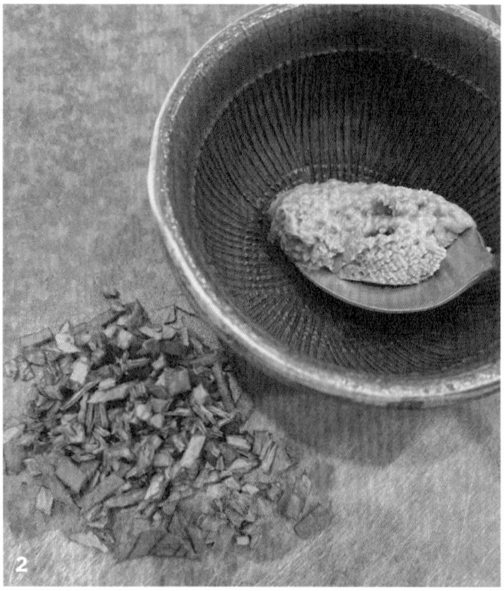

1　左手香南印風味沾醬。

2　左手香打碎加到花生醬中，可做為麵包抹醬。

左手香做成吃食很受歡迎，生活上用途更是多樣，是常用的園藝治療教案，開發一些不同民族的使用方式，增加它可食用的範圍，是我和其他園療師比較不同之處。

艾草

庭院種了許多不同品種的艾草，包括一般常見艾草，適合做艾條與艾絨的九尖艾草、觀葉的斑葉艾草。艾草是家中一整年必備，從清明節開始就生長很快，可做很多運用。

拿來做料理，最簡單的就是以生鮮艾草的嫩葉煎蛋，這是民間流傳的食方，據說可治偏頭痛。長輩若血液循環比較不好，或長期臥床、沒有運動，可喝些以生鮮艾草加枸杞泡的艾草枸杞茶，或可加些黃耆，喝來有甜甜的枸杞味，很容易入口。

艾草過剩時，將它晒乾，端午節時可做成香包、平安包，秋冬時做成沐浴包，食衣住行上皆很好用（保健部分參見第36頁）。

紫蘇

紫蘇是一年生季節性的，只要在庭院種一次紫蘇，讓它開花結子，明年的紫蘇就會非常茂盛，是一種投報很高的植物。

非常推薦栽種紫蘇，它從春天開始生長，就可一直採收葉子。紅紫蘇有花青素，具有抗氧化的效果，常喜歡以「紫蘇魔術師」來哄哄孩子，以紫蘇煮茶或泡茶後，加點檸檬汁變成粉紅色，非常有趣。青紫蘇很適合搭配生食，雖說在家裡面比較少吃生魚片，但如前面所提的燙蘆薈，或做些小菜直接生吃時，就可使用青紫蘇。紫蘇與很多食材都非常搭配，產量過剩時，可拿來揉紫蘇茶或做紫蘇鹽。

秋天紫蘇開花結子時，枝梗可以煮，花也可以吃，在日本料理店是高級裝飾食材。花期時，以花裝飾餐盤或當插花花材都很漂亮。不時，在餐桌放個小瓶，採一些可食花草，如魚腥草、紫蘇，將這些小花插起來，精緻、小巧又好看。

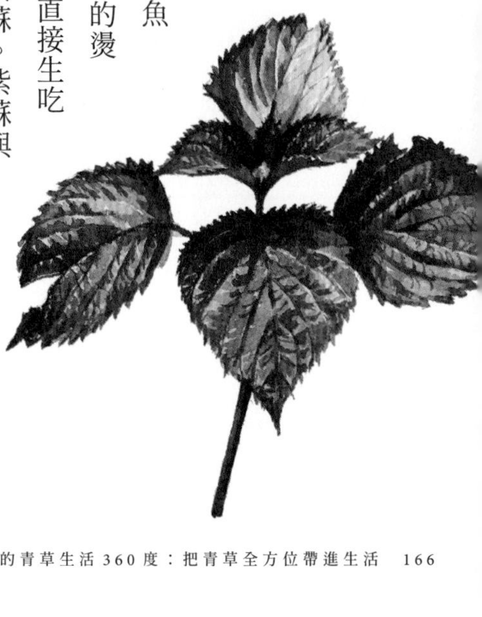

魚腥草

魚腥草夏天長得超級好，開花也很漂亮。一般說它具有潤肺效果，對緩解新冠肺炎症狀有效用的清冠一號裡，就含有魚腥草與薄荷。

魚腥草夏天生長眾多時，可採些魚腥草煮茶，雖然生鮮煮起來，腥味較重，源於它成分中具有癸醯乙醛，生鮮時成分特別高，但也因這成分對提升免疫力特別有效。所以，既然kitchen garden有生鮮的，會盡量用生鮮魚腥草，不妨拿它做沙拉，就算這口味挺挑人的。

臺灣大眾對生鮮魚腥草的味道不是那麼接受，之前到越南、泰國、柬埔

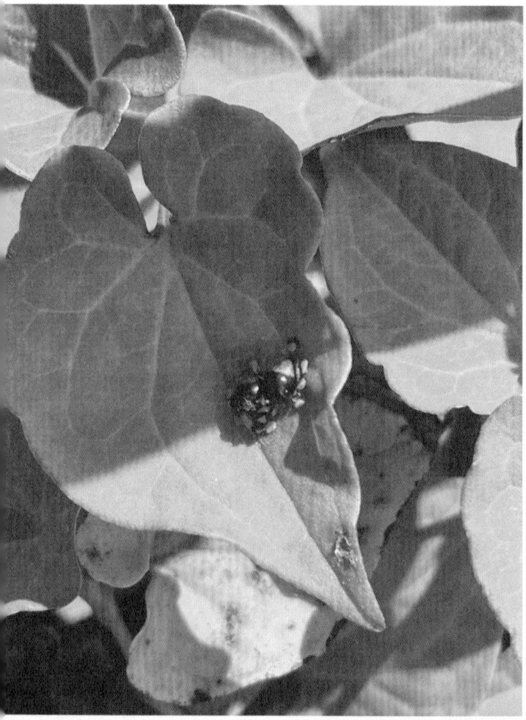

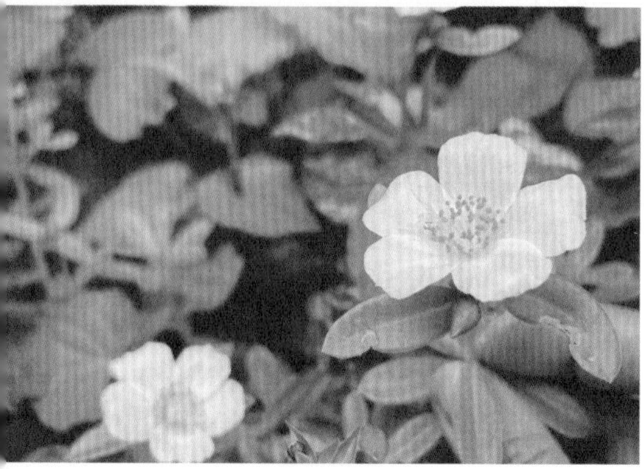

魚腥草和馬齒莧都是常見的保健植物。

寨等東南亞國家，卻發現他們的菜市場都有賣魚腥草，是直接做為一道菜的食材。這可能因為東南亞人有吃魚露，對魚腥草的味道就不會覺得太難以接受。這個有趣現象同樣發生在做園藝治療時，如果所帶的團體是原住民或新住民，他們都超能接受魚腥草沙拉，反倒是都市臺灣人團體，對沒吃過的這種味道不太能接受。

我很喜歡吃東南亞料理，也愛用東南亞的調味做魚腥草沙拉，調味會用魚露、檸檬汁或椰糖、棕糖，魚腥草加在裡面，沒有絲毫違和感。另外，魚腥草跟當季水果混在一起也很可口，像很甜的當季水果鳳梨和魚腥草一起吃，十分爽口。（保健部分見第38頁）

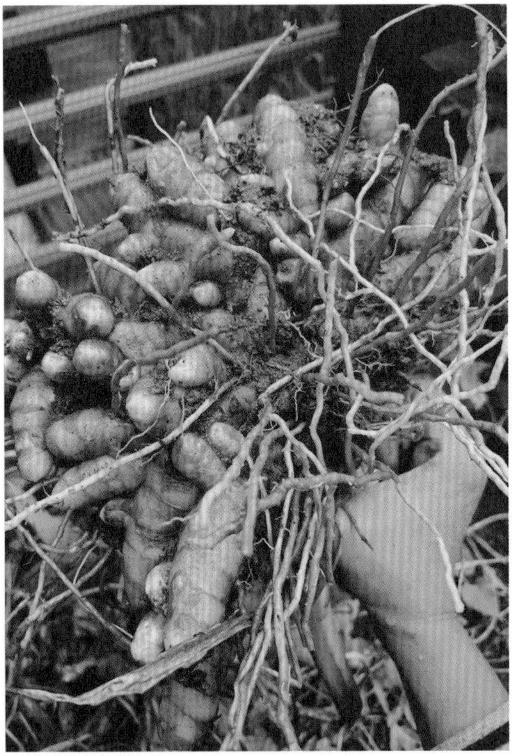

薑黃可做為天然染材、食物染材。

薄荷

薄荷品種超級多，原則上就是種最常見的綠薄荷，或是比較涼的瑞士薄荷。薄荷在kitchen garden裡是必需的，品味清涼，用於做點心、蛋糕或甜點。重點是在製作東南亞料理，如越式春捲及東南亞沙拉都有加薄荷，口味相當搭配。晒乾的薄荷可拿來煮薄荷雞湯，以半斤薄荷加半隻雞，湯頭美味好喝。

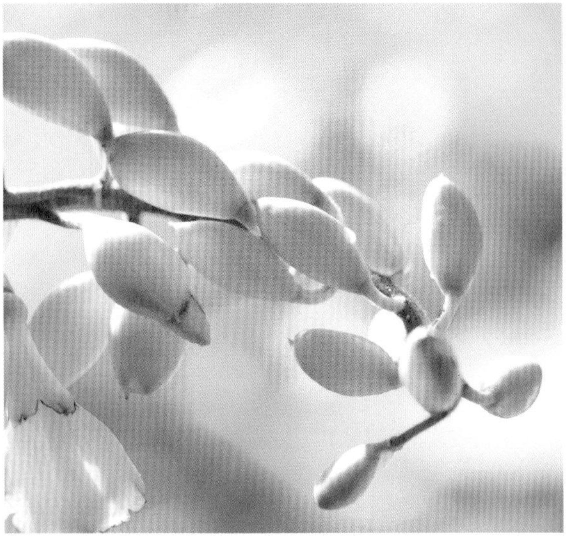

月桃全株都可食、可利用。

補充一提，我在kitchen garden有種薑黃、南薑、月桃這些薑科植物，唯獨野薑花因太好取而沒種。這種薑科葉子大片好用，當包材、盛器，或做小料理時當做墊片，非常棒。而薑黃、月桃能應用的層面更不只吃而已。

薑黃是異國辛香料，春天長葉、夏天開花，秋天葉子慢慢變黃，到冬天葉子枯就可挖地下塊莖拿來煮，是生活中常用的保健植物。

薑黃可做的東西太多了，做為天然染材、食物染材都很適合。做料理時，挖院子裡的薑黃現磨薑黃泥，或用生鮮薑黃泥去煮飯，相較於用薑黃粉感覺很不一樣。花可以汆燙，葉子切成細細的，可做成沙拉，薑黃葉也可用來發天貝，用途非常廣泛。

（口述／劉雨青‧撰文／王靜如）

臺灣的夏天赤炎炎，對 kitchen garden 裡的西洋香草來講太熱了，多半長得不好；長得最好的都是很適合炎熱氣候的東南亞辛香料。

從廚房菜園到餐桌

臺灣氣候越來越適合生長——東南亞辛香料

全球暖化下，未來夏天會越來越長，冬天越來越短，氣候專家指出未來臺灣的颱風會變少，一年頂多一兩個侵臺，但不會是輕颱掃過，容易變強颱，形成極端氣候。

臺灣的夏天赤炎炎，對 kitchen garden 裡的西洋香草來講太熱了，多半長得不好；長得最好的都是很適合炎熱氣候的東南亞辛香料。在個人的嗜好與興趣下，kitchen garden 裡也種植許多東南亞辛香料，剛好臺灣氣候也越來越適合它們生長，夏天時都長得非常茂盛，一直延續到秋天，使得它們可以使用的季節又更長。

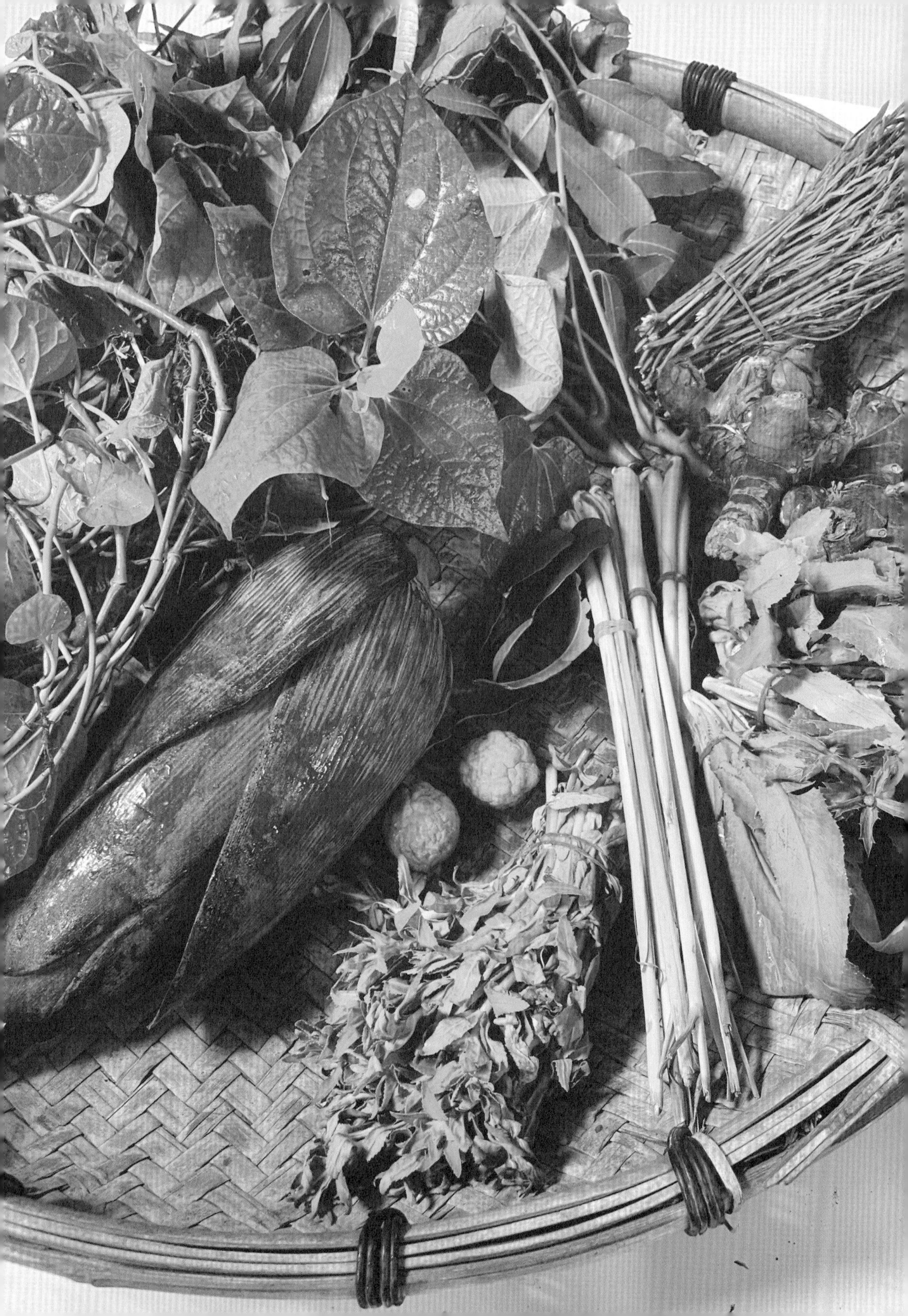

印尼芭蕉

就算kitchen garden只有十幾坪，捨棄了比較需要空間的木本植物，也是堅持要種雖是草本卻頗占空間的香蕉、芭蕉等蕉類。這是因我對東南亞飲食文化和料理方式有興趣，發現香蕉或芭蕉非常好用，再則芭蕉葉子有一種南國風情，是自己很喜歡的南洋感，空間再小，還是種了芭蕉。

芭蕉超好用，尤其是芭蕉葉。當有些課程需要用到餐盤、擺桌，就可以把芭蕉葉砍下鋪在桌上，別致好看。芭蕉葉直接使用容易破掉，可稍微用水燙過或烤一下，就可拿來包食物、發天貝，或是拿來包飯糰、做便當盒裡面的舖墊。

幾年前曾在泰緬邊境的湄索逛緬甸市場，發現緬甸的早餐要吃魚湯，魚湯裡都會放芭蕉莖；在泰緬邊境的山區部落，又看到他們把芭蕉砍下後，把很粗的芭蕉莖投下、切碎，煮成湯，是一個脆脆的纖維質來源。也曾在花蓮新社學過噶瑪蘭族的芭蕉絲，非常軟，個人覺得不算是好用的纖維。這些新鮮有趣的見聞，讓當時的我想著也要種芭蕉，且依樣拿來運用，結蕉後，莖除了可以煮湯，還可以取出纖維，授課外也自己玩一玩。

芭蕉結蕉前會開花，芭蕉花可以吃，花苞片也可以當容器。綠蕉可食、可煮湯，蕉皮非常營養，變黃成熟後即可當芭蕉吃。吃芭蕉花對很多人來講很新穎，因為臺灣人大部分只有吃蕉，沒有食用其他部位。在研究東南亞料理時，非常有興趣於吃芭蕉

種植不到一年，印尼芭蕉就長成三層樓高的巨蕉。

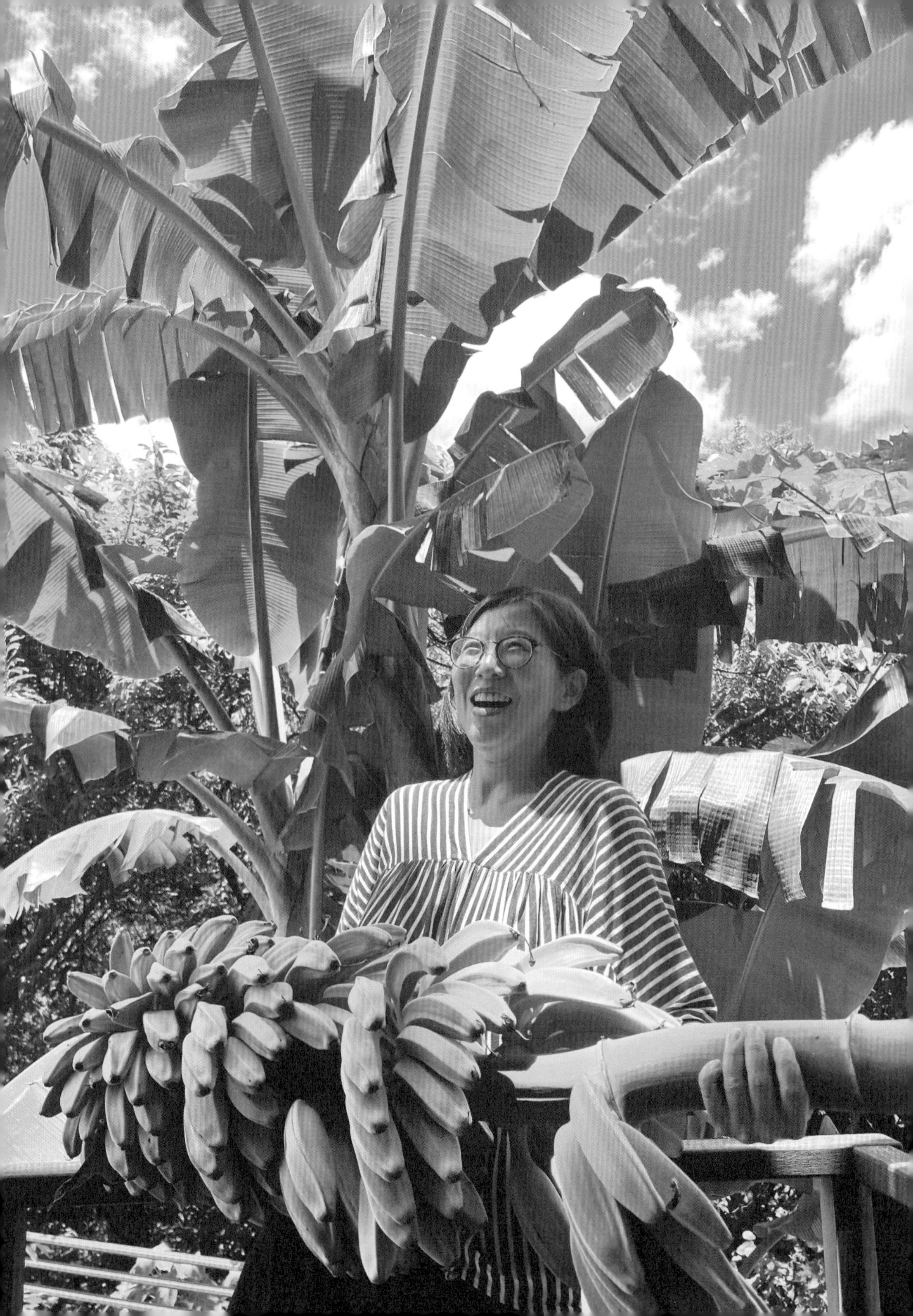

花，也學會怎麼處理它。

臺灣的芭蕉，把柱頭跟花裡面的萼片去掉，汆燙半小時後，口感還是滿澀的。有一次到中和華新街菜市場，裡面有一攤專賣東南亞的菜，一大早攤上放了兩顆比較扁的芭蕉花，好奇追問這之前沒看過、形狀不太一樣的是什麼品種？原來這是印尼芭蕉，老闆說處理好、燙一下就可吃，因為很搶手，常在上午時就有比較識貨的東南亞移工買走，晚來買不到。當下買回那兩顆印尼芭蕉花，也決定拿到課堂上加碼，讓大家一起處理好，再稍微汆燙調味，真的完全不澀且美味，口味與之前煮半天還澀澀的臺灣芭蕉差太多。

心心念念那口味，有了kitchen garden後，就去追訪哪裡有印尼芭蕉的貨源。終於在龍岡「美珍異國香料雜貨」採買到印尼芭蕉的苗，去年在kitchen garden裡再加種了一棵印尼芭蕉。

種了不到一年，很誇張地竟然長成三層樓高的超高巨蕉，側邊還長出許多新的小蕉和冒出很多新芽，今年八月初也開了巨大的花朵，長度超過我家小朋友身高，是一超級巨蕉。芭蕉花很長，跟在華新菜市場看到扁扁的不太一樣。觀察後發現它的花苞片會慢慢掉，每掉一片花會越來越小、就有一排蕉跑出來。

等不及它再成熟，八月中借了高枝剪，就把花苞鋸下，幾百根的一大串蕉掉在地上。將花採下後，當天下午上課，加買了一些圓茄和可以一起做涼拌沙拉的材料，加上魚露、檸檬

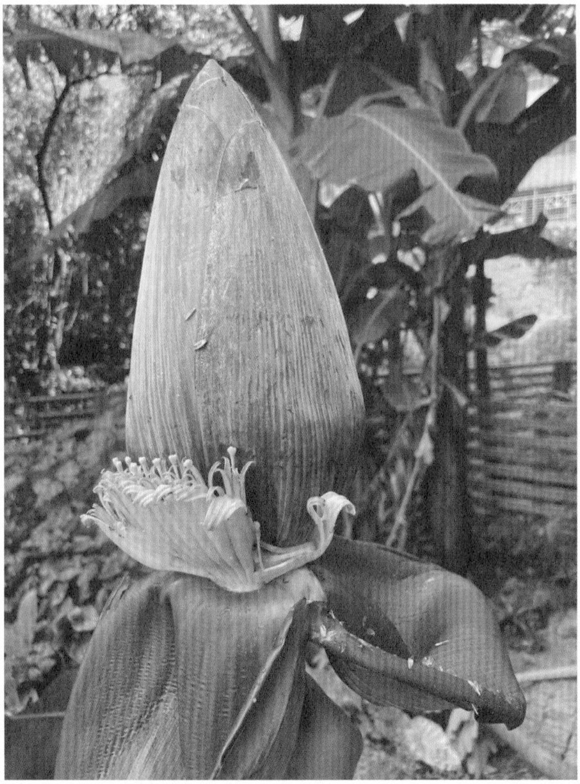

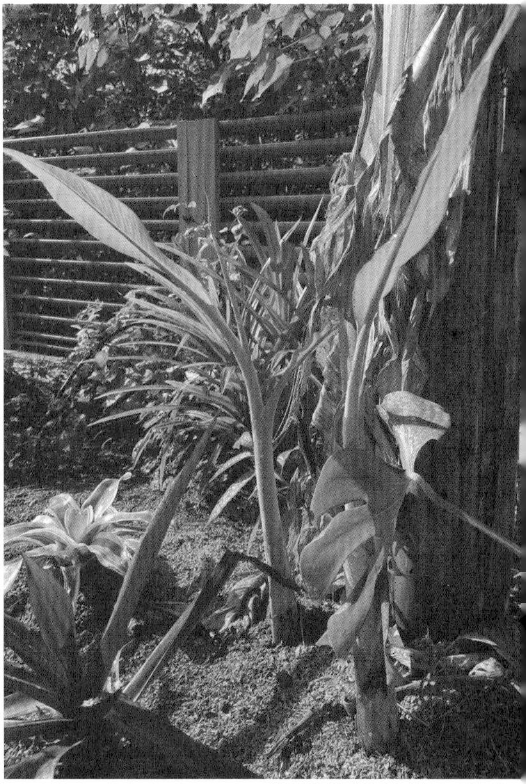

印尼芭蕉的花和蕉都可食用，側邊也會冒出許多新芽。

汁跟棕糖，做成涼拌沙拉，那美味令大家一掃而空。

後來有點後悔，想著蕉其實沒有很熟，還是癟癟的，可以等幾個星期後再採。應是把花苞鋸掉就好了，蕉可以留在上面久一點。不過既然幾百根蕉就這樣掉下了，想到曾學過芭蕉、青芭蕉連皮切片可以煮湯，很多營養成分也都會跑到湯裡，就用排骨加椰子水，再加青芭蕉切片，煮成青椒排骨湯，超級好喝。插花說個小偏愛，夏天很喜歡用椰子汁燉菜，會有一種天然的鮮甜，滋味分外絕妙。很多人也都不知道芭蕉皮是可以吃的，它的營養成分很高，可煮成好喝的青蕉排骨湯，有些原住民部落會以連皮的青蕉一起燉湯。這些因等不及就採下的較瘦弱芭蕉，就一一直接拿來做料理，完全不浪費。

印尼芭蕉鋸下來的過程有拍成影片，看到的人疑問說：「怎麼這樣子鋸蕉？不是要把蕉砍掉嗎？其他株才會長得比較好，也不會占空間。」其實，因為那株印尼芭蕉是我的第一株，超高的它還在長高，也已經長出很多新的亞株，分了好幾株出去，就是捨不得鋸掉，覺得它可以發展成kitchen garden的守護神，也讓庭院很有南國風情，想讓它自己決定慢慢衰老、弱化到

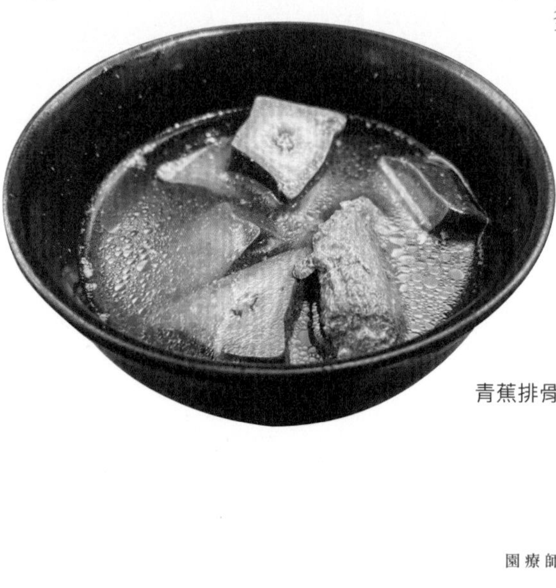

青蕉排骨湯清甜可口、營養成分高。

死亡。這第一株蕉母，就是想要留它。

這是印尼芭蕉與我的故事，擁有這個kitchen garden只有一年，來年應該會有些更有趣的事情。

假蒟

假蒟是很強勢的植物，一節一節的、很會攻城掠地，很快就蔓延出高床範圍，需要一直清理或分株送人。假蒟是好種的入門款東南亞辛香料植物，種盆栽也可以長得很好，但需控制範圍。

假蒟另一個名稱叫羅洛胡椒，是胡椒科植物，跟臺灣的荖葉非常近、是親戚。荖葉是藤本類，會攀爬在樹上，不是人工栽種就是野生的，比較重栽種的條件與環境。荖葉過去跟檳

假蒟是好種的入門款東南亞辛香料植物。

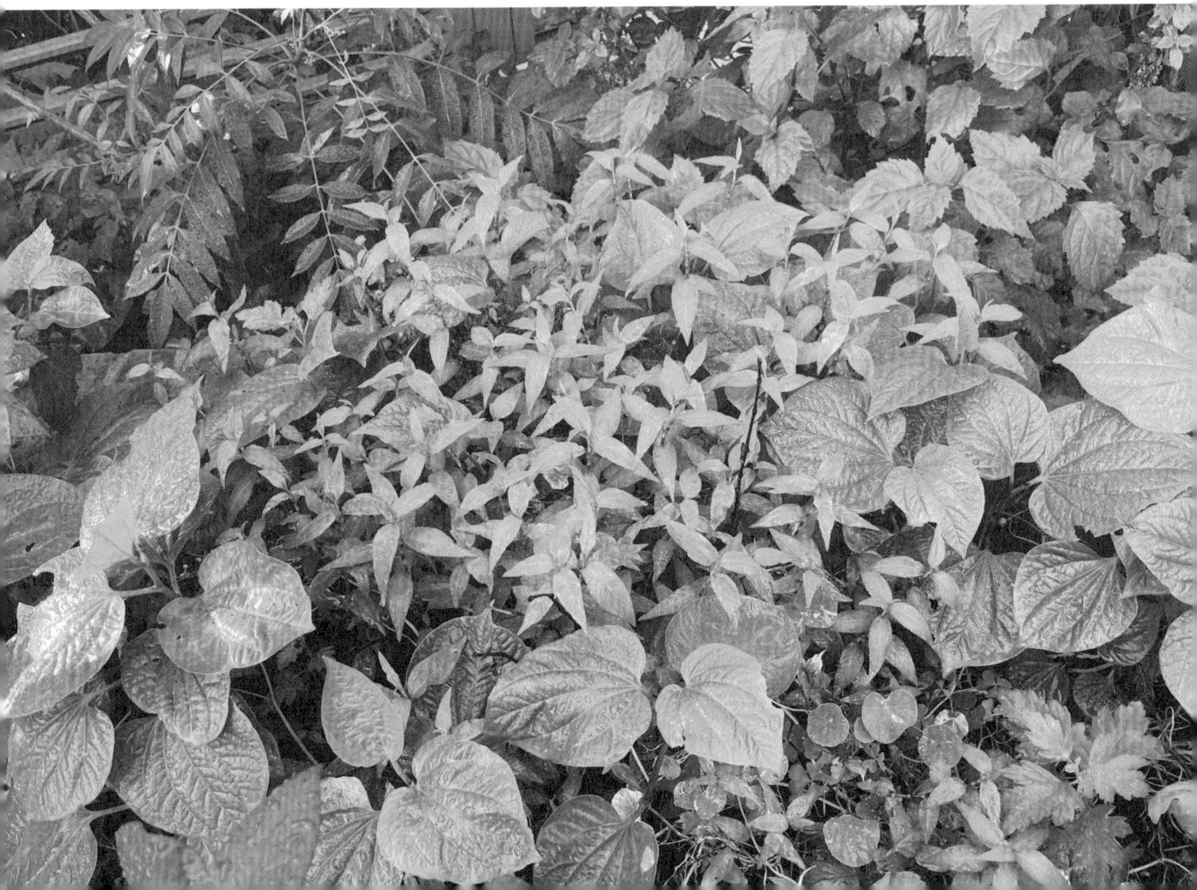

梛綁在一起，實際是對人體健康有益的農作物，臺東大學張育銓老師日前即積極推動荖葉復興運動，為荖葉去汙名化。

以kitchen garden角度來講，種荖葉比較不適合，它較會攀爬在樹上。假蒟則好長、易開花，搓一搓花序會有胡椒的味道，跟荖葉的成分和味道都有點像。口感比較細，葉子比荖葉薄，在越南是跟肉一起煎炸。

假蒟的成分頗具助益人體健康的功效，除了煎炸豬肉，也會做假蒟天貝或生吃。在吃重口味的煎肉、韓式烤肉、泡菜之類時，可用假蒟一片包肉或包泡菜一起吃。素食者，假蒟也可做成泡菜，或煎天貝使用。它的葉片超大、帶點澀味，跟動物性蛋白質或比較油的食物挺搭配。

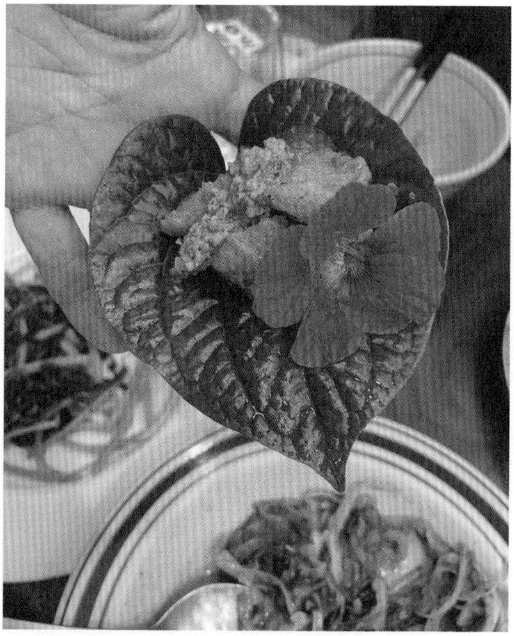

假蒟可以包覆口味較重的食物一起食用。

香辣蓼

香辣蓼非常有趣，葉片會有一個像臺灣黑熊的V字型，是蓼科植物的特色。吃起來有一點刺激性、辣辣的，帶有澀味，味道非常特殊，直接吃會覺得並不好吃。在越南，河粉或很多涼拌菜裡都會放，最有名的就是與鴨仔蛋一起吃。

在二〇一九年時，我每個月會飛一趟澎湖，到惠明啟智中心帶園藝治療的服務，住在同系統的天主堂宿舍。中心有一塊地，因為澎湖地質、環境條件跟本島不太一樣，就帶了些香草、辛香料植物到那兒種種看。有一天，遇見家鄉在越南的天主堂神父，他看到我帶來的香辣蓼，竟然就快哭出、十分激動，說著：「這是我最愛吃的東西，燉肉很好吃，在澎湖都種不起來。」

哇！果然植物是會喚起鄉愁的。香辣蓼，就是越南人的鄉愁。

進一步向神父請益怎麼料理香辣蓼？「跟肉一起煮啊。」

原來東南亞很多辛香料植物或食材會帶澀味，加了魚露、檸檬汁、棕糖，或椰糖去做調配，會把澀感轉換掉。這澀味，多是跟動物性蛋白質做搭配，可解膩，讓料理提升一個層次。

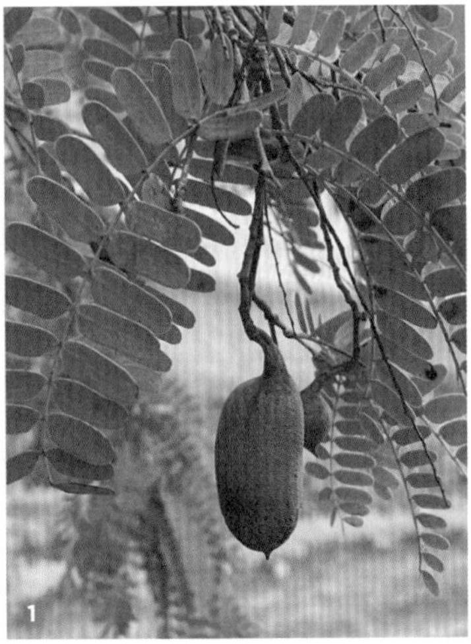

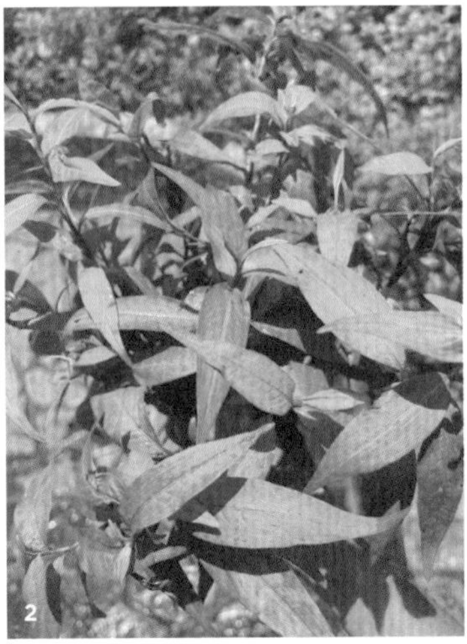

1 酸酸的羅望子是東南亞常用的酸味來源。

2 香辣蓼帶有辣味與澀味，味道非常特殊。

東南亞料理一般都說是酸甜苦辣鹹，其實裡面有酸甜苦辣鹹辛澀，澀味是一個很特殊的存在。假蒟、香辣蓼，都有澀味且有一種辛味，搭配好就很對味。

刺芫荽

刺芫荽的味道跟芫荽差不多，有人就叫它越南香菜。固定種了兩棵刺芫荽，因為香菜是季節性的，採完就沒，刺芫荽是繖形花科植物，只要照顧得當，一整年都有厚厚、帶點刺的葉子可以採，需要時就剪個兩片用在料理。而且香菜沒辦法久煮，通常是快起鍋時放入，刺芫荽則久煮後香菜的味道依然在。

刺芫荽最適合煮湯，採個兩三片，

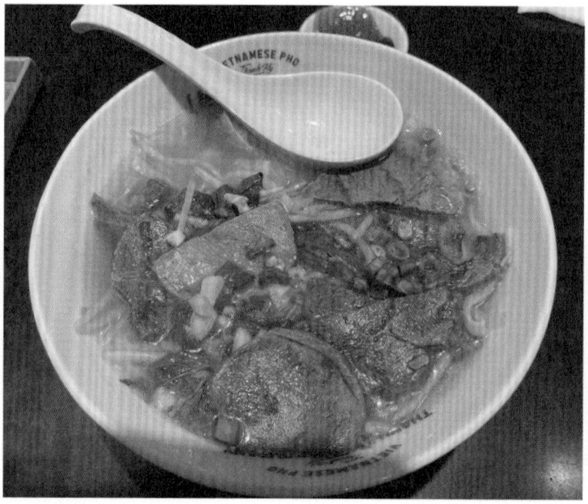

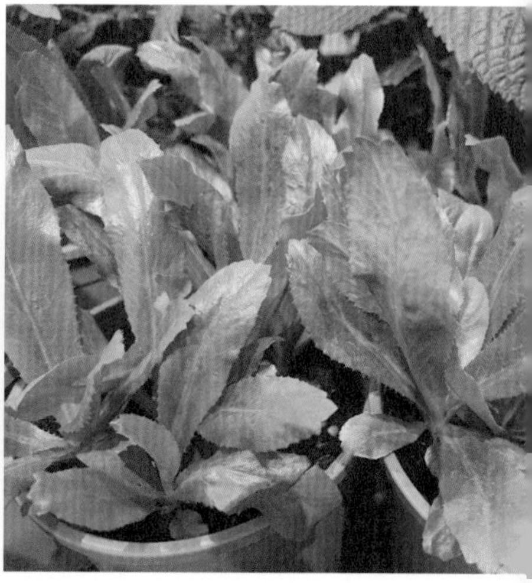

刺芫荽味道和香菜差不多，最適合煮湯，越南當地河粉多會放刺芫荽。

煮湯、燉排骨湯時就可加一些，與中式料理可做很好搭配，道地的越南河粉中也都會放入刺芫荽。做涼拌鱈魚乾，將鱈魚乾罐頭倒出，上面放泡水的洋蔥、沾醬，香菜用完時，剪個刺芫荽拌一拌就可食用，但口感上纖維會顯得粗些。

沙梨橄欖

沙梨橄欖又名太平洋榅桲，以前在原住民部落多有種，也在泰國看見常賣一些青木瓜、青芒果淋上醬的路邊攤，都有在賣削皮後的沙梨橄欖，有些是經過醃漬，一整顆、一袋袋的賣，小雜貨店裡，則賣一整罐醃漬好的沙梨橄欖。

沙梨橄欖好種、處理也簡單，只要去皮，稍微用鹽殺青、糖醃個一兩天，切一切就可當開胃菜，嘗起來有點像情人果。

剛整理好kitchen garden時，在花市一看到沙梨橄欖的苗，一棵一百五十元、很便宜，就迫不及待買回栽種。庭院裡，原本有種馬蜂橙和檸檬，它們結果需較久時間，沙梨橄欖葉子是酸的，嫩葉也可以炒來吃，提供kitchen garden料理上酸味的來源。

中式料理味道比較重，用熱火炒或是久煮、燉，大部分酸味是用醋。東南亞料理的酸味來源，多是用檸檬類的酸和羅望子，這兩種都比較清爽、屬果酸，與東南亞料理頗搭配。再來就是用sour leaves有酸味的葉子，在柬埔寨、泰國，有非常多帶酸味的葉子，直接當菜食用。

記得有一回在柬埔寨馬德望一間小店吃早餐，就見他們端上一碗白麵與一大籃菜，大概有二十幾種菜類，其中超多帶酸味的葉子，一頓飯就在不知道吃了什麼葉子下度過。

後來翻書查找，發現那些葉子有的沒中文名，直接標注sour leaves，有酸味的葉子，也發現東南亞料理很多酸味的來源，是從葉子來的。這啟發我的kitchen garden也要有個酸味的來源，而且是隨時可以取得的，做涼拌或是較清爽、特殊的料理時，就不用拿醋或去買檸檬。

沙梨橄欖是一種很棒的植物，在臺灣非常好種，果肉可用又隨時可摘酸酸的葉子做料理。

咖哩葉

咖哩葉又叫可因氏月橘，第一次

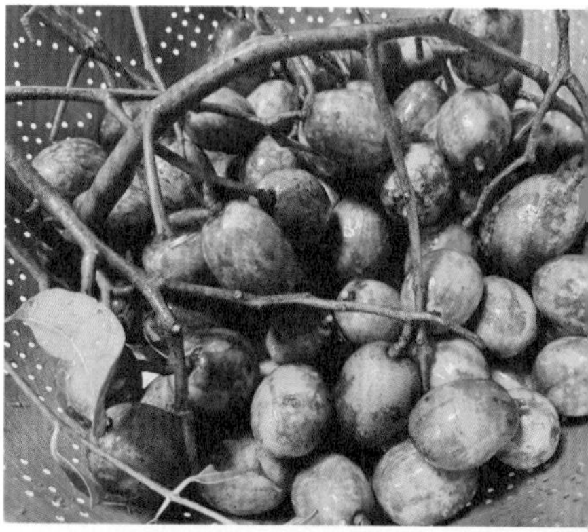

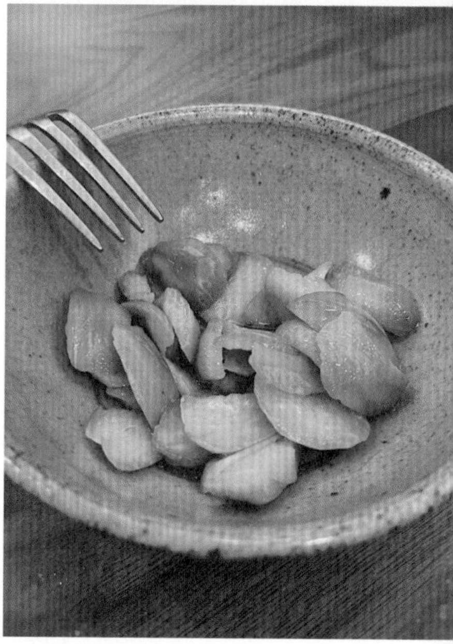

沙梨橄欖醃漬後，吃起來像情人果，
是可口的開胃菜。

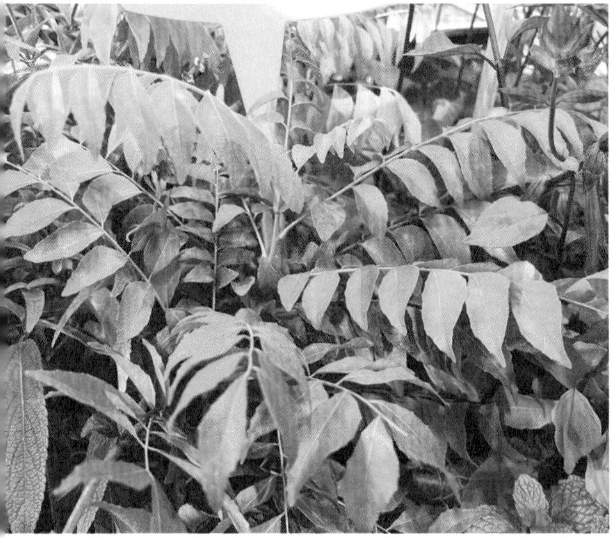

咖哩葉有點苦、有點甜，具檸檬香茅般的香氣。

聽到，會想這跟一般咖哩有關係嗎？答案是沒有關係，只因它的英文是Curry Leaf，跟吃的咖哩味道可是完全不一樣。

對它有興趣是因臺灣超多路邊行道植物，都會種上月橘（七里香），作為觀賞或綠美化，若這些是可食的話，不是很好嗎？後來發現，可以吃的咖哩葉就是月橘的親戚，在阿育吠陀裡是一個很好的植物，也是重要香料，在南印料理中多會放咖哩葉。

中和華新街的緬甸街，一些緬甸菜的咖哩裡也會放咖哩葉，因緬甸料理多少受到南印影響。也發現臺灣有原生種的月橘，像蘭嶼的月橘，這些都激起我對咖哩葉的興趣。

以kitchen garden來講，是要種可吃的，就種下了咖哩葉，在臺灣真的超級好種。它算是不用太多量，就可以有特殊味道的辛香料，味道未必很突出，若用油稍微煸一下，用來炒菜或沙拉放點咖哩葉都滿搭的。燉菜也可以加咖哩葉，是一種很親切的辛香料植物。

有時在路邊看到店家門口種了咖

哩葉，同時種了薑黃，心想：這一戶一定有外籍移工，他們滿會用咖哩葉的。

也想到有一次在中正紀念堂帶環境教育的活動，那次是一個移工團體報名，中間發生一些波折，最終還是如願的讓移工在休假時來上課。課中介紹保健植物和中正紀念堂的植物，講到左手香時，有位菲律賓籍移工過來聊及：在家鄉，會把左手香拿去炸。

這位菲律賓移工在當地是一位廚師，這種交流令我覺得萬分感動，不是只有我分享給他們，他們也與我分享。也想到在園藝治療帶些特殊團體，很多時候會帶到長輩老者，通常陪他們過來的外籍看護，上課反而都非常投入，下課時會很高興地過來分享哪些是他們家鄉的食物，訴說著他們家是如何運用這些材料，眼中閃著一抹鄉愁，這種交流非常感心。

南薑

十分喜歡薑科植物的味道，曾在親戚家農場挖到一株南薑，非常硬，在剁南薑時，就把手一塊肉隨之剁下了，即留下南薑很硬的深刻印象。

南薑的香氣很迷人，泰國的湯底，尤其是海鮮湯湯底一定有：南薑、檸檬香茅和馬蜂橙葉這湯底三寶，這湯底三寶也成為kitchen garden必種。

再加上生鮮南薑在市面不好買，當想煮東南亞料理時，沒有馬蜂橙葉可用四季檸檬的葉子代替，檸檬香茅也比較好取得，唯有南薑要自己種，才可隨時取得。除了做泰式三寶湯底，

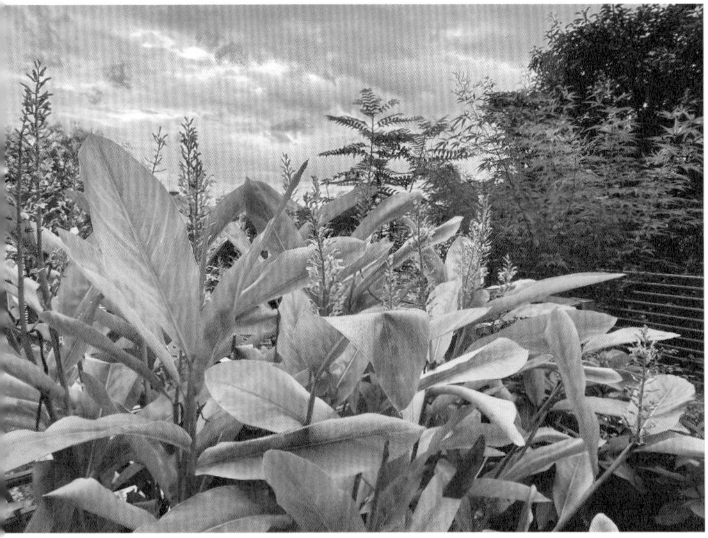
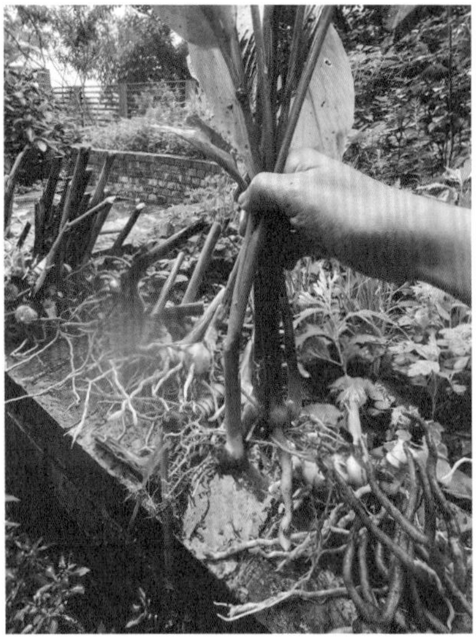

南薑是泰式湯底三寶之一，栽種後如要使用需挖出地下塊莖。

特別喜歡南薑跟椰奶的搭配，用南薑加幾片馬蜂橙葉，再放隻雞腿一起燉煮，最後加上椰奶，就煮成南薑雞湯。

南薑開花十分秀美，花開時招蜂引蝶，對於花的授粉很有助益。

檸檬香茅

很多香草植物，包括檸檬香蜂草、檸檬馬鞭草都有檸檬香氣，檸檬香茅算是味道比較重的一種，而且比較適合熬煮。

香茅火鍋的香茅是檸檬香茅；以前臺灣主要經濟作物，榨香茅油的香茅，叫亞香茅，是從印尼爪哇引進的，不能吃，可作外用。這兩種香茅我都有種，如果只能選一種，以吃喝的角度而言，當然是種檸檬香茅，它有健胃顧脾的效果，是溫性植物，上半部的葉子只要剪一剪晒乾，就可很方便的泡成檸檬香茅花草茶，飯前喝可以開胃、暖胃，飯後喝助消化。

泰國的7－11有賣檸檬香茅茶包，他們喝檸檬香茅茶是很普遍的，旅館、飯店的迎賓茶，也多是清爽的檸檬香茅茶。

檸檬香茅上面的綠葉部分，剪一剪，可以拿來泡茶或是晒乾。靠近地面上部、比較白的部分，會剪來熬湯，可先用刀背拍，然後綁一綁丟到鍋子裡當湯底。它是禾本科平行脈的，拍一拍，破壞纖維後烹煮，香氣才會出來。

除了吃的檸檬香茅外，亞香茅可拿來外用，做成沐浴膏等等。

馬蜂橙

馬蜂橙的葉子形狀很特別，有點像柚子的葉子，柚子是上大下小，馬蜂橙是上下接近。在泰國菜市場一定有在賣馬蜂橙，大部分是在賣與用果皮跟葉子，光葉子就很香、很好用，少人在用果肉，皮也是皺皺的，又叫皺葉橙或箭葉橙。

馬蜂橙的葉子特別清香，味道更甚於臺灣四季檸檬或香檬的葉子，難怪東南亞料理喜歡用它。種馬蜂橙，葉子不僅一年四季都可拿來做料理，也無須特別施肥，或等待結果，是非常方便好用的泰國湯底三寶之一。

（口述／劉雨青；撰文／王靜如）

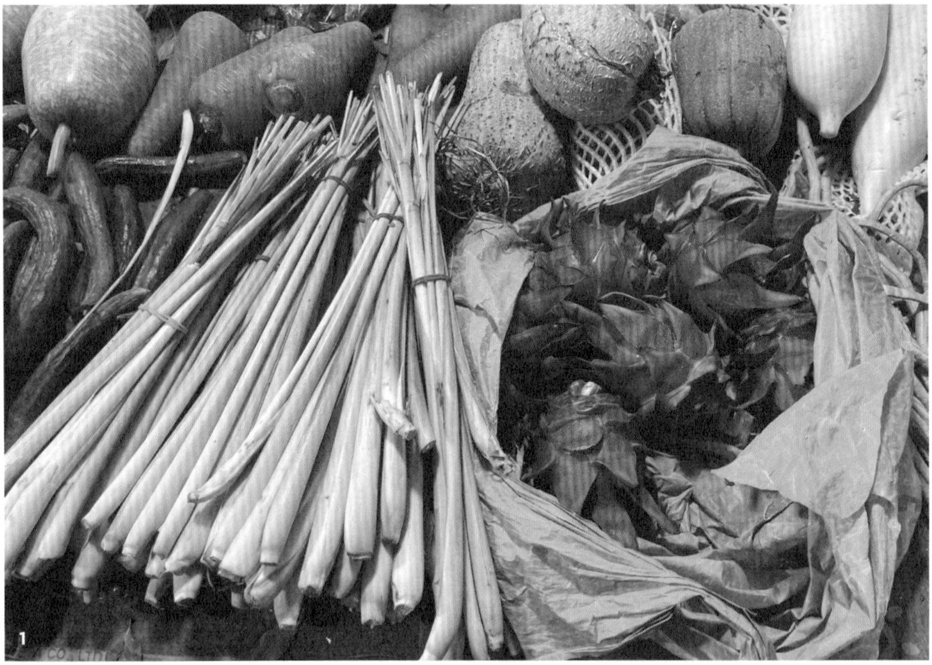

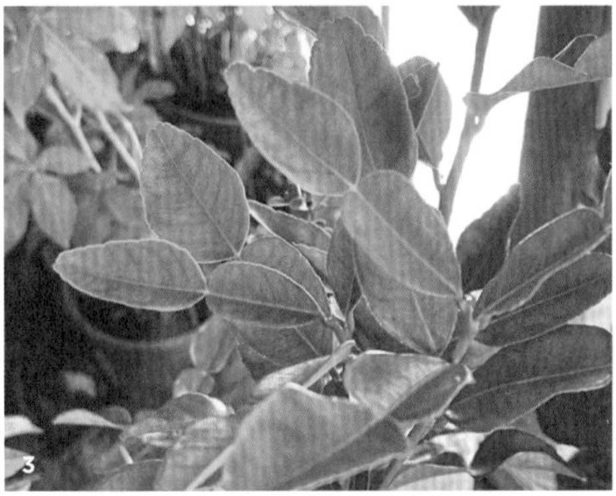

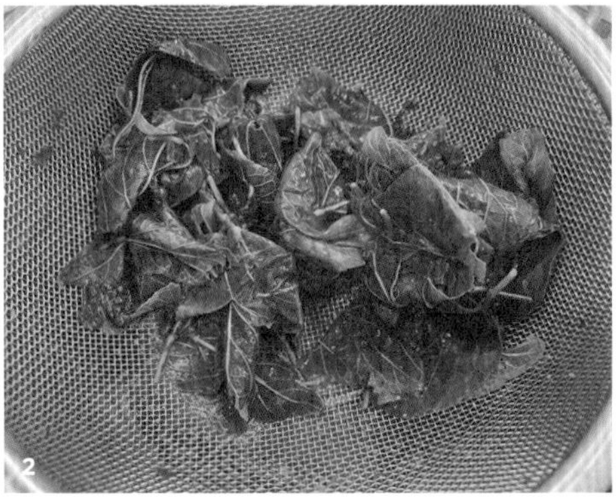

1　檸檬香茅味道重，適合熬煮。

2　庭院栽種幾株洛神，葉子燙過可入菜。

3　馬蜂橙的葉子類似柚子葉。

如果沒有特別去關注原生植物的生存空間，原生植物可能就會瀕危。種下臺灣原生種植物，開發臺灣原生植物在生活上的應用。

從廚房菜園到餐桌

開啓許多料理的想像——臺灣原生種植物

當我成為園藝治療師，就開始有增加種植原生植物的意識，因為我們現在吃的食物或教學用的材料，如蔬菜、水果，大概九成以上都是外來種，外來植物這麼多，代表臺灣原生植物的生存環境一定多少受到壓迫。再加上氣候變遷的議題，如果沒有特別去關注原生植物的生存空間，原生植物可能就會瀕危。

所以，在帶園藝治療的活動或課程裡，會特別去查詢某些植物是不是臺灣原生種。在kitchen

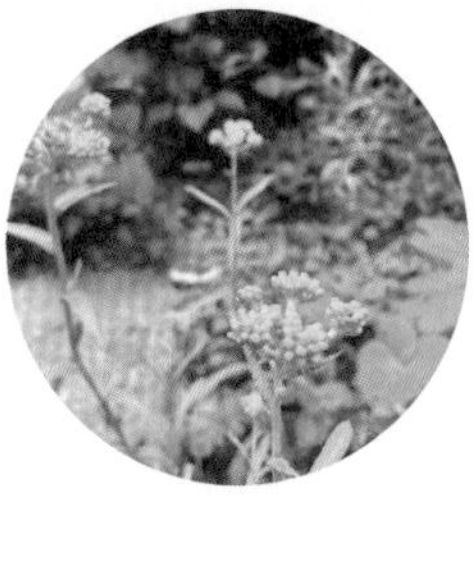

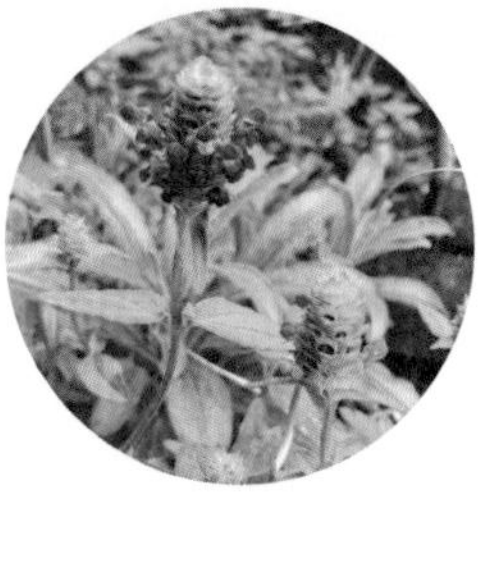

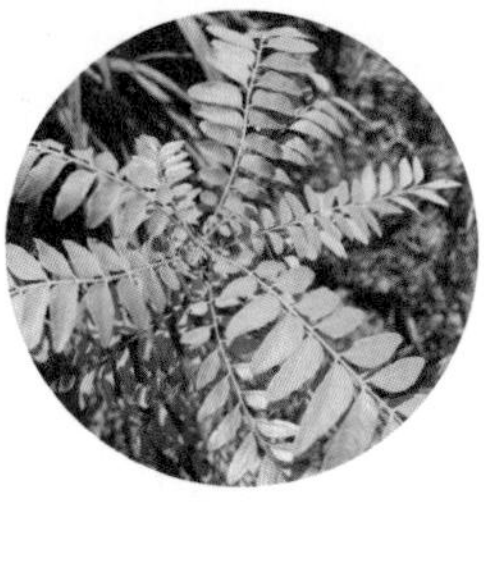

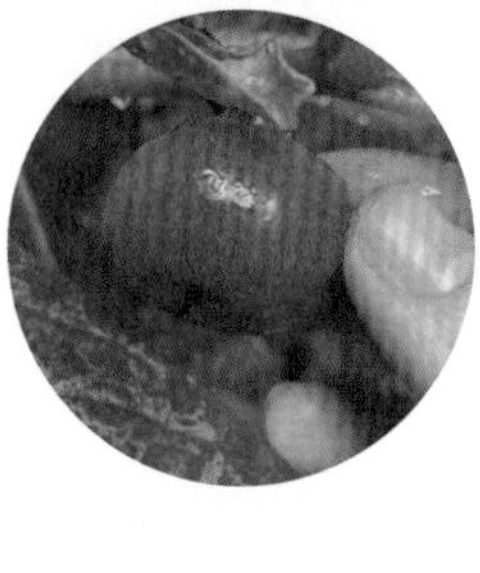

garden裡也種下臺灣原生種植物，開發臺灣原生植物在生活上的應用。這些簡單的植物，更是開啟許多料理的想像空間。

刺蔥

刺蔥是最常用的，它的味道在做料理時有強烈香氣，與動物性蛋白質十分搭配，可用它的嫩葉煎蛋或包肉捲，或拿來沖茶、做點心。刺蔥是臺灣原生植物，臺灣原住民族使用的辛香料，同時也是蜜源植物，在臺灣很好種，是kitchen garden中少數種植的木本植物。

特別想提的是，在種植植物時，尤其是種樹，如果要它真的很健康，最好不要把它斷頭。但是刺蔥如果不斷頭，後來就會長得很高，不僅要用時摘不到，葉子比較老時，香氣也差很多。種植這棵刺蔥時就掙扎了滿久，當它已經長到採不到的兩層樓高

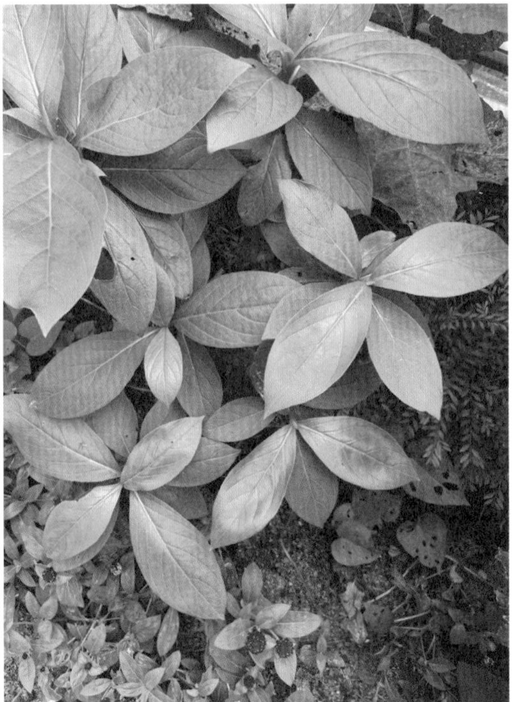

假酸漿葉常用於原住民的阿拜，有助消化之效。

時，要不要放任它生長？這樣嫩葉就用不到了。

這時，思維要有點不一樣，不能還是抱著種樹要種百年樹人的想法。如果種十年起跳的大樹，當然要好好養護，不能隨便亂砍樹。若是種刺蔥之類的，老葉子不想用，不把它矮化，讓它長出新葉，是根本採不到的，再掙扎也是要砍下。這是個有趣的思辯，看待植物的角度不同，對待它的方式也不一樣，是種植刺蔥中所學到的。

另外，很多人以為刺蔥和香椿很相近，其實它跟花椒才是相近的。它的枝條及葉中脈都有刺，常會在活動中教學員認識怎麼處理刺蔥，以免刺傷手。而刺蔥屬於芸香科花椒屬，可以把葉子對著光線看，油點越密，表示香氣、精油越高，老葉的油點就比較低，是刺蔥好玩的地方。

黃荊

黃荊又叫七葉埔姜，它的味道有一種很迷人的香氣，平常會拿黃荊煮茶喝。「羅望子」收涎時，也請朋友幫忙用黃荊做收涎餅乾，美味好吃，且是kitchen garden裡最大的樹。

過去在恆春半島和臺灣南部種植很多七葉埔姜，現在卻越來越少。霧臺的魯凱族，在山上遇著跌打損傷或身體疲累時，會用黃荊煮水泡澡、沐浴，以消除疲勞；煮茶來喝，可以祛風、發汗。平埔族大武壠族群以埔姜仔做為代表性圖騰，在飲食與生活中多以運用。卑南族也會將黃荊做為天然的身心靈消毒避邪物。近年，屏東縣內埔鄉隘寮社區傳承長者生活智慧，將黃荊開發成創意料理或製成薰香等產品。

黃荊很特殊，可以吃和內用，也可以外服，同時是非常棒的蜜源植物，在園療課程上也可使用。生長太多時就把它剪下來晒乾，做成平安包或需要時拿來沐浴、泡澡，可以疏筋、祛風。

臺灣土肉桂

掙扎很久到底要不要種臺灣土肉

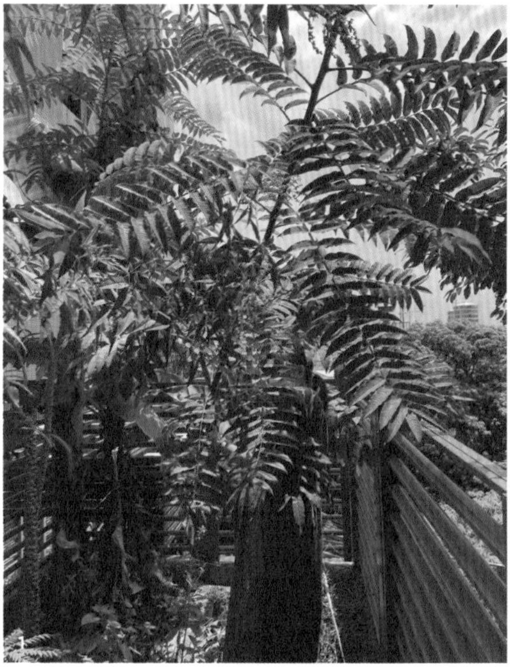

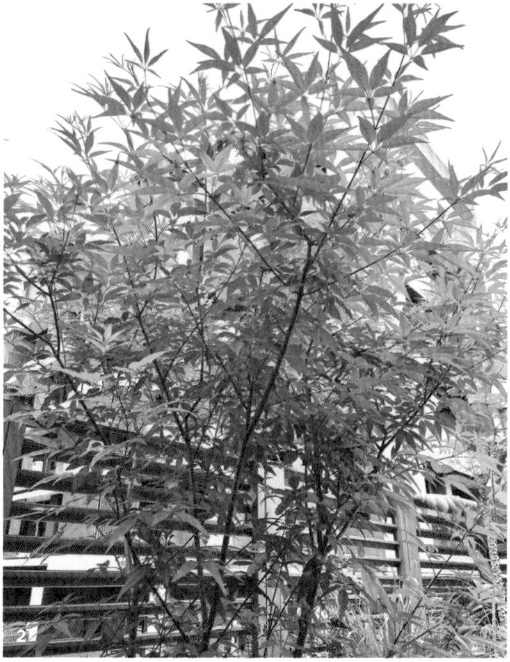

1　刺蔥若不把它矮化，可長成非常高，無法採到嫩葉。

2　黃荊香氣迷人，煮茶、泡澡都適合。

桂？因為它是木本而且長得比較慢，不過因為很喜歡辛香料植物，又覺得肉桂是很重要的植物，若要種就要種我們臺灣原生的。再者我們一般使用的肉桂粉、肉桂棒，多是錫蘭肉桂，被當經濟作物進口，且都是用肉桂樹皮，沒辦法跟這個植物聯結。因此，決定在kitchen garden裡種一棵屬於臺灣原生植物的臺灣土肉桂。

香料一般是溫性的，臺灣土肉桂是少數屬熱性的，冬天做成料理會覺得很溫暖，可拿臺灣香檬加土肉桂的葉子煮茶，臺灣香檬或柑橘類的精油利循環，可以把土肉桂的熱帶到全身，會感覺分外溫暖。

臺灣土肉桂葉片中桂皮醛的成分很高，可用於殺菌消毒、防蟲。外出時，需要清潔口腔，或在野外不方便刷牙時，帶幾片土肉桂葉，咬一咬再稍微漱個口吐掉，就具有很好的清潔效果。另外，坊間也會用土肉桂蒸餾成土肉桂純露，是很好的漱口產品。

臺灣土肉桂是極待開發的辛香料，也一直嘗試更多土肉桂的使用方式，無論是當漱口水或是晒乾磨成粉，都希望能在生活上可以更廣泛運用。

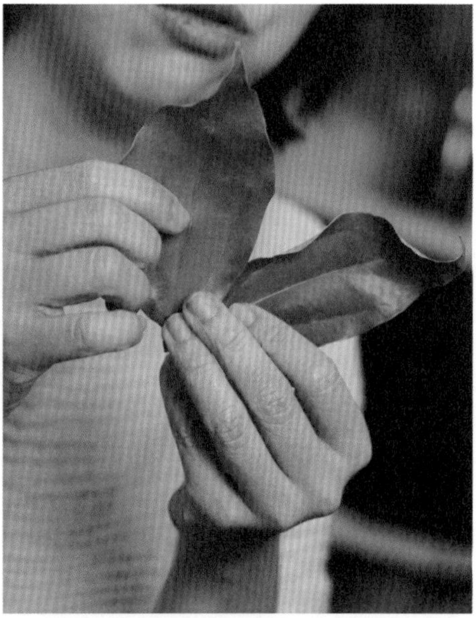

上課時會帶領學員觀察土肉桂的葉子。

過山香、月桃、臺灣胡椒、石薺薴

在kitchen garden裡，種植的臺灣原生辛香料植物除了上面的刺蔥、黃荊、臺灣土肉桂外，還有種過山香。過山香的味道很特別，煮茶時帶點沙士味，不過目前還沒有什麼料理有在使用，偶會將它跟鹹檸檬一起煮茶，滿好喝的。

月桃也是臺灣原生辛香料植物，葉子、花都可以拿來煮茶、做料理。臺灣胡椒、石薺薴等都有種一兩棵，可惜還沒有大量開發跟運用。不過，這些都是未來想要再發展的方向跟目標，也就是多開發臺灣原生植物的運用，先從kitchen garden的辛香料開始。

（口述／劉雨青，撰文／王靜如）

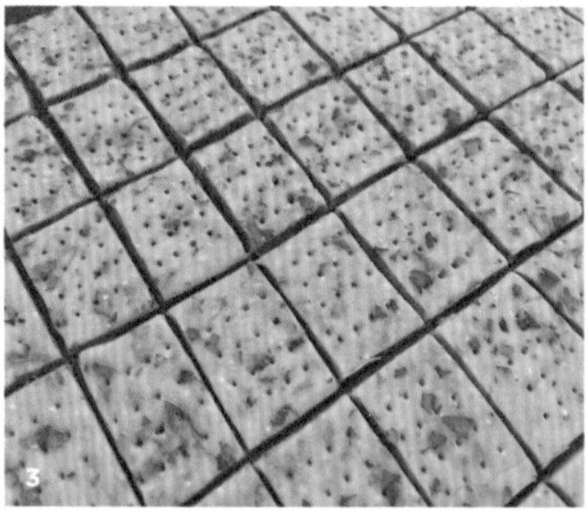

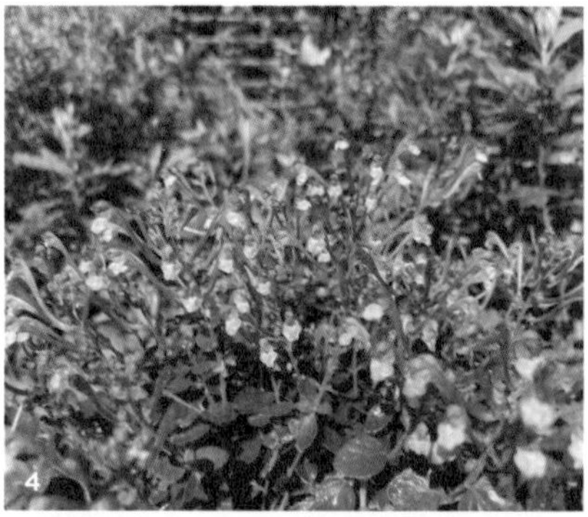

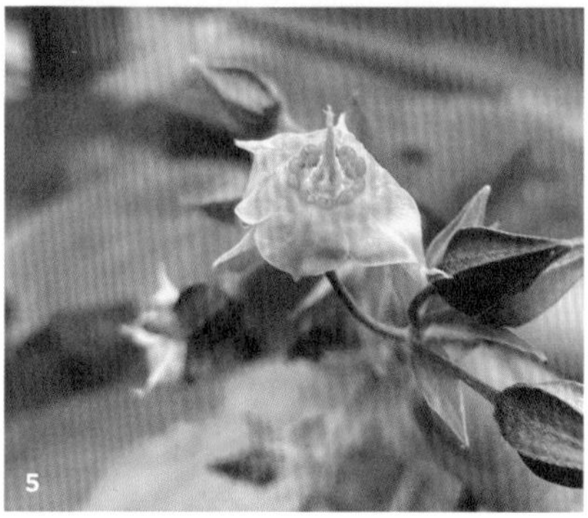

3 石薺薴餅乾。

4 田代氏黃芩。

5 假酸漿花。

張博然

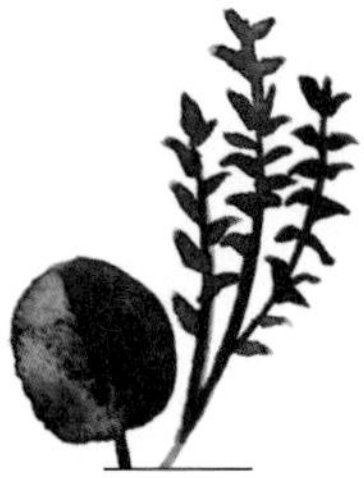

臺灣園藝輔助治療協會認證園藝治療師，歷經藝術家、策展人、大學講師等斜槓人生，現為全職園藝治療師。

喜愛拈花惹草，一次尋找植物療癒資料時，深感園藝治療契合自己的想法，從此開啓園藝治療的歷練十餘年。成爲園藝治療師後，服務對象多爲身心障礙族群，並在其中發現療癒人們的同時是療癒了自己。

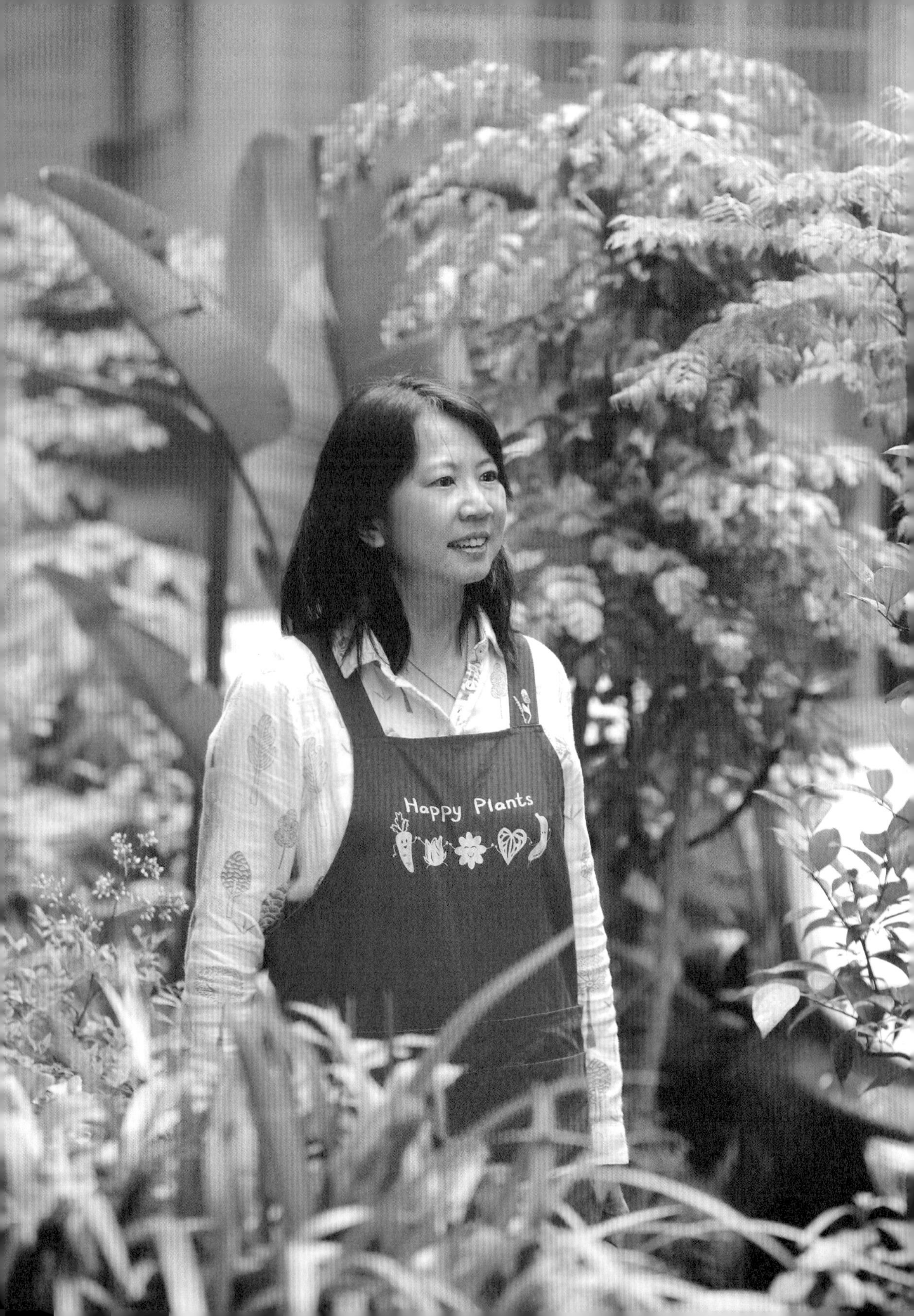
Happy Plants

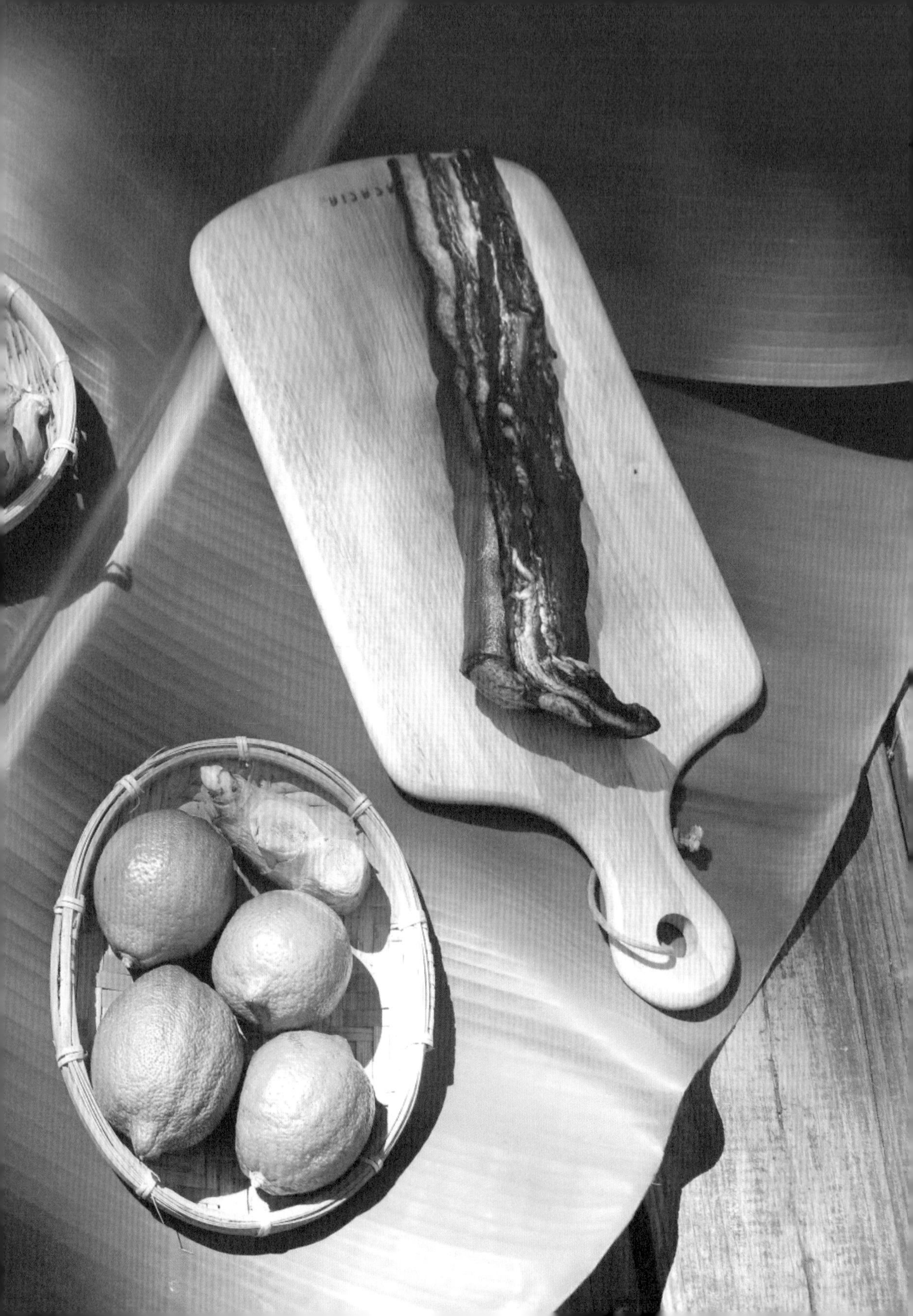

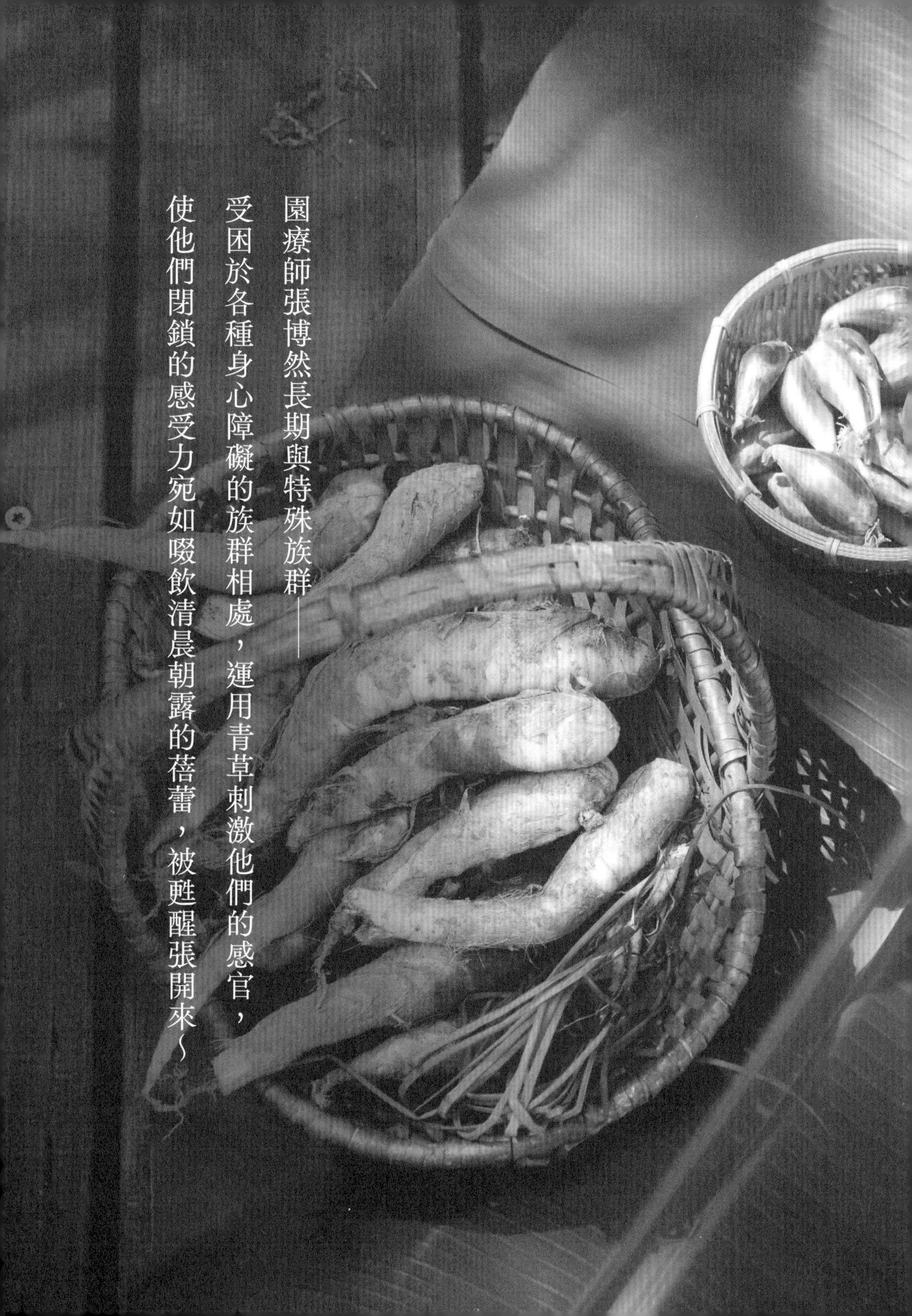

園療師張博然長期與特殊族群——
受困於各種身心障礙的族群相處，運用青草刺激他們的感官，
使他們閉鎖的感受力宛如啜飲清晨朝露的蓓蕾，被甦醒張開來～

讓青草生活
打開特殊族群的感官感受力
體驗植物爲伴的綠生活

特殊族群和常人一樣可以享受有植物陪伴的生活，雖然他們有著生理或心理的困難之處，但就我的經驗來說，以園藝治療的方式讓植物融入他們的生活當中，成效頗豐，甚至更勝一般族群的療癒效果，讓特殊族群也能擁有青草生活的日常。

對特殊族群而言，他們的生活模式或多或少與常人不同，他們可能無法依常規就學、就業，無法有良好的認知能自主自理，或因身體的障礙剝奪了許多機會。而園藝治療可以利用植物刺激他們的感官、活化他們的肢體、穩定他們的情緒，進而豐富特殊族群的生活。

利用植物的特性刺激人的五感——視覺、觸覺、味覺、嗅覺、聽覺，使其達到身心靈的療癒效果。對於特殊族群，專注某些感官上的體驗，避開其有障礙的感官功能，同樣能讓特殊族群享受植物帶來的神奇效果。例如：視障者多半有比常人更敏銳的嗅

做只花圈，也能引進一室愉悅，刺激感官穩定情緒。

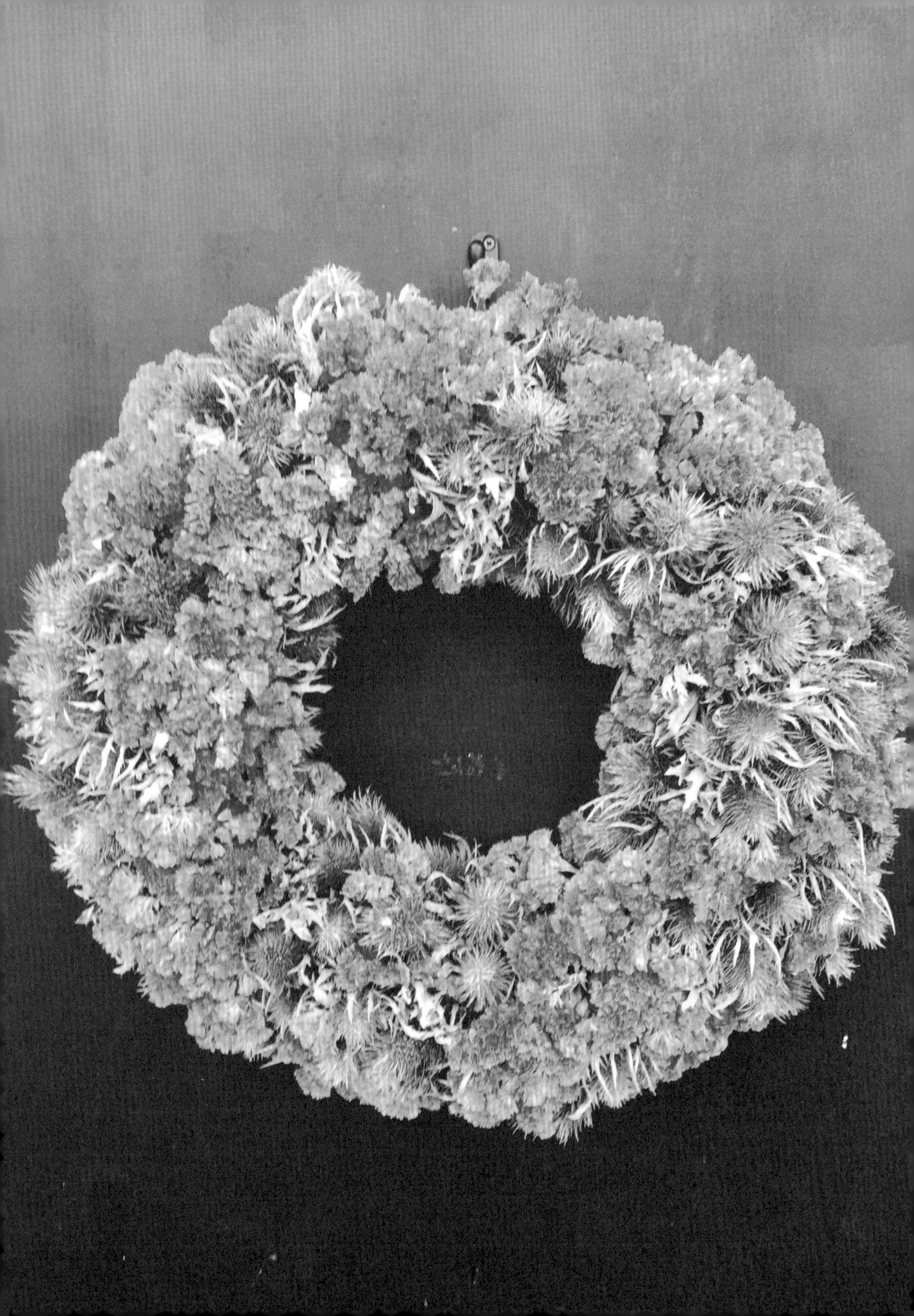

覺、聽覺、觸覺，氣味濃郁的植物、能發出聲音的種子豆莢、具有絨毛的葉子……等，能再提升他們的感官功能，體驗植物為伴的綠生活。

讓青草找回「家」的感覺

我所接觸到的特殊族群，因他們的身心狀況多處在安置機構或日托中心，而所處的環境便是他們第二個家。

「家是什麼」？

我喜歡在工作回家後飽餐一頓——蔬菜料理的滿足；

我煩躁的時候總在家裡點上精油——植物香氣的舒壓；

我每天看著陽臺種的花花草草，不時還可摘些薄荷、紫蘇、魚腥草泡茶或入菜——多種感官的饗宴。

這些和植物息息相關的家庭生活同樣可以實踐在特殊族群的第二個家中，而利用節慶和節氣的儀式感便是快速與家連結的方式。在機構中，春節用橘（桔）子討吉利，艾草陪過端午，中秋節一定要有柚子，冬至湯圓共團圓，當然還有聖誕節的花圈……等。

以新北市八里愛心教養院為例，院內安置的都是重度多重障礙的院生，教養院就是他們第二個家，園藝治療課程成為他們每週接觸植物的生活作息，在園藝的活動中除了活化他們的肢體防止退化，更能保持心情的愉悅與穩定，享受與人互動、相聚的喜悅，進而從課程中的內容延伸到日常，讓他們除了在園藝治療課以外的時間也可以抽空到花園散散步，在院房煮個青草保健飲品、用自己做的青草手工藝美化環境、用節慶植物和大家一起慶祝節日。

往往特殊族群會為自己設限，「我看不到，不能做啦！」「我手不方便，你幫我。」更或者只會對我點頭、搖頭、說話極度無厘頭，但他們也總是會用那燦爛的笑容、溫暖的擁抱對我做出最好的回饋，能否把這份感動帶回家呢？這成為我從事園藝治療多年的感想與目標。

使青草成爲習以爲常的日常

聞著花草香，看著五顏六色的花草，泡上一壺花草茶，笑容在香氣中展現，這是特殊族群在課堂上、在生

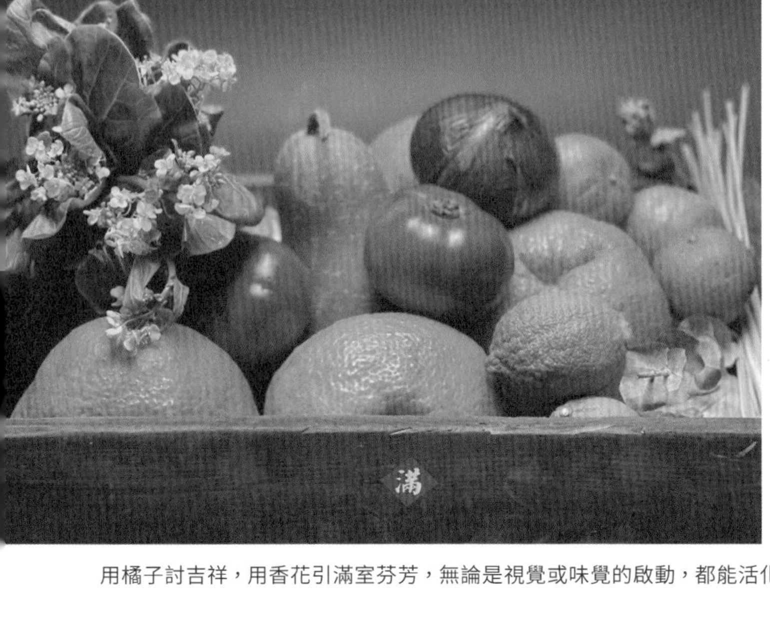

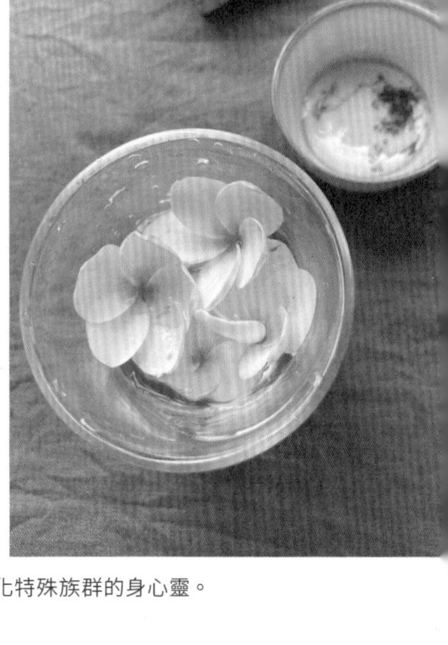

用橘子討吉祥，用香花引滿室芬芳，無論是視覺或味覺的啟動，都能活化特殊族群的身心靈。

活中可以做到的享受。經過適當的引導，或加入簡單的輔助用具，特殊族群也可以體驗農夫生活，自己種菜、料理，並把豐收的蔬菜帶回家。特殊的日子裡，具香氣青草平安包，撫慰了心靈、免除了恐懼。用花束歡慶節日，或表達感恩、或抒發情緒、或化解悲傷。生活中的喜怒哀樂皆可在園藝治療的課程中表達，也能成為習以為常的日常。

以國中特教班的校園菜圃為例，學生在有限的認知和肢體操作下，依然可以在菜圃中種植、學習，並利用植物練習操作並把所學帶回家中與家人分享。在一個執行多年的園藝治療計畫中，我們將肢障和視障族群安排一同參與，讓他們達到互補共融的生活，肢障者總是善意的提醒視障者菜園中有那些地方需要留意，視障者總是在肢障者的口述引導下完成肢障者無發完成的動作，例如：摘取高處的植物。

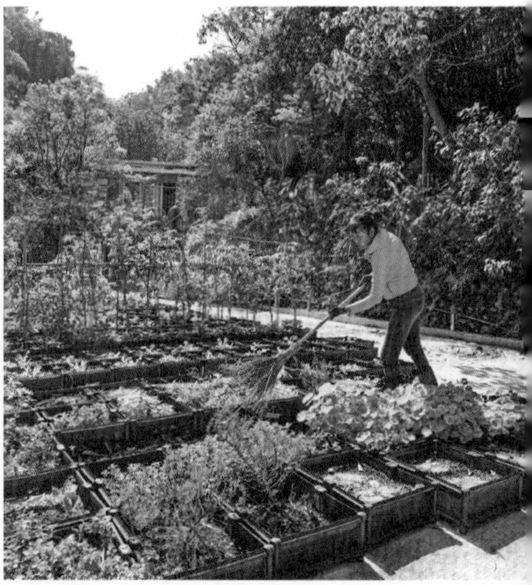
特殊族群也可以體驗農夫的生活。

看著他們與青草為伴，並在每次回饋在家中如何利用植物帶來的療癒效果。誰說接觸植物只能在課堂中、特殊的場合中呢!?讓植物自然而然地融入生活當中，才是最棒的生活模式呀！

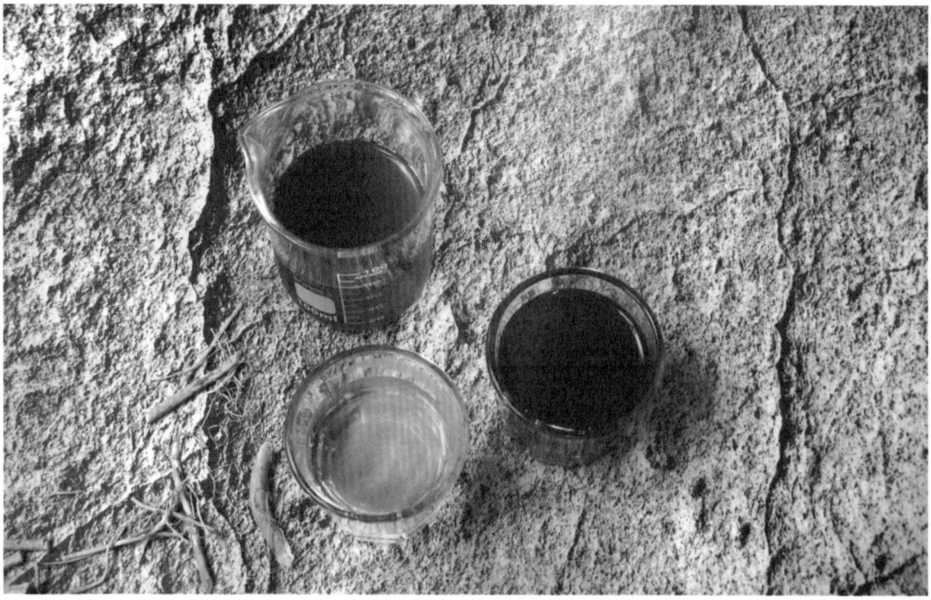

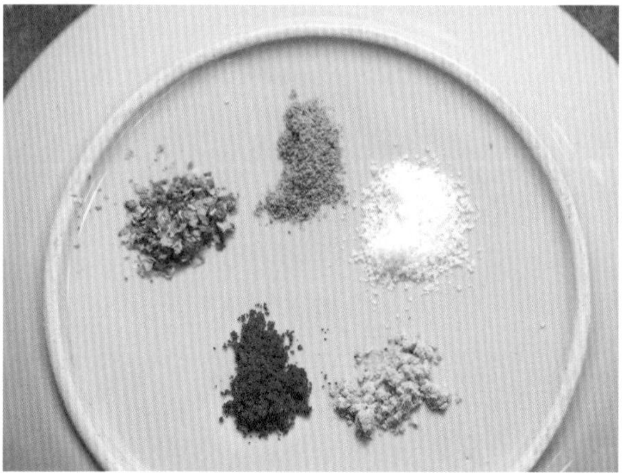

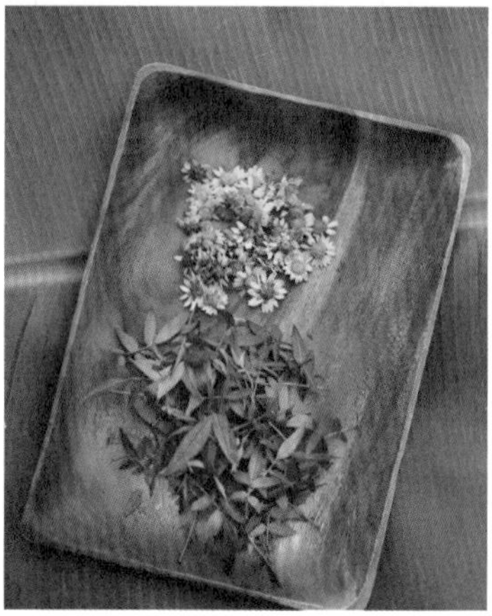

特殊族群也很需要味覺的提升。

「我們來做一個園藝治療計畫，將視障和肢障兩個特殊族群放在一起，讓他們達到共融生活。」這個計畫讓我看到的是：視覺障礙者的另一種視覺風景。

你是我的眼，帶我進入視覺大觀園

視障與肢障的青草生活

青草對一般人或大多特殊族群的視覺感官刺激是容易且直接的，我自己在跟青草相處的過程中，也是最先仰賴視覺，看到它的顏色、形狀，看它開花，看它結果等等。視覺讓我們享受到植物的微妙變化，繼而在運用青草的過程中，視覺感官也占有重要角色。我喜歡將魚腥草、艾草、七葉埔姜……等晒乾保存，以便日後使用，看著些青草長成，摘下葉子後看著它乾燥的過程，一一細心的把它們收好，裝在透明罐子裡好讓我一目了然這些青草，那種過程往往帶給我滿滿的富足感。但對視障者而言視覺刺

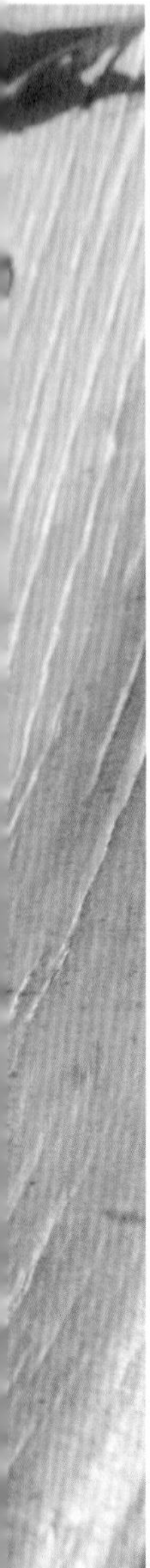

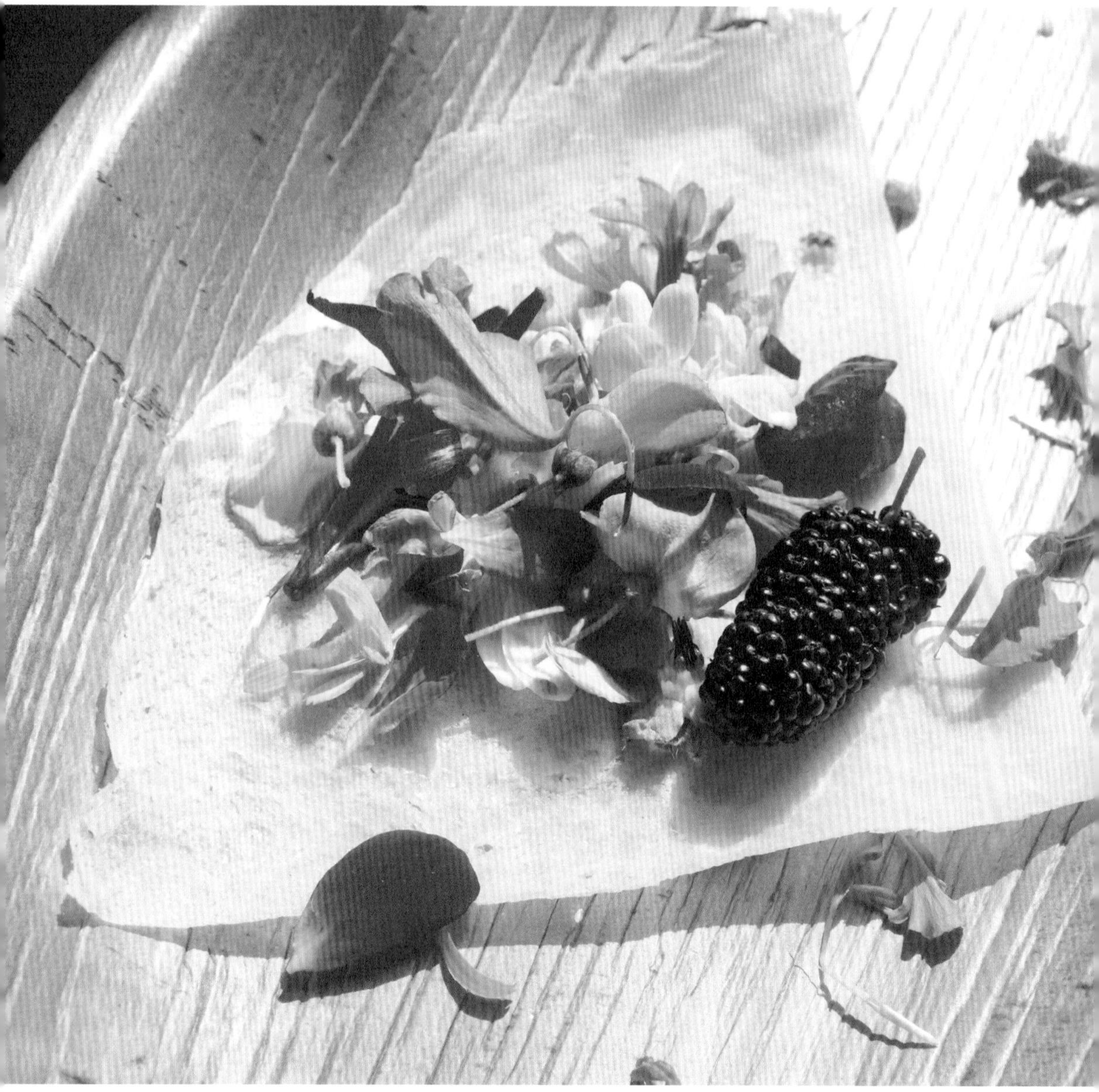

視覺感官在園療占很重要角色。

激是困難的，雖然能用其他感官取代與青草的連結，那麼能有另一雙眼睛取代他們的視覺嗎？

多年前當黃盛璘老師跟我說：「我們來做一個園藝治療計畫，將視障和肢障兩個特殊族群放在一起，讓他們達到共融生活。」我半開玩笑的說：「一定要這麼混障（混合障礙）嗎？」

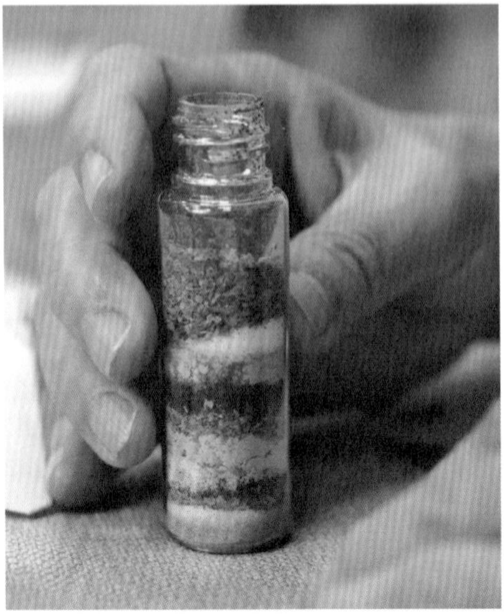
製作色彩豐富的調味料，可刺激特殊族群的視覺與嗅覺。

其實心中更多的疑慮是：能達到共融生活的效果嗎？視障者如何刺激視覺感官？轉眼這個計畫已執行五年了，讓我看到的是視覺障礙者的另一種視覺風景。

一種用聽的視覺

剛開始與視障者、肢障者相處的這些年裡，我常常不自覺關心視障者較多，總覺得看不見就有很多事情不能做，但走不了還有手、還有眼，但後來發現這是錯誤的觀念呀！只要將植物幫視障者定位好，甚至運用簡單的輔助用具，視障者也可以如同「開天眼」般去完成每一件事情。其中一個最簡單的方式就是語言，這也讓我從中感受到這兩個特殊族群的共融生活。

對於肢障者而言，視覺感受是快速直覺的，當他們看到一種植物，有的很快辨識出植物的名稱；當他們看到一種青草，有的很快能說出青草的使用方式；當他們走到戶外，瞬間感受眼前的風光。那對視障者呢？在這個園藝治療計劃裡，我發現在植物潛移默化的作用下，那份共融自然而然地展開了。肢障者會主動拿著一株左手香給視障者，鉅細靡遺地形容它的形狀，並拉著視障者的手接觸左手香。肢障者會用詢問的方式問視障者：「你覺得摸起來是什麼感覺？聞起來是什麼感覺？你說說看，我來告訴你我看到的是不是這樣。」肢障者

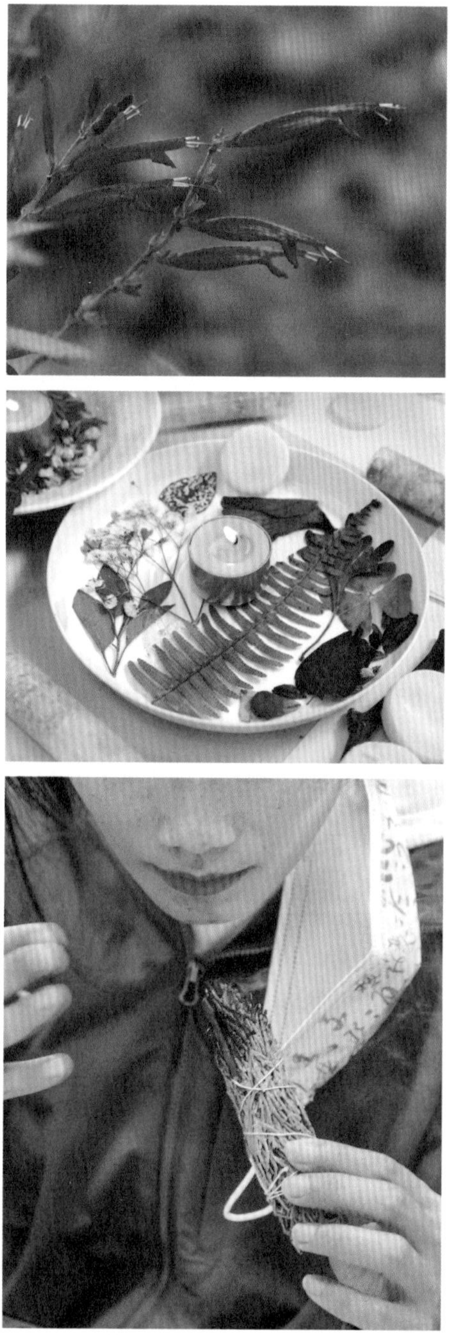

視覺嗅覺，特殊族群的敏銳度超乎想像。

會用語言形容芳香萬壽菊特徵，如：葉子小而細長，有點像羽毛喔！聞起來有百香果的味道，而視障者也能很快說出是什麼青草。這不也是另一種「看」的方式嗎？

一種用心的視覺

某次，我們到戶外採集青草。視障者與肢障者成雙成對找好了夥伴同行，就在這路程中，一位肢障者停下了輪椅，告訴身後的視障夥伴：「這裡有顆咖啡樹結果了，一粒粒紅色的好漂亮，太高了我摸不到，你要不要摸摸看？」視障者依循指引摸到咖啡樹說：「是紅色的嗎？果實飽滿耶！你摸不到，我可以摘一顆給你嗎？」一旁的我感到心裡暖洋洋的，很慶幸看到了這一幕。

某年的父親節，我們要採香椿來拌豆腐，但香椿的位置長在輪椅到不了的地方，只見肢障者七嘴八舌的告訴視障者：「再向前走，右邊一點，左邊一點……。」殊不知此時有位調皮的視障者出主意說：「我們故意走錯邊讓他們著急吧！」於是採香椿的過程中充滿驚喜、揚滿笑聲，時而緊張、時而喜悅。

這是一種用心而產生的視覺，用心去看、用心為夥伴著想、用心去生活，特殊族群間的共融，何嘗不是與我一起的共融生活？

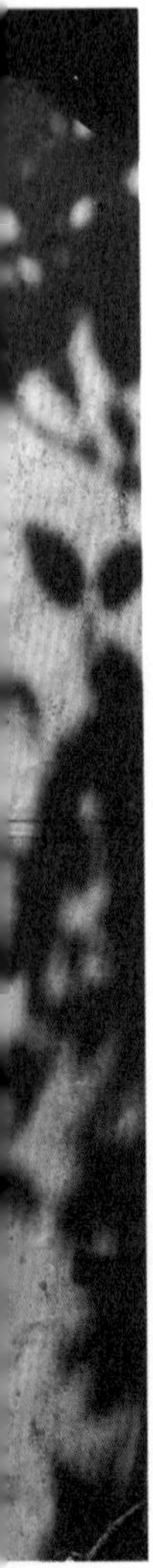

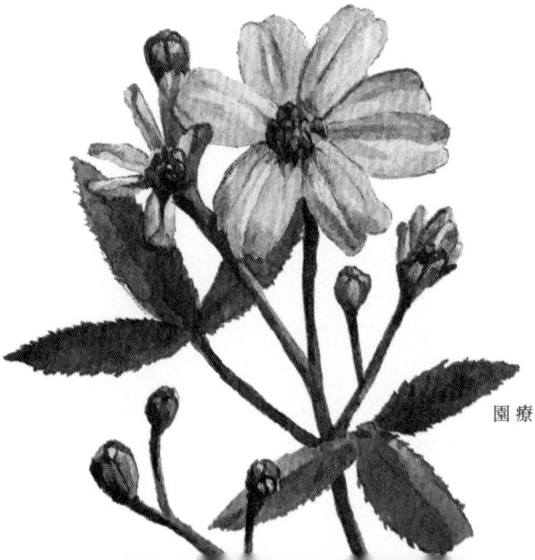

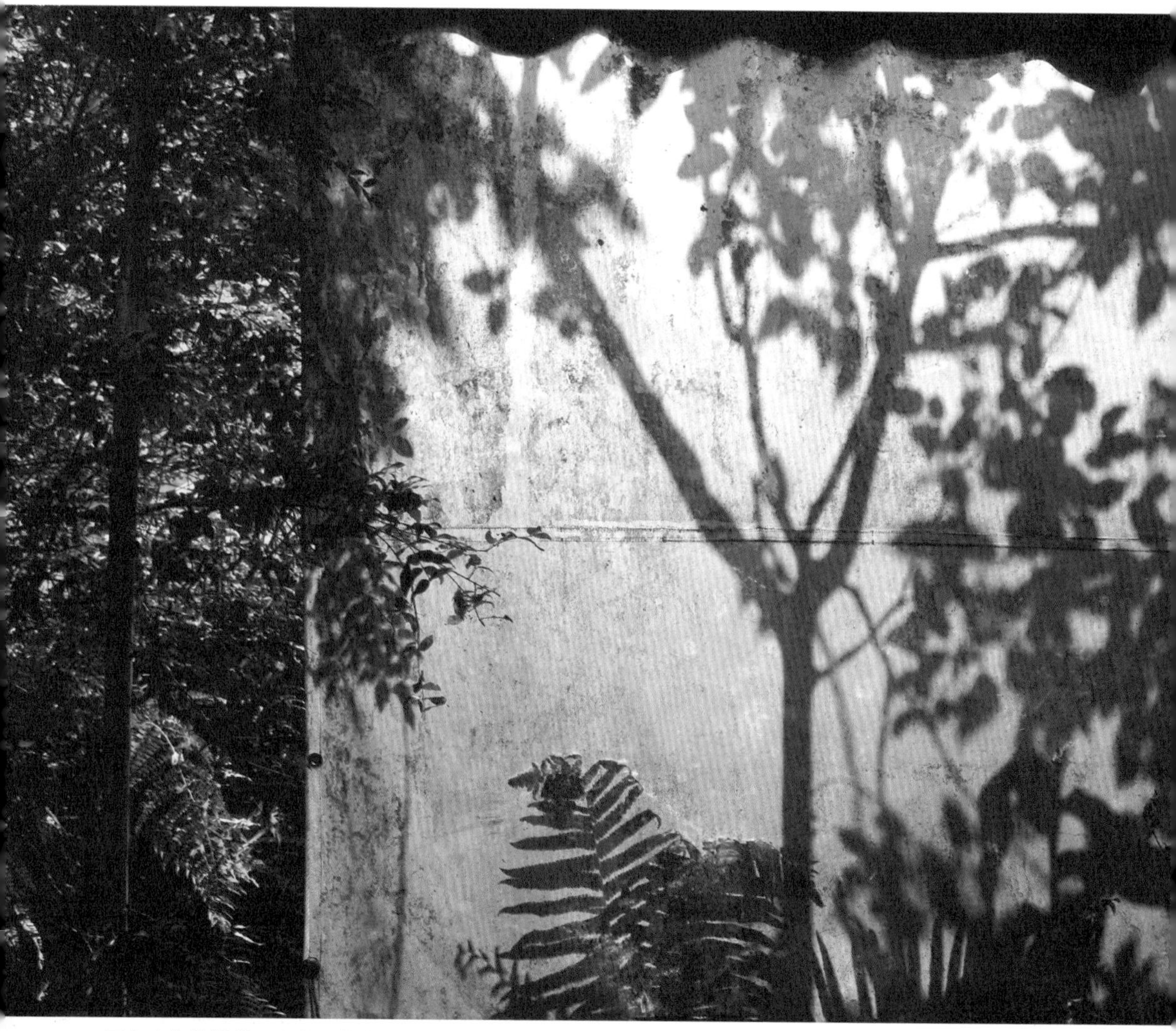

用心產生的視覺，即便一抹光影的移動，也會令人感動。

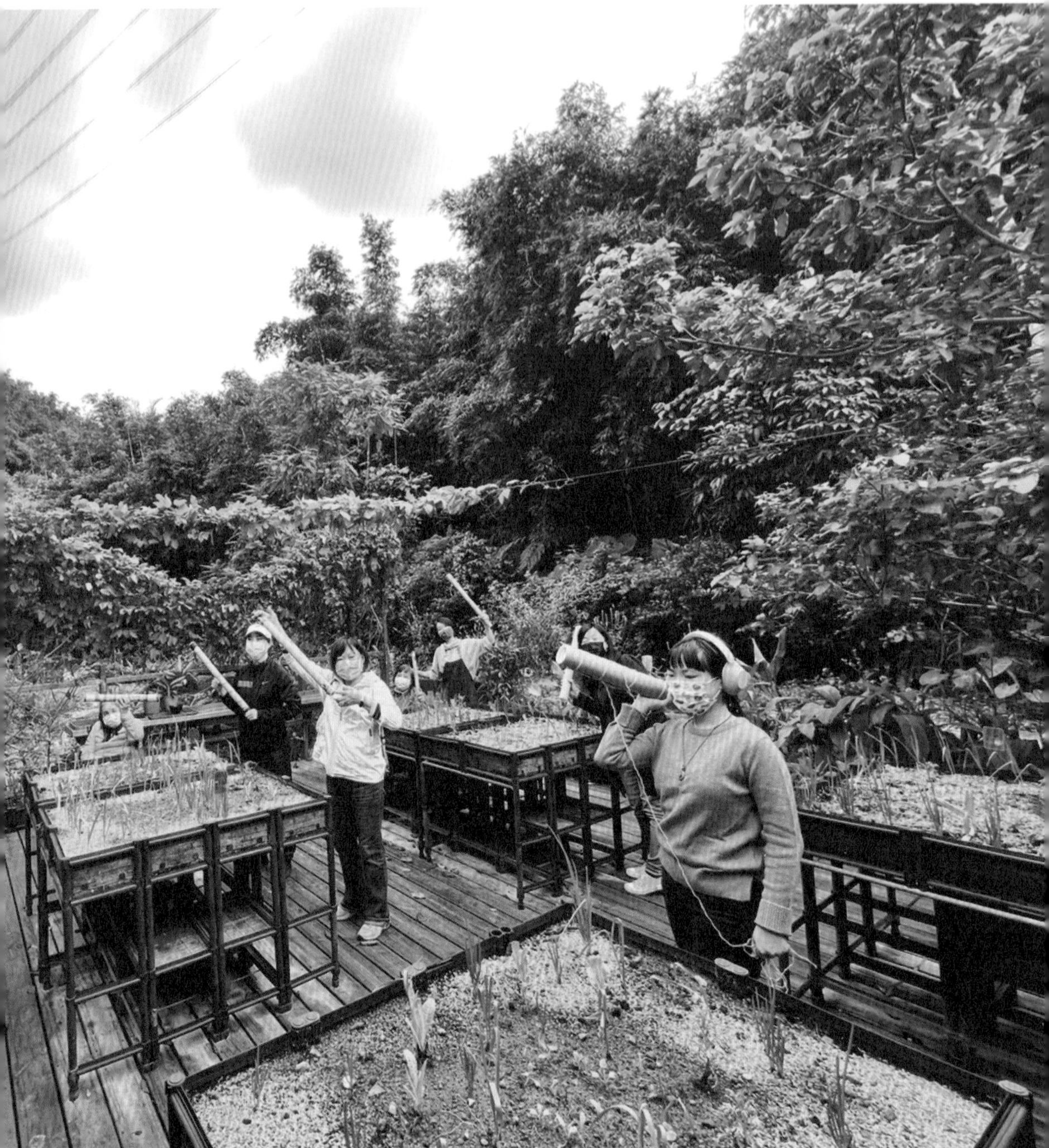

原來，植物不僅能製造出聲音，在合奏中帶來互動，還能結合音樂的療癒呢！

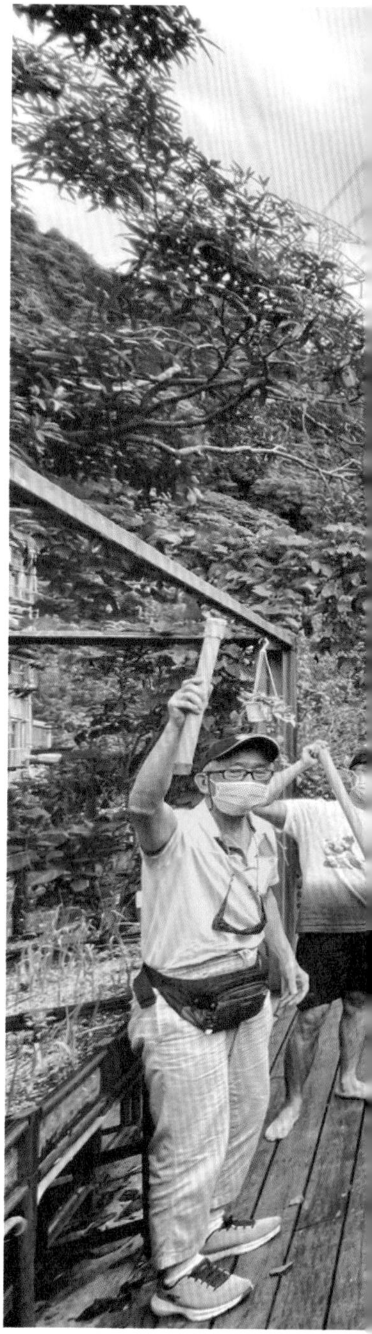

跟著青草來唱歌，聽見植物的聲音

特殊族群的特殊音樂會

植物有聲音嗎？青草會唱歌嗎？要用植物給與聽覺的刺激，相較其他感官體驗來說是較為不容易的。

回想起曾聽過一場演講，講者分

享有實驗將音頻調整後居然聽到植物發出的聲音，但在沒有儀器調整音頻下，我們是無法聽到植物的聲音。那麼，該如何製造植物的聲音呢？

我喜歡一陣風吹過後，看著樹梢搖擺，樹葉碰撞發出「颯颯」的聲音。或光腳走在草地上，小草觸碰腳底，穿梭腳趾尖發出細微的「咋咋」聲。或搓揉著青草葉，聞著掌心的香氣，雙手拍打、揮動青草發出「啪啪」聲。似乎聽見植物也沒這麼困難呀！

植物不僅能製造出聲音，還能結合音樂療癒

一次在視障者的族群裡，我先玩了個豆子遊戲，黃豆圓、黑豆扁、紅豆是橢圓形且較大顆、綠豆則是形狀最小的，視障者憑著敏感的觸覺，總能拿對我指定的豆子種類和數量。遊戲結束，將所有豆子裝在塑膠瓶中（也可以用紙筒或竹筒），就變成了像是雨聲筒的樂器。看著他們搖晃手上的塑膠瓶，豆子發出響聲，有人說：「這可以給我小孩帶著去看棒球賽，邊搖邊加油。」有人開始敲打出Queen樂團的歌曲〈We will rock you〉的前奏，大家也就隨之跟著敲打、哼唱了起來。我領悟到，原來植物的聲音也可以延伸出美妙的音樂。

因此，我總會在播種前，將各式種子放在小盒子裡，讓特殊朋友們聽各式種子碰撞出的聲音，手部功

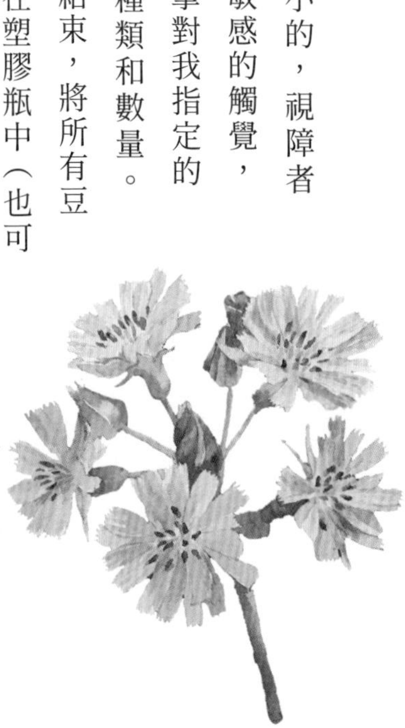

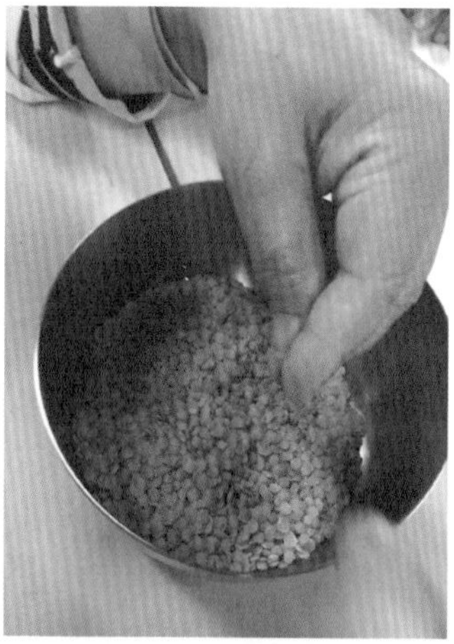

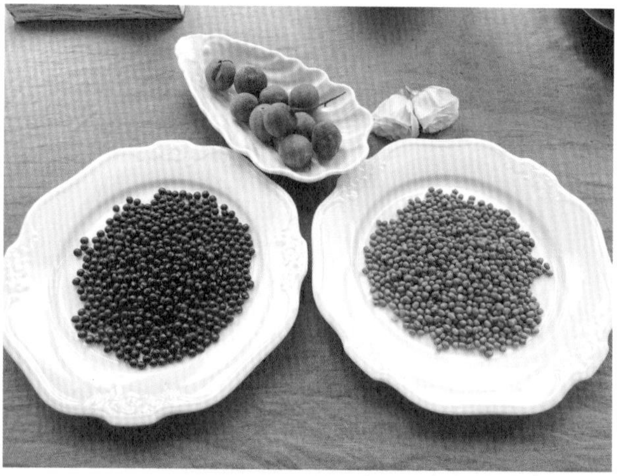

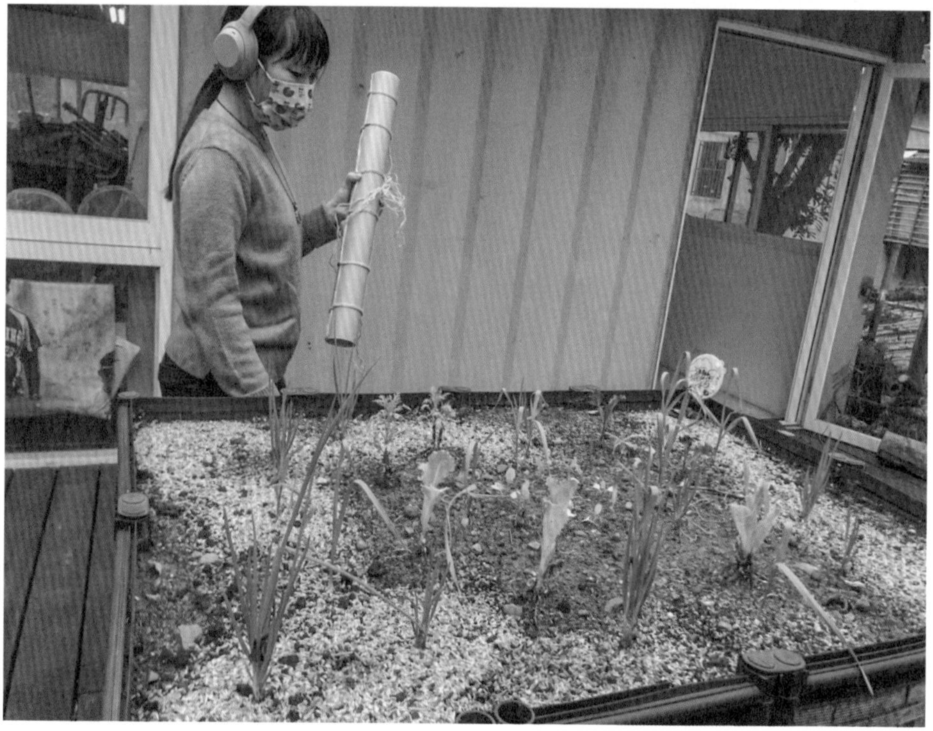

植物也可以製造出聲音，做個雨聲筒，結合音樂療癒。

能較好的，還會請他們自行搖晃小盒子，合奏一曲兼做手部復健。將香草放在紙筒中，再用紗布封口，一邊搖晃時不僅有著聲音還能聞到青草香。也會將後葉子護貝後，與豆莢、鈴鐺串在一起，再綁在樹枝上，做成祈福的植物風鈴。當介紹到香草植物時，總有人能常唱出些歌曲，桂花讓人唱出〈桂花巷〉；茉莉會帶來大合唱〈茉莉花〉；玫瑰則是充滿愛意的〈玫瑰玫瑰我愛你〉，甚至有次看著一位可愛的唐寶寶邊跳邊唱〈癡情玫瑰花〉。原來，植物不僅能製造出聲音，在合奏中帶來互動，還能結合音樂的療癒呢！

我的視障朋友們大多有著音樂天賦，我想是因為失去了視覺感官，讓聽覺更敏銳了吧。

當我發現視障朋友裡，有的會彈古箏、有的會唱聲樂、有的會吹陶笛，且每一位都有著豐富的表演欲望，因此每當一段課程即將結束時，我們就在最後一堂課舉辦一場音樂會；他們會互相討論，細心安排曲目，邀請歷年來一起同樂過的特殊朋友及園藝治療夥伴共襄盛舉。

我們會採收自己種的蔬菜、採集可飲用的青草做成一道道小餐點，將舞臺拉到室外，配合著花草樹木、蟲鳴鳥叫開啟特殊族群的特殊音樂會。我欣賞到古箏演奏傳統樂曲和流行歌曲，我聽到邊唱邊拿著樹枝或豆莢敲出聲音打節拍，我看著大家一起哼哼唱唱、手舞足蹈。也許此刻不是植物在演奏，不是青草在唱歌，卻是在青草植物下衍生出屬於我們的天籟。

植物雨聲筒

材料：

竹筒（或塑膠瓶、或紙筒），豆子（如：綠豆、紅豆、小麥、米⋯⋯等）、青草（乾燥的艾草、七葉埔姜、桂花⋯⋯等）

作法：

將豆子、青草放入竹筒中，用紗布封口即可。

用紗布封口的用意是搖晃時還能聞到青草的氣味。

ℹ 傳統的雨聲筒多半是用竹筒來做，而且長度長能帶來的聲音變化較多。但對我的特殊朋友來說，竹筒的重量太重，長度太長也讓他們無法掌握。因此改用塑膠瓶（寶特瓶）來代替，或用紙筒代替，如：捲筒衛生紙內的紙捲可回收利用，海報筒也可裁切成適合的長度使用。

葉子風鈴

材料：

各式葉子、樹枝、鈴鐺、麻繩、護貝機、護貝紙、打洞器、剪刀

作法：

1. 將葉子護貝後、打洞。
2. 用麻繩將葉子、鈴鐺串起，可串3～5條麻繩。
3. 串好葉子和鈴鐺的麻繩分別綁在樹枝上。樹枝可代替掛勾，或用麻繩在樹枝上綁一條掛勾。

ℹ 有時我會加上碰撞時可發出聲音的豆筴或果實，但豆筴和果實鑽孔需要器具，且我的特殊朋友多半是做不來的，必須使用前先將豆筴和果實鑽好孔洞。或者，我也會用鐵絲繞成一個小圓型，再用熱溶膠黏在豆筴或果實上，方便製作時麻繩的穿越。

視障者總是比早我發現蚊蟲的到來，因爲他們的聽覺、觸覺更爲靈敏。
肢障者比我有著更敏銳的觀察力且形容得活色生香……

青草好鼻師的嗅覺饗宴

驅蚊、防疫，入夏之日常

進入夏天，天氣漸漸溽熱起來，常在戶外與植物「玩」了一天後發現身上留下蚊蟲的吻痕。可用來驅蚊的植物都是有氣味的植物，有時是人聞起來感到身心舒暢，但「小動物」是避之唯恐不及。能夠刺激人的嗅覺，來場嗅覺饗宴，同時又達到驅蚊的效果，好不完美呀！

我曾經因為蚊蟲的叮咬而造成蕁麻疹發作，後來體認到與植物相伴一定免不了自然界的一環——蚊蟲，卻也發現可以用植物來預防蚊蟲帶來的傷害。

剛開始帶領特殊族群的園藝治療，我會對他們面對戶外蚊蟲多這件事有些較無知的揣測，「視障者怎麼看得到蚊子？」「肢障者的身體感覺得到癢嗎？」「他們的認知能了解要驅蚊嗎？」隨著經驗的累積，我才知道這些揣測是多可笑，特殊族群提醒並教會了我，人的感官不只一種呀！更何況園藝治療不是要利用植物刺激五感嗎？

嗅覺饗宴與防蚊小撇步

視障者總是比早我發現蚊蟲的到來，因為他們的聽覺、觸覺更為靈敏，對植物的氣味更是敏銳，也常有妙不可言的形容。「我覺得茶樹有種冬天早晨的味道」、「聞到左手香像是嘴裡嚼著口香糖」。肢障者比我有著更敏銳的觀察力且形容得活色生香，「艾草聞起來像是走進中醫診所」、「芳香萬壽菊像是人生甘苦，聞起來甜吃起來苦」。特教班的孩子

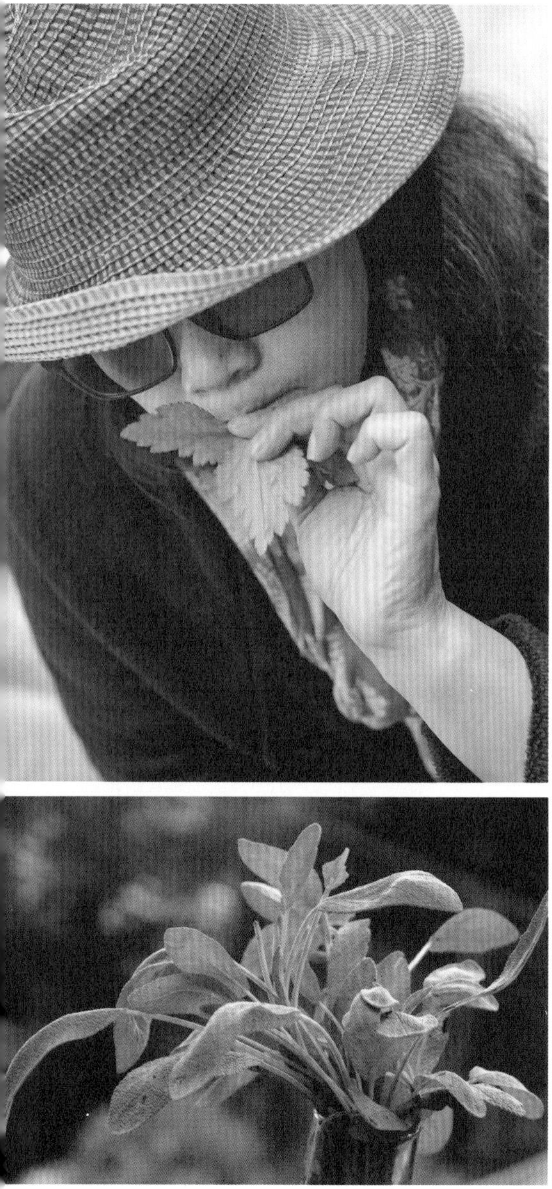

對氣味敏感的視障者，雖有別於一般人，卻能引導他們辨認植物的氣味。

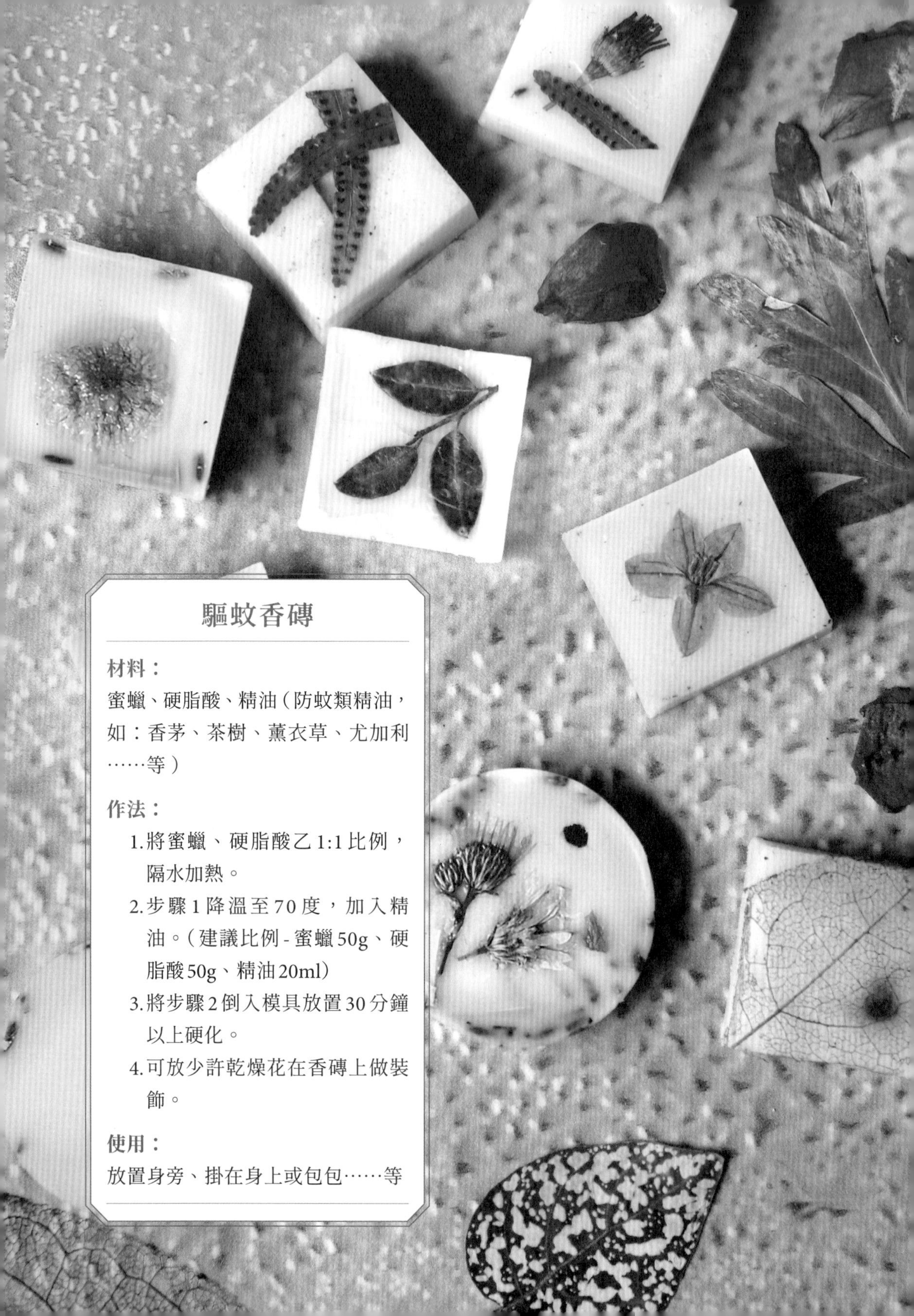

驅蚊香磚

材料：

蜜蠟、硬脂酸、精油（防蚊類精油，如：香茅、茶樹、薰衣草、尤加利……等）

作法：

1. 將蜜蠟、硬脂酸乙 1:1 比例，隔水加熱。
2. 步驟 1 降溫至 70 度，加入精油。（建議比例 - 蜜蠟 50g、硬脂酸 50g、精油 20ml）
3. 將步驟 2 倒入模具放置 30 分鐘以上硬化。
4. 可放少許乾燥花在香磚上做裝飾。

使用：

放置身旁、掛在身上或包包……等

不會因為認知能力弱，無法言語，就不會表達喜惡，聞起來喜愛的就開懷大笑，不喜歡的則緊皺眉頭，吃力地扭動身體閃躲。

於是用植物的氣味來面對夏日的到來，讓我們在戶外活動中也能與蚊蟲為伍，成為我與特殊族族共同的嗅覺饗宴與防蚊小撇步。從青草純露、青草防蚊液、植物精油乳液、青草止癢膏……等，使用氣味濃郁的香草來體驗不同的香氣，並利用這些植物的功效，時而做成可內服的茶飲，時而可做成外用的防蚊小物。

每年進行著植物防蚊、植物保健的體驗，直到二〇二〇年新冠疫情的爆發，更把純露與精油加入了攜帶型的洗手皂，讓香氣紓壓，讓功效防疫。許多青草的功效除了驅蚊之外，

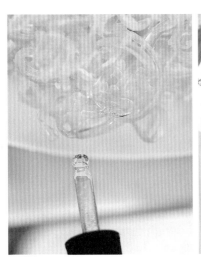

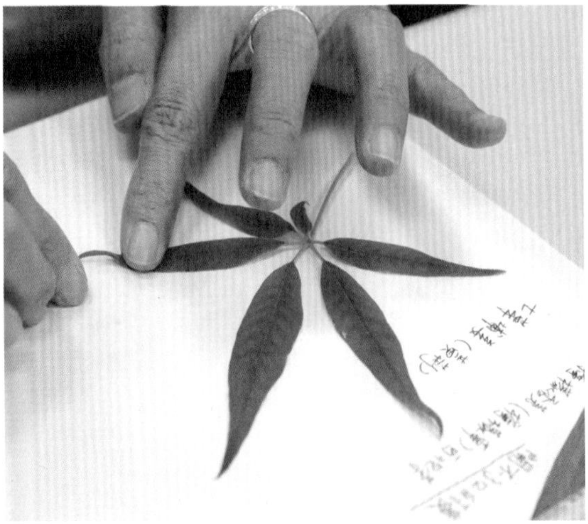

使用氣味濃郁的青草面對夏日的到來。

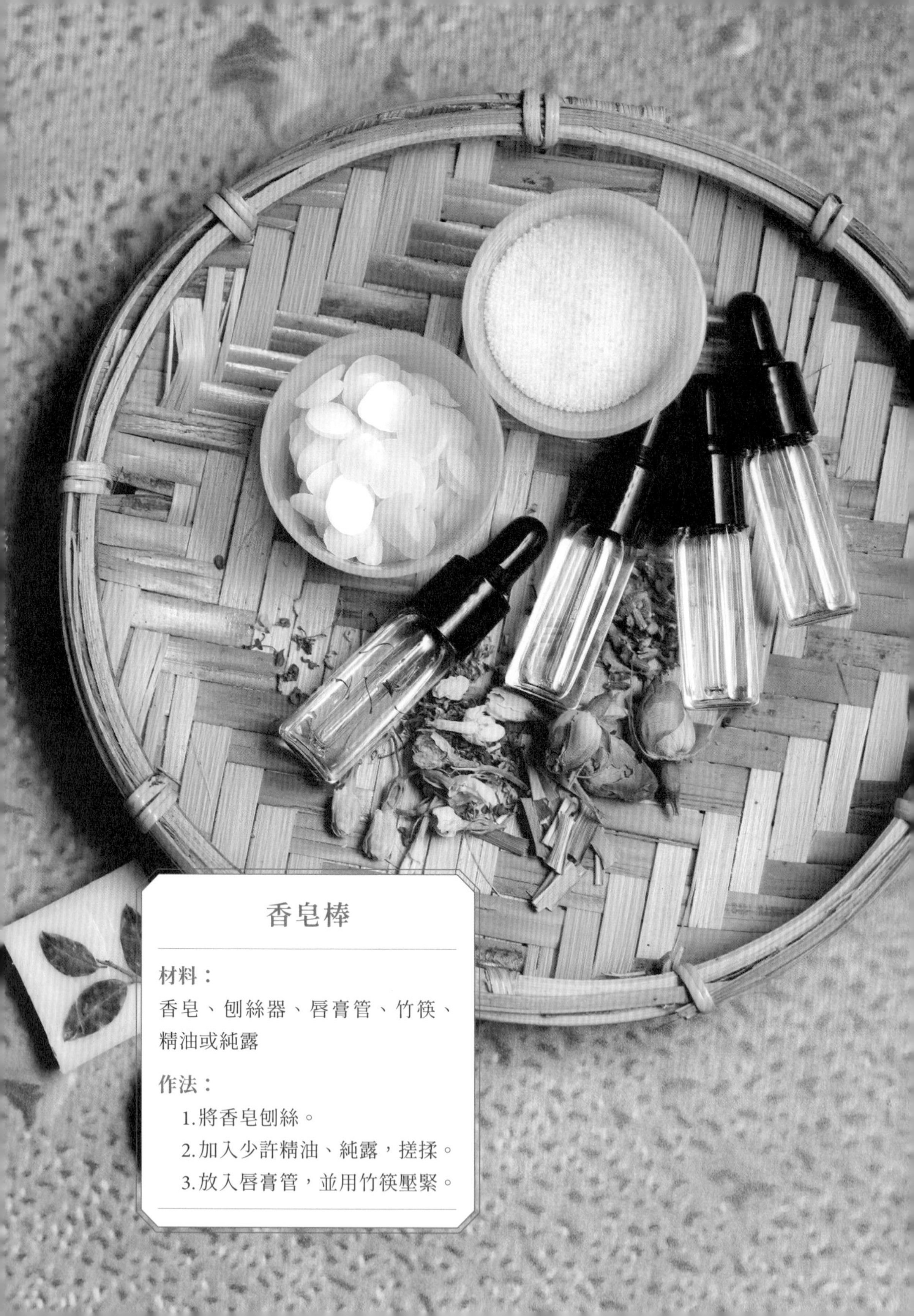

香皂棒

材料：

香皂、刨絲器、唇膏管、竹筷、精油或純露

作法：

1. 將香皂刨絲。
2. 加入少許精油、純露，搓揉。
3. 放入唇膏管，並用竹筷壓緊。

更有殺菌效果，氣味更是令人神清氣爽。當防疫宣導大家要勤洗手時，我想著何不把這些香草利用在洗手皂中？而做成攜帶型的洗手皂不但方便帶出門，也避免了與人共用。當我的「輪椅四姊妹」們說：「老師，你帶我們做的香皂棒好好用ㄋㄟ，又香香的。」此刻我感謝他們給予的回饋，感謝我們一起在生活中受到植物的照顧。

當然，我們的青草生活中，嗅覺的饗宴不單單是夏季。出芽的清心、蔬菜花果的芬芳、辛香料植物的刺激感，都已融入我與特殊族群的日常生活。此以入夏為例，分享驅蚊、防疫的入夏日常。

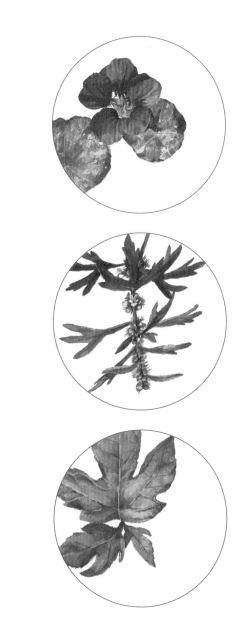

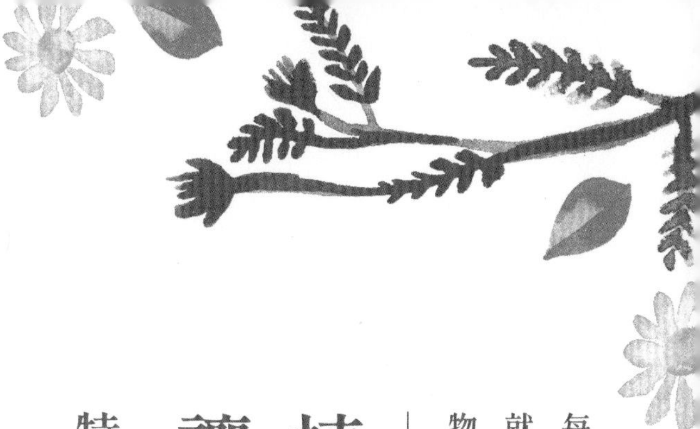

每個人對味覺的反應或許不同，而在各種可食植物的搭配下，也會造就出不一樣的味覺饗宴。日後發現，我和我的特殊族群朋友們都是植物料理師，植物的味覺大大豐富了我們的生活。

植物料理師
讓味蕾的酸甜苦辣更奔放

特殊族群「食」之有理

與特殊族群相處久了，腦中不時會浮現一種想法：「吃」真的是人的本能呀！為什麼會有這樣的念頭，因為不論是什麼障礙別，味覺刺激似乎是無障礙的。種植時不願碰土的，也會跟著大家在辛苦種植後享用一杯青草茶；手腳無法動彈，協助餵食也能吃得津津有味；平時不願碰的味道，在我的一番操作及與植物的互動下也願意嘗試了。味覺刺激往往能突破植物與特殊族群之間的障礙，並且獲得正面的效果。

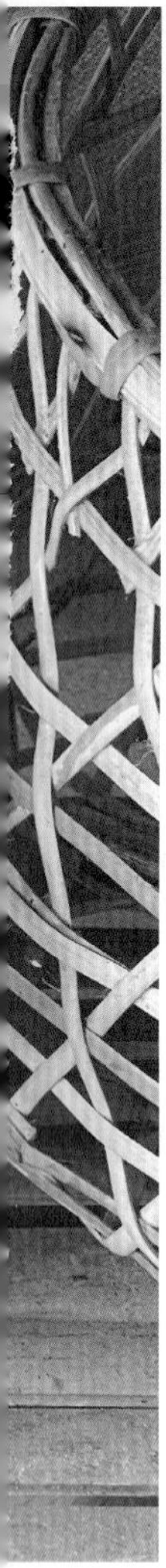

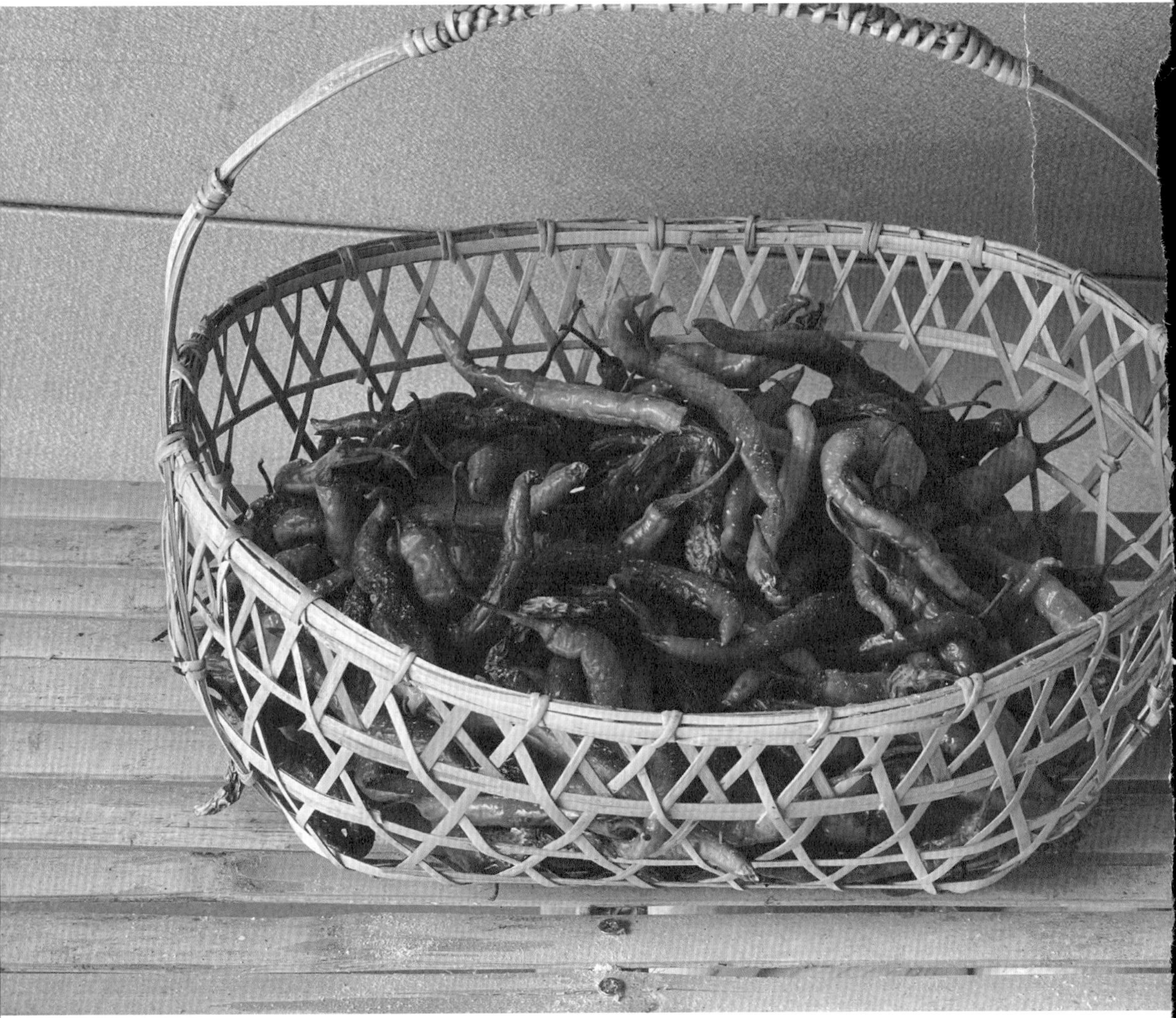

味覺刺激幾乎是無障礙的。

味覺刺激有各種方式，不要設限人們的反應

初接觸一位特殊朋友，腦性麻痺造成他全身無法自由活動，僅能用眼神和笑容傳達想法，用盡所有感官的刺激，看看花朵、聞聞香草、摸摸葉子、聽聽種子碰撞聲，他都只是眨一眨眼睛，我也只能不斷揣測他的回應，但當我餵他一口青草粥時，他張大眼睛，努力地吞嚥，並露出笑容張嘴還想要吃。我理解到「吃」是他少數擁有的身體功能，「吃」是人生存的本能，植物帶來的味覺感受是滿足人的本能呀！

味覺刺激也讓我得到一次震撼的經驗。在我剛開始從事園藝治療師這行業的第一個月，便遇到一位思覺失調的女孩，她突然抓著桌上的辣椒大口大口的吃起來，一邊說著：「我好餓呀！」當下讓一旁的社工和我震驚不已，反射動作般連忙搶回她手上的辣椒，並擔心她被辣到身體不適。當時，初為園藝治療師的我在這般震撼下繼續觀察著她，或許因為疾病、因為藥物副作用，使得在她吃辣椒時，她已沒有我們認知下應該有的反應，問她：「辣嗎？喜歡辣的味道嗎？」她回答：「不辣呀！我還想吃。」當下太過驚慌，讓我忘了這也是種味覺體驗，忘了每個人都有對味道的喜好，應該要藉由經驗來思考味覺刺激有著各式各樣方式，且不要設限他們的反應，而是要在食得安全下盡可能讓他們體驗。同時也讓我有了另一種體悟，每個人對味覺的反應或許不

同，而在各種可食植物的搭配下，也會造就出不一樣的味覺饗宴。日後發現，我和我的特殊族群朋友們都是植物料理師，植物的味覺大大豐富了我們的生活。

一種感官改變另一種感官的經驗

當然，人對植物的味道有所喜惡，有時也會因為其他感官的感受而影響味覺感受，例如：魚腥草讓人「聞之卻步」，但魚腥草茶的清爽口感則讓人喜愛品嘗。我可愛的輪椅族男孩們常常在接觸完魚腥草後，緊張地問我：「今天要吃這個嗎？要怎麼吃呀？」我則從調配茶品到水果沙拉，再到煮魚腥草湯品，讓他們嘗試不同的料理方式，當味蕾被撫慰到時，可愛的男孩們就會忘了那魚腥草的嗅覺感受。一種感官改變另一種感官的經驗，也時時地激發我的創意，把他們不願嘗的變成喜歡吃的，是他們對味覺突破，也是我滿滿的喜悅。

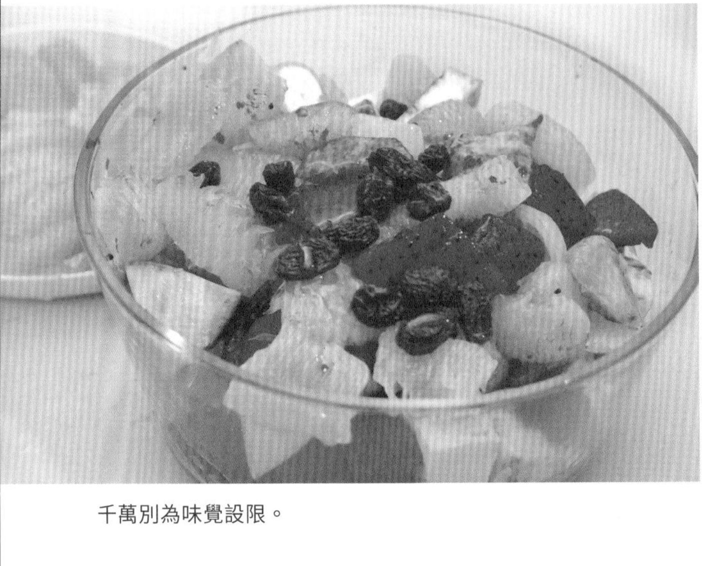

千萬別為味覺設限。

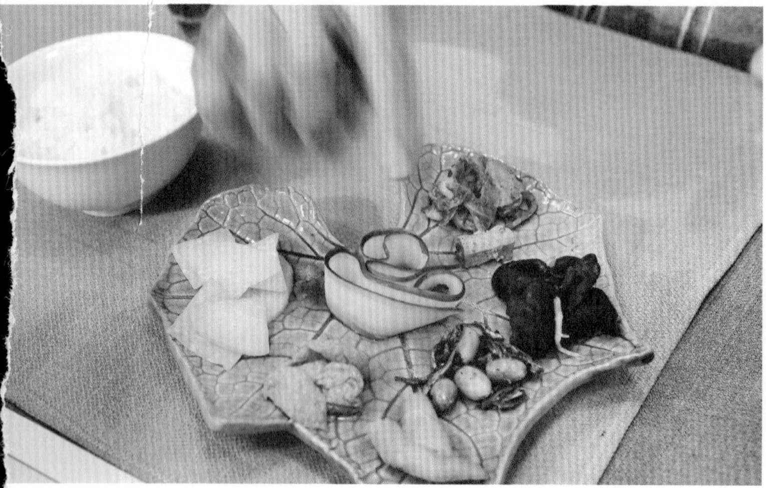

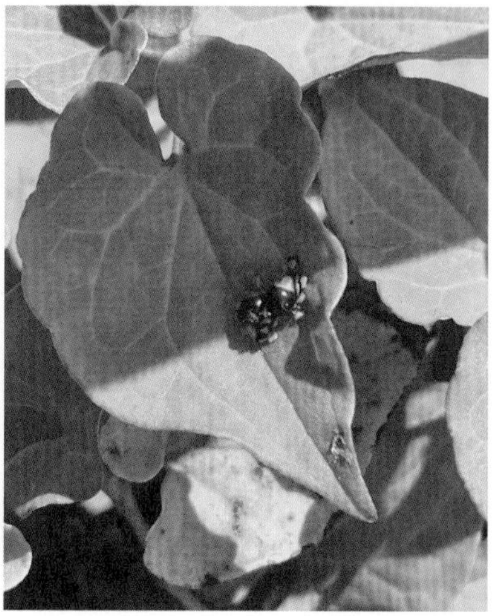

我喜歡做料理，不是期許自己能做出高檔佳餚，而是喜歡那過程，並享受植物帶給我的味覺滿足。我也喜歡喝茶，喝茶是從小看著祖母的習慣，是我與家的連結，更是日後我生活中紓壓的方式之一。在從事園藝師的工作後，料理與品茶更是陪伴我於生活、於工作。回想起園藝治療課程中，總在第一次上課時用「茶」來場相見歡，無論是花草香還是青草香，在各種感官刺激下，最後入口的那滋味，味覺便徹底打開了與植物的連結。這些年，我和我的特殊朋友們用味覺饗宴履踐屬於我們的青草生活，我們感謝那些植物帶來的美好滋味、感謝那些植物照顧我們的身心，人人都能成為植物料理師，吃吃喝喝快樂地生活著。